Tamara Lebedewa

UN-HEILBARE KRANKHEITEN

Die Verfasser verordnen keine Behandlung und raten zu keiner Behandlung ohne medizinische Beratung. Sollten die im Buch enthaltenen Informationen für eine Behandlung genutzt werden, ohne einen Arzt oder Heilpraktiker einzuschalten, so geschieht das im Rahmen einer Selbstbehandlung – zu der jedermann das Recht hat. Verlag und Autorin übernehmen jedoch keine Verantwortung.

Tamara Lebedewa (Тамара Яковлевна Свищева)

UN-HEILBARE KRANKHEITEN

Titel der russischen Originalausgabe: Берегитесь трихомонад

Aus dem Russischen von Margarita Zielke

7., überarbeitete Auflage 2024

Druck: FINIDR s.r.o., Český Těšín

Umschlaggestaltung: Julia Senik, unter Verwendung eines Reihenentwurfs von Guter Punkt GmbH & Co. KG, München

ISBN 978-3-932130-32-8

Tamara Lebedewa

UN-HEILBARE KRANKHEITEN

Wege zur Heilung bei Diabetes, Unfruchtbarkeit, Impotenz, Adenom, Multipler Sklerose und anderen chronischen Erkrankungen

DRIEDIGER

Inhaltsverzeichnis

Kapitel 1. Darf ich vorstellen: Trichomonade! 9

Ein unsichtbarer Gegner 9

Kannibalen der Mikrowelt 10
Aus dem Leben eines Parasiten 16
Wie ergeht es dem Wirt? 20
Kein Anlass zur Entwarnung 29
Darf ich vorstellen: Trichomonade! 33
Was ist eine Trichomonade? 34
Das einzellige Chamäleon 40
Gefahr erkannt - Gefahr gebannt? 46
An Fakten kommt man nicht vorbei 48

Kapitel 2. Trichomonadenprobleme bei Frauen 56

In jeder Zeile klingt Schmerz 62
Ich will nicht an Krebs sterben! 65

Kapitel 3. Impotenz und Zeugungsunfähigkeit 72

Die offizielle Version 72
Die Trichomonadentortur 76
Das Drama der Zeugungsunfähigkeit 81
Nichts ist so neu wie das in Vergessenheit Geratene 88

Kapitel 4

Werden Sie Ihr eigener Urologe / Gynäkologin! 96

Trichomoniasis – das ist sehr ernst 96
Werden Sie Ihr eigener Urologe! 103
Werden Sie Ihre eigene Gynäkologin! 108

Kapitel 5

Sie heilt „Männer“- und „Frauen“-Krankheiten! 120

Die Methode zur aktiven Feststellung der Trichomonaden .. 134
Die Behandlung der chronischen Trichomoniasis 137

Behandlung von Patienten mit Myomen 141
Behandlungsschema für die chronische Prostatitis und andere Männerkrankheiten 142
Meine persönliche Sicht oder Auflistung der Meinungsverschiedenheiten 145

Kapitel 6. Beim Gynäkologen zu Besuch 150

Die Mikroben von heute 153
Hausbesuch bei einer Ärztin 157
Heilung von „unheilbaren" Krankheiten 158
Die Ergebnisse der Infektionsbehandlung 162
„Kabale und Liebe" – diesmal anders 166

Kapitel 7. Die Erkrankung der Prostata 168

Die offizielle Version 168
Der Schmerz der Kriegsveteranen 171
Allein gegen das Adenom 175
Wenigstens aufhalten... 179
Hoffnung auf ärztliche Hilfe 186
Kräuterzusammenstellung für die Entschlackungskur 190
Die Kost in der letzten Phase der Entschlackungskur 192
Kräutertees in der letzten Phase der Entschlackungskur 193
Die empfohlene Tageskostzusammenstellung im Anschluss an die Entschlackung des Organismus 194
Besonderheiten bei der Zubereitung der Nahrung 194
Empfohlene Einschränkungen 195

Kapitel 8. Die Geheimnisse des Diabetes 197

Die offizielle Version 197
Das „Wunder-Mittel" Insulin 201
Der Hilferuf einer Mutter 205
Was haben Krebs, Herzinfarkt und Diabetes gemeinsam? . . 207
Die Trichomonade mag Insulin 208

Kapitel 9. Opfer der Multiplen Sklerose 214

Die offizielle Version 214
Qualen in den besten Jahren 222
Wieder einmal: das bekannte Unwesen 231
Das doppelte Geheimnis der Multiplen Sklerose 238

Kapitel 10. Die Arthritis-Arthrose-Plagen 248

Die offizielle Version 248
Die Arthritis-Arthrose-Not 259
Briefbekanntschaft 264
Die Chlamydien-Infektion übertrifft die Gonorrhoe 273
Arthritis oder Reiter-Krankheit? 277

Kapitel 11

Schuppenflechte – eine höchst komplexe Infektion ... 282

Die offizielle Version 282
Der Ausgestoßene aus Joschkar-Ola 287
Schuppenflechte ist eine hyperparasitäre Krankheit 291
Behandlungsschema 298

Kapitel 12. Krätze – Schuppenflechte – Krebs 299

Krätze 300
Schuppenflechte 305
Allergie 307
Krebs 310
Behandlung 312

Nachwort 317

Vorwort

Auch in ihrem zweiten Buch befasst sich die russische Forscherin Tamara Lebedewa mit dem einzelligen Parasiten Trichomonade und den Folgen seiner Aktivitäten im menschlichen Körper. Ihr erstes Buch *Krebserreger entdeckt!* wurde ein großer Erfolg; eine Flut an Leserbriefen und Anrufen erreichte den Verlag.

Ein einzelliger Parasit, der es sich im menschlichen Körper gemütlich gemacht hat, ist schuld an einer Reihe Krankheiten. – Das ist die Feststellung der Autorin Lebedewa, die sie mit den Ergebnissen Ihrer Versuche belegt.

Das vorliegende Buch geht allerdings über die Darstellung der Entstehungstheorie vieler Krankheiten, wie Diabetes, Multiple Sklerose, Impotenz, Prostatitis usw. hinaus. Es werden mögliche Behandlungsmethoden vorgestellt und Hinweise zur Vorbeugung dieser Leiden gegeben. Somit ist dieses Buch für die interessierten Laien geeignet – für solche, die selbst betroffen sind und nach Lösungen suchen, oder für noch gesunde, die erfahren wollen, wie sie sich vor Krankheiten schützen können.

Kapitel 1
Darf ich vorstellen: Trichomonade!

Ein unsichtbarer Gegner

Stellen Sie sich vor, Sie werden angegriffen und müssen eine Invasion abwehren. Was unternehmen Sie zuerst? Ganz gleich, ob Sie sich als General oder als einfacher Soldat sehen, müssen Sie zunächst nicht nur die Verhaltensweise des Feindes, sondern auch die Hintergründe seines Angriffs verstehen. Erst dann werden Sie im Kampf sicher auftreten und damit die Chance zum Sieg haben. Jetzt ist es nur eine Vorstellung, denn es herrscht Frieden. So scheint es uns zumindest. Doch von Geburt an findet im Inneren eines jeden von uns ein unsichtbarer und gleichwohl verzweifelter Kampf statt: nämlich zwischen unserem Körper und den unterschiedlichen Mikroorganismen. Unter ihnen gibt es einen, der besonders heimtückisch und unerreichbar ist: die Trichomonade. Dieser einzellige Parasit ist für den Menschen zum Feind Nummer Eins geworden.

Um erfolgreich gegen ihn kämpfen zu können, versuchen wir deshalb zunächst uns mit dem Gegner eingehend zu befassen. Wir müssen als erstes herausfinden, warum er diesen Krieg gegen die Krönung der Schöpfung – den Menschen – begonnen hat. Was bewegt die Trichomonade überhaupt? Ist es der Neid eines primitiven Wesens und sein Bestreben sich durch Vernichtung des Stärkeren, Intelligenten und Schönen zu bestätigen? Oder ist es ein für Parasiten typischer Reflex seinen Wirt zum bequemen Aufenthaltsort umzufunktionieren? Die zweite Variante trifft wohl eher zu. Während die Trichomonaden ihr Domizil erschließen, verschlackt und versauert unserer Organismus an den Rückständen ihrer Lebensfunktionen; unsere Zellen und Gewebe werden vertilgt, das Abwehrsystem wird zerstört. All das dient dem einzigen Zweck, dass die Parasiten sich in unserem Körper bestens einrichten, um sowohl selber darin zu leben als auch zahlreiche Nachkommenschaft zu bilden.

Unsere Aufgabe besteht nun darin der Expansion der Trichomonaden sowie der sie begleitenden Mikroflora Widerstand zu leisten. Lassen Sie uns mit diesem Hintergrund die Besonderheiten des Verhaltens des pathogenen Infekts in unserem Körper aufmerksam untersuchen und damit auch lernen, wie man sich von ihm befreien kann. Davon wird letztendlich im Wesentlichen abhängen, wie lange wir leben und woran wir sterben werden: ob uns ein qualvoller Krebstod am Höhepunkt des Lebens überrascht oder ob wir im hohen Alter sterben, wenn wir unsere Lebensaufgaben zum größten Teil erfüllt haben werden.

Es ist also Ihre Wahl. Und sollten Sie die zweite Alternative vorziehen, lassen Sie uns zur Sache kommen: Wir werden lesen, überlegen, handeln.

Kannibalen der Mikrowelt

In der heutigen Natur gibt es drei Bereiche, in denen das Leben auf der Erde existieren kann:

- die Hydrosphäre, gebildet durch die Gesamtheit aller Gewässer;
- die Aerosphäre – das Festland, auf dem die Welt der atmenden Tiere entstand;
- die Ontosphäre – die Gesamtheit der Organismen, die von den Parasiten als Lebensraum genutzt werden.

Unsere Umgebung – die Erde, das Wasser, die Luft – ist von Pflanzen und Tieren besiedelt. Zu den Letzteren gehören bekanntlich viele Raubtiere. Die Eigenschaft eines Raubtiers besteht darin, dass es sein Opfer tötet, um es als einmalige Nahrungsquelle zu benutzen. Anders ist es bei den Parasiten. Diese Wesen, die übrigens sowohl in Raubtieren als auch in deren Opfern leben, bedienen sich ihres Wirts mehrmalig zur Ernährung. Einige Parasiten nutzen ihren Wirt nur im Laufe eines bestimmten Lebensabschnitts aus, andere sein ganzes Leben lang. Die Parasiten töten also ihren Träger entweder gar nicht oder sie führen seinen Tod innerhalb eines mehr oder weniger langen Zeitraums herbei. Allgemein gesehen stellt der Parasitismus eine Art von Symbiose dar, also eine Form des Zusammenlebens. Dabei ist der Wirt für den Parasiten nicht nur eine Nahrungsquelle, sondern auch ein Ort für seinen vorübergehenden oder ständigen Aufenthalt (dementsprechend werden die Parasiten temporär bzw. stationär bezeichnet). Zu den stationären Parasiten gehört auch die menschliche Trichomonade (Trichomonas). Dieser Parasit kann im frei lebenden Zustand nicht existieren. Wenn er also einmal in den Körper des Wirts eingedrungen ist, verlässt er ihn bis zum Tode des Wirts nicht. Sämtliche Fähigkeiten und Eigenschaften der Parasiten dienen der Sicherung ihrer Existenz im fremden Organismus.

Praktisch kann sich in ein und demselben Wirt eine Vielzahl von Parasiten der gleichen Art aufhalten. Gleichwohl kann der Wirt mehrere verschiedene Arten von Parasiten beherbergen, einschließlich der Mehrzeller, wie Madenwürmer, Toxoplasmen, Trypanosomen, Plasmodien und Peitschenwurm, aber auch Amöben, Mundhöhlen-, Darm- sowie Vaginal-Trichomonaden u. a.

Rechnet man zu den Parasiten auch die Mikroflora, also die Mikroorganismen pflanzlicher Natur (Bakterien, Rickettsien, Pilze, Spirochäten), sowie die filternden Viren, so wird man – insbesondere unter den mehrzelligen Tieren – kaum eine Art finden, deren Individuen absolut frei von Parasiten sind. Mitte des 20. Jahrhunderts konnten auch bei verschiedenen Einzellern immer öfter Parasiten nachgewiesen werden, und zwar sowohl im Zytoplasma als auch im Zellkern. Ein Wirt für Pilze kann beispielsweise die Darmamöbe sein. Diesen Sachverhalt, dass der Wirt selbst ein Parasit ist, bezeichnet man als Hyperparasitismus.

Eine weitere bei den Parasiten festgestellte Eigenschaft ist der Kannibalismus, also wenn sich Individuen derselben Art voneinander ernähren. Beispiele bieten Infusorien (Wimpertierchen) wie Pantoffeltierchen, Balantidien und andere. Auf Fälle von Kannibalismus der Parasiten im menschlichen Körper stoßen häufig die Krebsfachärzte, allerdings ohne sich dessen bewusst zu sein. Werden beispielsweise die Tumoren eines Krebskranken mittels Strahlen- oder Chemotherapie angegriffen, verzeichnen die Mediziner eine Verkleinerung des Tumors. Mit diesem Ergebnis geben sie sich zufrieden und lassen das Wesen der ablaufenden Prozesse unerforscht, obwohl sie genau wissen, dass es an der Stelle des zurückgegangenen Tumors im Laufe der Zeit zu einem Rückfall kommen wird und gleichwohl in räumlich entfernten Körperteilen zahlreiche Metastasen zu beobachten sein werden.

Aus meiner Sicht liegt der Hauptgrund für die oben erwähnte Tumorverkleinerung im Kannibalismus der Trichomonaden sowie im Übergang eines Teils der sogenannten Tumorzellen aus dem zystoiden Ruhezustand in ein bewegliches – amöboides oder begeißeltes – Stadium. Dies vollzieht sich folgendermaßen: Wenn ein Teil der zystoiden Trichomonaden bei der Bestrahlung bzw. bei der Chemotherapie eine stimulierende oder reizende Wirkung verspürt hat, gehen sie in den höchst aggressiven Zustand über, nämlich den der Riesenamöbe. Um den Nahrungsmittelvorrat aufzufüllen und zur Blutbahn zu gelangen, fressen diese beweglichen Trichomonaden ihre kleinen im Wege stehenden Verwandten. Sobald sie gesättigt sind, wandern sie zwecks Eroberung neuer Lebensräume weiter, d. h. sie bilden Metastasen, wofür sie die Blut- und Lymphbahnen benutzen. An den Stellen, an denen sie günstige Bedingungen vorfinden, werden neue Kolonien gebildet – Tumoren oder Thromben – und es kommt zu einem Krankheitsrückfall. All diese Prozesse sollten die Krebsfachärzte kennen, wenn sie nicht nur einen zeitweiligen Tumorrückgang, sondern eine vollständige, Rückfälle ausschließende Heilung des Patienten erreichen wollen.

Wie viele Tiere auch dient der Mensch als Wirt für zahlreiche und unterschiedliche Parasiten, von denen folgende am häufigsten vorkommen: Amöben, Geißeltierchen, Sporentierchen, Pantoffeltierchen, Würmer, Gliederfüßler, Zecken u. a. Die parasitäre Lebensweise der Tiere entwickelte sich bald nach der Erscheinung der ersten frei lebenden Organismen. Der bekannte Biologe Professor W. Dogel war der Meinung, dass für die Erforschung des Parasitismus ein historischer Ansatz notwendig ist: „Unter der Gesamtheit der zum Parasitismus führenden Wege liegt eine gemeinsame Basis: Es ist die Tendenz, die räumlichen Ressourcen sowie die Nahrungsquellen der Natur seitens der unzähligen Menge in ihr lebender Wesen möglichst vollständig und wirtschaftlich sowie mit bestmöglicher Verwendung auszuschöpfen. Es ist der Kampf um den Raum und der Kampf um die Nahrung."

Der Tatbestand der Anpassung des Parasiten an den Wirt wirkt sich unvermeidlich auf die Struktur des ersteren aus. Diese Veränderungen im Aufbau eines Parasiten im Vergleich zu den frei lebenden Mikroorganismen laufen im Wesentlichen auf zwei Prozesse hinaus:

- das Verschwinden von Organen, die unter den neuen Bedingungen redundant werden: Ein Parasit braucht nicht mehr nach Nahrung zu suchen, da er in ihr „badet"; er benötigt keine Augen, da er im Dunklen wohnt; er hat keine Färbung, da er nicht ins Sonnenlicht kommt;
- die Entstehung, Entwicklung oder Umformung von Organen, deren Funktion im Zusammenhang mit dem Leben und der Ernährung im Innern des Wirts steht. Es findet z. B. eine Reduzierung der Bewegungs-, der Sinnes- und sogar der Verdauungsorgane statt (letzteres – weil die Nahrungsaufnahme durch die gesamte Oberfläche des Parasiten ausgeführt wird).

Ungünstige Lebensbedingungen im Körper des Wirts könnten zum Aussterben der Parasiten führen. Dies wird durch deren erhöhte Fruchtbarkeit, also durch verstärktes Vermehren, kompensiert, infolgedessen ist das Überleben von wenigstens einigen Individuen gewährleistet. Auch diesen Sachverhalt kennen wir aus der Krebsmedizin. Was stellen die Ärzte mit dem Tumor bloß nicht alles an? Sie schneiden ihn heraus, beizen ihn mit Chemikalien, bombardieren ihn aus einer Strahlenkanone ... Die sogenannten Tumorzellen jedoch verstecken sich vorübergehend und zeigen nach einigen Monaten oder Jahren ein solch explosionsartiges Wachstum von Tumoren und Metastasen, dass die Fachärzte ratlos jegliche Therapie verweigern und damit das Todesurteil des Patienten aussprechen.

Die Gesamtheit der Strukturveränderungen bei den zu Parasiten gewordenen Mikroorganismen führt im Endeffekt zur Vereinfachung des Aufbaus und häufig zu einem völlig veränderten typischen Aussehen. Deshalb erkennen die Frauenärzte die Trichomonaden erst dann, wenn sie sich in einem vegetativen Stadium befinden und Geißeln haben bzw. wenigstens amöboid sind und einen an den Zellenrand verschobenen länglichen Kern besitzen. Also gelingt es den Krebsfachärzten bis heute überhaupt nicht die rundlichen, oft kernlosen Zellen als Trichomonaden zu erkennen, von deren Existenz sie wahrscheinlich nur einmal gehört haben, und selbst da nur von der Art Trichomonas vaginalis. Daher wird selbst ein Zungenkrebs oder ein Kiefersarkom nicht in Verbindung mit der Mundhöhlen-Trichomonade gebracht. Und hinter einer Dickdarmgeschwulst vermutet man nicht die Darmtrichomonade.

Die Besonderheiten des Stoffwechsels der Endoparasiten von der Art Mundhöhlen-, Darm- oder Vaginaltrichomonade bestehen darin, dass die Parasiten nicht nur einen Teil der vom Wirt verdauten Nahrung entziehen, sondern in den Körper Stoffwechselendprodukte ausscheiden. Wenn diese giftigen Verbindungen beispielsweise in den Darm des Wirts gelangen, werden sie aufgenommen und mit dem Blut im gesamten Körper verbreitet, und zwar mit toxischen Auswirkungen. Die vaginale Trichomonade (Trichomonas vaginalis), die aggressivste Art dieser Parasiten, ernährt sich in der Scheide nicht nur von Bakterien und Pilzen, sondern auch von Epithelzellen und Gewebe. Bei großer Widerstandskraft des Immunsystems kann es sein, dass der Wirt keine negativen Auswirkungen durch die in ihm lebenden Parasiten erfährt und selbst gesund bleibt, gleichzeitig aber als Ansteckungsquelle für seine Mitmenschen dient, sei es durch direkten oder über Geschirr, Bettwäsche oder Badewanne vermittelten Kontakt.

Wir wissen jetzt auch, dass man bis zum 17. Jahrhundert glaubte, die Parasiten würden im Körper des Wirts mittels Urzeugung entstehen. Erinnert das nicht an die Überzeugung der Krebsforscher des 20. Jahrhunderts, dass die Tumorzellen sich im Körper des Krebskranken „selbst erzeugen"? Im Laufe der Entwicklung der Biologie wurde die Gemeinsamkeit zwischen den Parasiten und den frei lebenden Tieren immer deutlicher festgestellt. Vielleicht ist es an der Zeit auch in der Medizin die Verwandtschaft zwischen Krebszellen und den geißellosen Trichomonaden zu klären?

Der unterschiedliche Grad der Pathogenität (Grad der Gefährlichkeit) der Parasiten wird nicht durch ihre Eigenschaften bestimmt, sondern durch das Verhältnis zwischen den Eigenschaften des Parasiten und denen des von ihm bewohnten Körpers. Die vom Wirt produzierten Antikörper etwa beschränken die Lebensfähigkeit des Parasiten und seine Fruchtbarkeit, außerdem zwingen sie ihn ins Ruhestadium überzugehen (im Falle der Trichomonaden ist es das zystoide) und so weiter. Demzufolge sollten die Mediziner nicht die körpereigenen Abwehrkräfte unterdrücken, wie es bisher in der Krebsmedizin gehandhabt wird, sondern die Aktivitäten des Immunsystems bei der Antikörperbildung stärken und stimulieren.

Bei einem frei lebenden Organismus, also auch beim Menschen, kommt es zu unmittelbaren Kontakten und Wechselwirkungen mit unterschiedlichen Faktoren der Außenwelt. Daher kommt unter anderem auch die Nahrung. Im Falle eines Parasiten sollten zweierlei Lebensräume unterschieden werden: die Umgebung erster Ordnung, gebildet durch den unmittelbaren Aufenthaltsort, d. h. den Körper des Wirts, sowie die Umgebung zweiter Ordnung, nämlich die Außenwelt des Wirts. Die an zweiter Stelle genannten Bedingungen sind meiner Meinung nach auch zweitrangige Faktoren in Bezug auf die Auslösung eines Tumorprozesses. Mit anderen Worten, als Krebserreger erweist sich die Trichomonade: der primäre Faktor. Und die sekundären Faktoren – schlechte Umweltbedingungen, falsche Ernährung, ungünstige Gewohnheiten – beschleunigen und verstärken den Fortschritt des Krebsprozesses, sind aber nicht die Ursache dafür.

Wir beachten die Parasiten nicht, aber sie existieren. Also soll der Mensch keine Zeit verlieren, wenn er sie loswerden will. Die Parasiten führen ihren stillen Überlebenskrieg schon seit geraumer Zeit und das mit großem Erfolg: Sie haben nämlich die ganze Menschheit kolonisiert, sodass die Befreiung von ihnen keine einfache Sache sein wird. Doch wenn den Myriaden von Parasiten der Intellekt und der Fleiß der Menschen gegenübergestellt werden, dann wird der Mensch auf jeden Fall siegen!

Aus dem Leben eines Parasiten

Das Zusammenleben von zwei Organismen wird üblicherweise aus der Sicht des dabei für die Beteiligten entstehenden Schadens bzw. Nutzens betrachtet. Forscher unterscheiden drei Hauptformen des Zusammenlebens: den Mutualismus, den Kommensalismus und den Parasitismus. Im ersten Fall ist die Wechselbeziehung für beide Seiten förderlich. Das Verhältnis der zweiten Form bringt einen einseitigen Vorteil für einen Beteiligten, der andere bleibt dabei zwar ohne Nutzen, erfährt aber auch keinen Schaden. Der Parasitismus schließlich bringt für einen Akteur Nutzen, der andere erleidet dabei Schaden.

Das Phänomen des Parasitismus ist in der Natur äußerst weit verbreitet. Die Frage, wann auf der Erde erstmals Parasitismus entstehen konnte, lässt sich sicherlich nicht genau beantworten. Geht man jedoch von den räumlichen und nährstoffbezogenen Beziehungen zwischen Wirt und Parasit aus – der Parasit ist nämlich stets kleiner als sein Wirt – kommt man zu folgendem Schluss: Der Parasitismus entstand in jenem Zeitabschnitt der Evolutionsgeschichte, als sich in der Tierwelt Organismen mit deutlichen Größenunterschieden entwickelt haben. Die großen Abmessungen und zahlreichen Vorräte an Nahrung, die die Körper der Wirbeltiere bieten, also auch die der Menschen, machen sie attraktiv für eine Vielzahl unterschiedlicher Parasiten. Außer der Größe spielt die evolutionäre Organisationsstufe des Wirtes eine gewisse

Rolle bei der „Besiedlung", denn bei einem höher entwickelten Individuum bieten die verschiedenen Organe unterschiedliche Bedingungen für die Parasiten, sodass davon mehrere Arten in einem Wirt koexistieren können. So können sich im menschlichen Organismus zur gleichen Zeit, wie wir bereits wissen, die Sporentierchen Toxoplasmen (Gehirnparasiten) mit den Wurzelfüßlern Amöben (Darmparasiten) aufhalten, Geißeltierchen Trypanosomen (Blutparasiten) mit Geißeltierchen Trichomonaden (Hohlraum-Parasiten, die aber die Fähigkeit haben, zum Parasitismus in das Organinnere und ins Blut des Wirtes zu wechseln) und eventuell auch mehrzellige Parasiten (z. B. Würmer).

Im Zuge der Erforschung der Parasiten und deren Lebensbedingungen ist es nicht uninteressant sie mit ihren frei lebenden Verwandten zu vergleichen. Prozesse, die bei freilebenden Organismen langsam (im Laufe von Hunderten und Tausenden von Jahren) und breit (auf sehr ausgedehnten Räumen) verlaufen, sind in den parasitierenden Lebewesen quasi konzentriert, in Bezug auf Raum und Zeit. Schon damit sich die Lebensbedingungen der frei lebenden Organismen (sei es Klima, Boden, Bepflanzung, biologische Umgebung) signifikant verändern können, muss sehr viel Zeit vergehen. Daher fließen die Veränderungsprozesse, die eine Anpassung des freilebenden Organismus an die sich ändernde Umwelt beinhalten, ebenfalls sehr langsam und unerfassbar für den Menschen. Das Umfeld der Parasiten kann sich dagegen innerhalb kürzester Zeit deutlich verändern: nämlich in Wochen, Tagen oder gar in Stunden (Erkrankung des Wirtes, Ernährungsumstellung und Fasten, Einnahme von Medikamenten, Alkohol, Rauchen, Aktivierung des Abwehrsystems usw.). Die damit ausgelösten Anpassungsprozesse bei den Parasiten werden also in einem Ausmaße beschleunigt, das bei freilebenden Organismen nicht anzutreffen ist. Besonders auffallend ist dies bei einigen geschlechtslosen parasitischen Einzellern, bei denen noch zusätzlich Veränderungen während eines jeden Teilungsprozesses stattfinden können. Der am meisten verbreitete Vertreter solcher Parasiten ist, wie wir bereits wissen, die Trichomonade. Dabei kommt in diesem Fall auch noch ihre

Fähigkeit hinzu, problemlos den Aufenthaltsort zu ändern: Sie kann nämlich aus der Scheide ins Gewebe und die höher gelegenen Organe eindringen, danach in die Blut- und Lymphbahnen gelangen, über die sie im gesamten Körper verteilt wird.

Überhaupt besitzen Parasiten die Potenz ihre Lokalisationsstelle im Körper des Wirtes zu variieren. Für den Fall, dass ungünstige Verhältnisse eintreten, spielen Ortswechsel, die durch Migration der Parasitenkolonien vollbracht werden, eine wesentliche Rolle beim Überleben im Körper des Wirts. Besonders häufig beobachtet man so etwas in der Krebsforschung. Zum Beispiel: Eine Frau hat Brustkrebs, und ihr werden Behandlungen mit Strahlen- und Chemotherapie verordnet. Nach zwei Jahren bekommt die Patientin eine derartige Thrombose im Bein, dass das Bein amputiert werden muss. Das geschieht, weil die Krebsfachärzte mangels Kenntnis über die wahre Natur der Tumorzellen diese nicht vernichten, sondern im gesamten Körper des Patienten auseinander treiben und somit die Metastasenbildung, also die Migration der Trichomonaden, begünstigen. Die bewundernswerte Fähigkeit der Parasiten Hindernisse aus Zellen und Gewebe problemlos zu überwinden hängt damit zusammen, dass diese Organismen ein besonderes Enzym absondern. Es heißt Hyaluronidase und hat eine spezifische depolymerisierende Wirkung auf die Hyaluronsäure, einen wichtigen Bestandteil des Bindegewebes sowie der interzellulären Kittsubstanz, die die Zellen der Darmwände, der Gefäße, der Haut und verschiedener Organe zementiert.

Die Migrationspotenz ist für die Parasiten von großer Bedeutung, sogar lebenswichtig. Im Leben eines jeden Organismus stellen die Mechanismen zum Erhalt des Individuums und der Art nämlich die wesentlichen biologischen Momente dar. Während der Selbsterhalt vor allem von der Ernährung abhängt, wird der Arterhalt durch die Fortpflanzung bestimmt. Abhängig von verschiedenen Bedingungen, von Zeit und Ort, können diese zwei Grundziele des Lebens unterschiedliche Bedeutung haben und sogar im Gegensatz zueinander stehen: So bewirkt eine wachsende Zahl von Individuen womöglich Überbevölkerung und anschließend Nahrungsknappheit. Im Falle der Parasiten wird dieser Widerspruch mittels neuer Eroberungen und Ansiedlungen gelöst.

Der Lebensraum der Parasiten unterscheidet sich stark von jenem der frei lebenden Organismen. Außerdem entwickelt sich bei ihnen ein Komplex von nicht umkehrbaren Mechanismen. Übrigens gibt es in deren Grundlage nichts, was ausschließlich der parasitischen Lebensweise eigen ist. Jede Funktion der Parasiten ist nämlich – für sich betrachtet – auch bei frei lebenden Organismen vorzufinden, besonders bei jenen mit sesshaftem Lebensstil. Den qualitativen Unterschied gegenüber einem frei Lebenden bringt dem Parasiten die Gesamtheit dieser Mechanismen. Als Beispiel können wir den Gesamtmechanismus der Tumorzellen (also der Trichomonaden) mit den Mechanismen der frei lebenden Einzeller vergleichen, darunter auch der sesshaften Geißeltierchen. Hierzu zählen folgende Mechanismen:

- der eigentliche Tumor: die Bildung einer Kolonie mit höherer Widerstandsfähigkeit durch die Trichomonaden.
- die Metastasenbildung: Verlassen der Kolonie durch einzelne Individuen; die Erschließung neuer Flächen und die Anlage neuer Kolonien ist kennzeichnend für die sesshaften Geißeltierchen;
- Der „sekundäre“ Tumor: das Ergebnis der Metastasenbildung und der langsameren Anpassung der Trichomonaden an die veränderten Lebensbedingungen. Dass dieser Tumor erkannt wird, sich vom primären aber deutlich unterscheidet, lässt sich wie folgt erklären. Die Existenz der Parasiten ist an den Wirt und an das bewohnte Organ gekoppelt. Gelangen sie in eine neue Umgebung (in ein neues Organ), passen sie sich nicht sofort an (die Tumorzellen des Schilddrüsenkrebses z. B. setzen die Hormonerzeugung auch in den Metastasen in der Leber fort), passen sich jedoch nach einer gewissen Zeit an ihr neues Umfeld an.

Wie ergeht es dem Wirt?

Bisher haben wir nur einige Mechanismen der Trichomonaden kennen gelernt, die es nicht nur erlauben die Natur der sogenannten Tumorzellen aufzudecken, sondern auch zeigen, wie sich die Parasiten unter den Bedingungen eines immunen menschlichen Organismus arrangieren (über viele weitere Mechanismen wird später noch berichtet). In der Gemeinschaft „Parasit – Wirt" wirkt jeder Beteiligte in unterschiedlichen Richtungen auf den Partner ein und erfährt seinerseits den Einfluss des anderen. Die Auswirkung des Parasiten auf den Wirt ist vielseitig. Sie beinhaltet:

1. die mechanische Auswirkung;
2. das Entwenden von Stoffen, die der Wirt für seine normale Lebenstätigkeit benötigt.
3. das Absondern von toxischen Stoffen, die lokale und globale (d. h. auf den gesamten Organismus) Auswirkungen auf den Wirt haben;
4. das Ermöglichen des Eindringens von krankheitserregenden Bakterien und Viren in den Körper des Wirts;
5. die allgemeine Schwächung des Wirtskörpers, sodass er anfälliger für „konventionelle" Krankheiten wird.

Die Anwesenheit eines Fremdkörpers an sich hat bereits eine mechanische Auswirkung auf den menschlichen Organismus. Im Gewebe, an Organen und in Gefäßwänden des Wirts entstehen nämlich mechanische Beschädigungen, während der Parasit in diese Bereiche eindringt bzw. wenn er Nahrung in Form von Körperzellen des Wirts zu sich nimmt. Die Parasiten besitzen die Fähigkeit das Darmsystem, die Gallen-, Blut- und Lymphbahnen sowie die Bronchien zu blockieren. Der durch die Parasitenkolonien auf Gewebe und Organe ausgeübte mechanische Druck führt ferner zu funktionalen Störungen in den betroffenen Regionen.

Die Parasiten entziehen dem Wirt Nähr- und andere wichtige Stoffe. Wenn die Trichomonaden z. B. eine Nahrungskomponente wie Kalzium verwenden, einen wichtigen Faktor der Blutgerinnungsfunktion, und dabei die Erythrozyten phagozytieren oder sie mit Hilfe von Toxinen schmelzen, sinkt die Qualität des Blutes; es kommt zur Anämie. Die Parasiten haben nicht nur die Fähigkeit, die Nahrungsmittel direkt zu entziehen, sondern auch die Drüsen außer Betrieb zu setzen, die für die Produktion der Verdauungssäfte zuständig sind. Dies hat wiederum zur Folge, dass die Fähigkeit des Wirts beeinträchtigt ist, aufgenommene Nahrungsmittel ordnungsgemäß zu verdauen. Die Darmtrichomonaden entwenden dem Wirt nicht nur Nährstoffe, sondern auch Vitamine, besonders das Vitamin B12. Die geschlechtslosen Parasiten entziehen dem Wirt zwecks Selbstbefruchtung und verstärkter Fortpflanzung Geschlechtshormone, Sterole, Cholesterin. Hinzu kommt, dass sie sich bei Männern in den Hoden verbreiten, angezogen durch das Lezithin und Kohlenhydrate enthaltende Sekret, und bei Frauen in der Gebärmutter, wegen des enthaltenen Fruchtwassers. Dies führt dazu, dass die Trichomonaden auf eine gewisse Weise durch ihre pathogene Wirkung die Fortpflanzung des Menschen regeln.

Die giftigen Ausscheidungen der Parasiten oder deren Enzyme gehen nicht spurlos am Wirt vorbei. Diese Stoffe gelangen in Blut und Lymphe, werden durch diese im gesamten Körper verteilt und wirken schädigend auf den menschlichen Organismus, indem sie diverse Störungen in der Tätigkeit einzelner Organe verursachen. Dadurch entsteht keine lokale, sondern eine gesamtpathogene Wirkung. Die Toxine der Parasiten haben folgende Bestandteile: Exkrete – Ausscheidungen der Parasiten; Enzyme – spezifische Stoffe, die von den Parasiten erzeugt werden; Abbauprodukte beim Absterben der Parasiten.

Der zuletzt genannte Aspekt beim Absterben bleibt unberücksichtigt, sodass es zu einer Vergiftung des Patienten kommt. Ein Beispiel hierfür: Bei Bestrahlung der Tumoren wird den Patienten zur Sensibilisierung der trichomonazide Wirkstoff Metronidazol verabreicht. Dies soll zwar die Therapieergebnisse theoretisch verbessern, führt aber zur Vergiftung des Patienten, was die höheren Heilungschancen wiederum einschränkt. Die Vergiftung des Patienten erfolgt dabei nicht direkt durch den Wirkstoff, sondern als Konsequenz des Massensterbens der Trichomonaden und der damit zusammenhängenden Freisetzung von Giftstoffen. Aus diesem Grund sollte der Körper des Krebskranken vor Therapiebeginn entgiftet worden sein, und während der Therapie sollten einerseits die Gifte durch Oxydationshemmer neutralisiert werden, andererseits eine kontinuierliche Ausscheidung der Giftstoffe mit Hilfe von natürlichen Absorbentien gewährleistet sein. Die Charakteristika der von den Parasiten erzeugten bzw. ausgeschiedenen Stoffe sind äußerst vielfältig, jedoch können sie alle in einige wenige Gruppen eingeteilt werden, z. B.:

- die Histolysine, die eine Störung der Unversehrtheit des Gewebes hervorrufen und beim Einnisten des Parasiten in den Wirtskörper sowie während der Migrationen eine wichtige Rolle spielen;
- die Antienzyme, die auf den Organismus wirken und einen Zustrom von Nahrungsstoffen zur Lokalisationsstelle des Parasiten hervorrufen;
- Thylakogene, die ein explosionsartiges Wuchern des Gewebes am Aufenthaltsort des Parasiten auslösen. Infolgedessen bilden sich Narben und Schwarten, die ich als „Trichomonaden-Sarkophage" bezeichne. Erinnern Sie sich, wie sich diese Neuwucherungen seinerzeit unter Einfluss des Kaschpirovski-Biofeldes bei manchen Patienten erfolgreich auflösten? Heute wissen wir, dass dabei gerade die „Trichomonaden-Sarkophage" zerstört wurden.

Zu den von den Trichomonaden produzierten Histolysinen gehören die Enzyme: Hyaluronidase, die die Extrazellulärsubstanz des menschlichen Gewebes auflöst; Hexokinase, die die Virulenz des Parasiten bestimmt; Amylase, die die hydrolytische Spaltung des Glykogens im vaginalen Epithelium beschleunigt; Hydrolase und andere.

Zu den Antienzymen oder Hemmstoffen der wirtseigenen Enzyme gehören die von den Parasiten erzeugten Stoffe, die die Gerinnungseigenschaft des Blutes verändern bzw. die Fähigkeit des Wirts beeinträchtigen die aufgenommenen Lebensmittel zu verarbeiten. Zu diesen Antienzymen können beispielsweise „schlechtes"

Cholesterin gehören, das die Atemfrequenz und die Fähigkeit der Zellen Nährstoffe aufzunehmen senkt, sowie Sterole, die nach dem Eindringen in die Leukozyten zunächst deren Verdauungsfähigkeit mindern und somit ihr Absterben herbeiführen.

Was die Trophogene (aus dem Griechischen: trophe – Ernährung, genos – Entstehung) und die Thylakogene betrifft, so sind die Auswirkungen dieser Enzyme der Medizin seit längerem bekannt. Die Folgen sind die bei den Patienten oft zu findenden Kollaterale (Umgehungsgefäße) im Herz sowie Kapseln rund um die Tumoren. Darüber haben Herzmediziner wie Krebsfachärzte berichtet, doch leider waren bisher die wahren Gründe für die Entstehung dieser Neubildungen nicht bekannt. Auf welche Weise gelingt es denn den Parasiten den Nahrungsstrom zu ihrem Aufenthaltsort umzulenken? Ausschließlich durch Blutzufluss. Dieser Prozess findet auch bei der Entstehung einer Thrombose sowie bei der koronaren Herzkrankheit statt. Beispielsweise kommt es bei der Bildung von Thromben und Plaques zu neuen Rissen und Kanälen in den Gefäßen. Im Herz, wo gerade ein pathologischer Prozess abläuft, werden neue Blutgefäße gebildet: die Kollaterale, während die vorhandenen durch Pfropfen verschlossen werden. Im Prozess der Tumorbildung ist ebenfalls eine Neubildung von Blutgefäßen zu beobachten, wobei als deren Wände häufig die Tumorzellen dienen. Doch auch diese neu entstandenen Gefäße bewachsen im Zuge der Vergrößerung des Plaques bzw. des Tumors mit Trichomonaden. Im Endeffekt erhalten die Parasiten, aus denen die Neubildungen bestehen, weder Nährstoffe noch die Möglichkeit giftige Stoffwechselendprodukte ins Blut abzusondern. Sammelt sich eine gewisse Menge solcher Giftstoffe an, reißt der Tumor bzw. das Plaque. Dieser Vorgang wird in der Herzmedizin „Hämorrhagie ins Plaque“ genannt. Auf diesen Vorgang ist ein Tumorsprung oder ein Herzinfarkt, d. h. ein Riss im Herzmuskel, oder auch ein Infarkt der Nieren, der Milz und anderer Organe zurückzuführen.

Beim Großteil der Infarkte von Organen werden die betroffenen Gewebebezirke schrittweise durch Bindegewebe ersetzt. An solchen Stellen entstehen Narbenfelder. Etwas Ähnliches ist beim Wachsen eines Tumors zu beobachten: Er wird von einer Kapsel aus wirtseigenem Bindegewebe umgeben, die den Tumor vom darunter liegenden Gewebe trennt. Solange diese Neubildung eingekapselt ist, wird sie als gutartig angesehen. Im Zuge des Durchbruchs der Kapsel und der Metastasenbildung mutiert der Tumor zum bösartigen.

Professor W. Dogel war der Meinung, dass die Thylakogene das explosionsartige Wachstum des Wirtsgewebes rund um die Lokalisationsstelle des Parasiten hervorrufen. Ich glaube hingegen, dass man die Rolle des Immunsystems nicht vernachlässigen darf, wenn es auf die Invasion der Parasiten in den menschlichen Körper reagiert. Die Frage der Bildung von Parasitensarkophagen (Narben und Kapseln) kann auf zweierlei Weise betrachtet werden. Einerseits begräbt das Bindegewebe quasi einen Teil der Parasiten und schirmt den Körper davon ab. Andererseits können die „begrabenen" Parasiten immer noch ihr Grab verlassen und stellen so selbst nach einer scheinbar vollständigen Heilung die Gefahr eines Krankheitsrückfalls dar.

Ferner ebnen die Parasiten den Weg für das Eindringen von pathogenen Bakterien und Viren in den Körper des Wirtes. Beispielsweise können Pilze, Chlamydien, Gonokokken und sonstige Mikroorganismen bei der Phagozytose (Verschlingen) durch die Trichomonaden manchmal unverdaut bleiben und weiter existieren, und zwar in einer Vakuole-Kapselung. Um sich vor dem Immunsystem des Wirtes zu schützen, sondern die Trichomonaden außerdem an ihrer Oberfläche die Klebsubstanz Fibronektin ab, mit deren Hilfe die begleitende Mikroflora zunächst hängen bleibt und auf diese Art eine „Panzerung" gegen das Immunsystem bildet. Die Abwehrkräfte des Körpers erkennen lediglich diese Mikroorganismen und entsenden spezifische Antikörper gegen sie, während die Trichomonaden unbehelligt bleiben. Nun stellen Sie sich vor, dass beim Geschlechtsverkehr oder gar bei einem harmlosen Kuss diejenigen Trichomonaden von einem Partner zum anderen wandern, die mit verschiedenen Infektionserregern vollgestopft und gespickt sind. Und wenn ein sich wehrender Körper solche Trichomonaden in

„Sarkophage" einlagert, so werden gemeinsam mit ihnen auch die Krankheitserreger versteckt, bis schlechtere Zeiten kommen. Der Mensch wird sich für gesund halten, während in ihm bereits „Zeitbomben" ticken, die jederzeit bereit sind den menschlichen Organismus von innen zu „sprengen". Aber das ist lediglich ein Weg, auf dem die Krankheitserreger in den Körper gelangen können. Weitere Ansteckungsquellen können auch Wanzen, Schaben, Haustiere und wilde Tiere sein.

Die Erfahrung mit den durch Parasiten verursachten Krankheiten zeigt, dass die Lebenstätigkeit der Parasiten stets zur allgemeinen Schwächung des Wirtskörpers führt, unabhängig davon, an welcher Stelle sie sich lokalisieren, denn die Toxine der Parasiten werden entlang der Blut- und Lymphbahnen im gesamten menschlichen Körper verteilt; sie vergiften dabei sämtliches Gewebe und beeinträchtigen auf solche Art die wohl organisierte Funktionstätigkeit aller Organe und Systeme.

Die Abwehrkräfte des Wirtes bleiben gegenüber der Parasitenexpansion im Körper nicht gleichgültig und wirken ihr mittels Zellen- sowie Gewebereaktionen entgegen:

- Die Reaktion auf die Parasiten findet häufig in Form von Entzündungsprozessen an der Stelle statt, an der der Parasit in den Körper eingedrungen ist, bzw. an seinem Aufenthaltsort.
- Sehr häufig werden die Parasiten von einer Kapsel aus Bindegewebe umgeben. Die Bildung solcher Kapseln ist charakteristisch für die meisten Ruhestadien der Parasiten.
- In der Umgebung der in Gewebe oder in Organe eingedrungenen Parasiten findet man Gefäßerweiterung, Exsudation und erhöhte Konzentration von Leukozyten vor.
- Wird eine parasitäre Krankheit vom Wirt erkannt, hat sie eine Veränderung in der Zusammensetzung der Bestandteile des Blutes als Begleiterscheinung, insbesondere eine Erhöhung der Anzahl der eosinophilen Leukozyten, was im Zusammenhang mit Funktionsstörungen des Knochenmarks steht. Im Normalfall liegt der Anteil der eosino-

philen Leukozyten im Blut bei 0,5-5 %. Bei einer Parasiteninvasion kann dieser Anteil um ein Vielfaches steigen. Auf den Normalwert sinkt er erst wieder nach der Vertreibung der Parasiten aus dem Körper.

- Eine sehr häufige Reaktion auf das Eindringen der Parasiten ist die Hypertrophie der anliegenden Zellen des Wirtes. Die gigantischen Abmessungen der befallenen Zellen (und damit auch der Organe) erklären sich durch die Aktivierung des Zellenmetabolismus, der seinerseits durch den verstärkten Stoffwechsel bedingt ist.
- Die zellvermittelte Immunität gegen die Parasiten drückt sich durch Leukozytenattacken aus. Doch oftmals ersticken diese kühnen Attacken: Die Tumorzellen schlagen die Angriffe der weißen Blutkörperchen mit giftigen Enzymen und mit Milchsäure zurück.
- Die humorale Immunantwort des Organismus auf den Parasiten ist ein weit verbreitetes Phänomen. Bei diesen Reaktionen handelt es sich um die Bildung von besonderen Abwehrstoffen im Blut des Menschen und der Tiere: der Antikörper. Die Fähigkeit des Wirtes Antikörper zu bilden ist durch zahlreiche Experimente nachgewiesen. Da für Einzeller besonders kennzeichnende Reaktionen die Agglutination (Verkleben) und die Präzipitation (Ausflockung) sind, wurden diese seinerzeit von Parasitologen in Tierversuchen erforscht. Z. B. wurde einem Kaninchen intravenös eine Geißeltierchenkultur gespritzt, danach hatte dieses Blut die Fähigkeit Parasiten abzutöten. Wenn man also in eine Retorte mit Geißeltierchen Blutserum eines so immunisierten Kaninchens einführte, klebten die Parasiten in Klumpen zusammen (agglutinierten) und setzten sich am Boden ab (präzipitierten). Der gleiche Vorgang findet im menschlichen Organismus statt.

Aus den zuletzt genannten Gründen entwickeln Trichomonaden auf unterschiedliche Art und Weise eine Gegenabwehr gegen das Immunsystem:

- Eine der naheliegenden Einrichtungen bei den Einzellern ist das Ruhestadium. Im Fall der Trichomonaden sind es die zystoiden oder knospenden Zellen. Sie wurden von den Krebsforschern nicht erkannt und fälschlicherweise als Tumorzellen bezeichnet, weil sie während der Knospung Kolonien einrichten. Diese Kolonien werden ebenfalls fälschlich Tumoren genannt.
- Im menschlichen Organismus können gleichzeitig Trichomonaden in mehreren Existenzstadien vorgefunden werden (begeißeltes, amöboides und zystoides Stadium), von denen jedes eigene Oberflächenantigene besitzt und auch eine Reihe von Zwischenzuständen als Folge der geschlechtslosen Fortpflanzung aufweist. All dies bringt die Abwehrreaktion durcheinander, weil das Immunsystem auf jede Art von Antigenen mit Bildung ganz spezifischer Antikörper reagiert. Bei der Trichomoniasis (also Krebs) wird dies allerdings unmöglich.
- Die Trichomonaden können die Antigene von ihrer Oberfläche „abpellen“; dann jagen die Antikörper den Antigenen hinterher, ohne die Parasiten zu registrieren.
- Parasitische Einzeller enthalten zahlreiche heterogene (in der Zusammensetzung nicht homogene) den Menschen betreffende Antigene und sondern sogar Stoffe ab, die dem menschlichen Gewebe antigen-identisch sind. Auch das wurde durch klinische Beobachtungen bestätigt: Es wurden Fälle geschildert, in denen die Antikörper die Tumorzellen vor den Leukozyten schützten, da die Tumorzellen für körpereigene Zellen gehalten wurden.
- Die Fähigkeit der Trichomonaden an ihrer Oberfläche eine große Zahl von Mikroorganismen bzw. Eiweißen des Wirtsplasmas festzuhalten ist ebenfalls eine Abwehrmethode, die eigenartig, aber sicher ist: Im ersten Fall zieht die „Bakterien-Tarnung“ die Angriffe der Immunkörper auf sich, im zweiten tarnt das Plasma einfach die Parasiten.

- Die vaginale Trichomonade hat eine antigene Ähnlichkeit mit Spermien. Mehr noch, die immunoelektrophoretische Analyse offenbarte bei diesen Trichomonaden eine Substanz, die kennzeichnend für die Blutgruppe B des Menschen ist. Dabei ist für die Parasiten aber auch die Vielfalt an Antigenen charakteristisch. Die antigene Struktur der in Atemwegen lokalisierten Trichomonaden unterscheidet sich von Antigenen in der Mundhöhle. Dies alles erschwert die Erkennung der Parasiten.
- Die Trichomonaden im urogenitalen Bereich können an ihrer Oberfläche proteolytische (d. h. eiweißspaltende) Enzyme (Hyaluronidase, Amynolase, Katalase) und Peroxide absondern, die die Parasiten in ihrem Existenzkampf gegen den Makroorganismus unterstützen. Diese Enzymfähigkeit sowie die unterschiedlichen Tarnungsmethoden bewirken eine Verzögerung und Abschwächung der Abwehrreaktion. Bereits Experimente aus den 1960er Jahren zeigten beispielsweise, dass bei Kaninchen die ersten spezifischen Antikörper erst acht bis zehn Tage nach dem Einpflanzen von vaginalen Trichomonaden nachweisbar waren. Was den Menschen betrifft, so sind bei den Trichomonaden-Trägern – besonders bei Männern – meistens keine Symptome zu beobachten. Das bedeutet, dass die Parasiten unerkannt für das menschliche Abwehrsystem bleiben.

Wie wir sehen, sind die Trichomonaden äußerst einfallsreich. Sie haben ein ganzes Arsenal an Schutzvorrichtungen entwickelt, das ihnen ein Wohlergehen nicht nur im Organismus eines "einfältigen" Kaninchens erlaubt, sondern auch in dem des überaus intelligenten Menschen. Trotzdem will die Obrigkeit der Krebsforschung, die ein mächtiges wissenschaftliches Potential in Verbindung mit modernster Technik besitzt, nichts von den Trichomonaden sehen, hören noch wissen – ganz wie die bekannten drei Affen. Aber bei keiner heutigen Krankheit fehlt die Trichomonade, erst recht nicht bei Krebs.

Kein Anlass zur Entwarnung

Wendet man sich den wissenschaftlichen Abhandlungen über die Trichomonade aus den 1950er Jahren zu, erfährt man, wie breit und tiefgründig man sich damals mit diesem Problem befasst hatte. Die Forscher stellten bei den Untersuchungen von frei lebenden und parasitierenden Einzellern fest, dass der hauptsächliche Lebensraum der Geißeltierchen, wie auch vieler anderer Einzeller, das Wasser ist, wobei das nicht abfließende und verschmutzte besonders bevorzugt wird. Einen weiteren Lebensraum bilden die Organe von Tieren und Menschen, die reich an Körpersäften sind. Dabei ist auch eine Selbstansteckung möglich, nämlich der Übergang einer Darmtrichomonade in die Scheide beim Waschen. Die Ansteckung kann ebenso über Trinkwasser, Milch und Gemüse erfolgen, da die Trichomonaden der Rinder in den Exkrementen 12 bis 27 Tage lebensfähig bleiben, ähnlich lange in Milch und Buttermilch. Eine andere Infektionsquelle sind Schaben und Fliegen, weil die Parasiten bis zu zwölf Stunden in deren Ausscheidungen überleben können. Eine Infektion mit der Trichomonade erfolgt ferner bei direkten Kontakten mit Trägern (Eltern, Kinderpflegern und Kindern sowohl zu Hause als auch in Betreuungseinrichtungen bei nicht ausreichender Hygiene) oder auch mittels gemeinsam genutzter Gegenstände wie Badewannen, Schlammbädern, Badeanzügen, Handtüchern, Schwämmen und Bettwäsche.

Als Lebensraum für die vaginale Trichomonade (Trichomonas vaginalis) dienen bei Frauen die Scheide und die Harnröhre, bei Männern die Harnröhre, die Prostata und die Samenbläschen. Das Epithelium der Scheide enthält viel Glykogen (tierische Stärke), das den Trichomonaden als wichtigste Nahrung dient. So wird bei einer Trichomonaskolpitis ein Verlust von bis zu 50 Epithelschichten verzeichnet, die sehr reich an Glykogen sind. In den männlichen Organen werden die Parasiten zum einen durch das Sekret angelockt, das den Fettlöser Lezithin und Kohlenhydrate enthält, zum anderen durch die Samenzellen, in denen Hormone und andere für die Parasiten nützliche Stoffe enthalten sind.

Die leicht saure oder leicht basische Reaktion der vaginalen Absonderungen begünstigt die Fortpflanzungsintensität und erhöht die Virulenz der Parasiten. Wenn diesem Scheidensekret noch Vollblut oder Serum beigemischt wird (wie es während der postmenstrualen Zeit, im Wochenbett und nach Schwangerschaftsabbrüchen der Fall ist), liegen besonders günstige Bedingungen für die Entwicklung der Trichomonaden vor. Bei Blutzufluss wegen Entzündungsprozessen in der Scheide ist die Situation ähnlich parasitenfreundlich. In der Schwangerschaftszeit wird die Vermehrung der Trichomonaden durch die zunehmende Flüssigkeitsabsonderung und den hohen Glykogengehalt in den Scheidenwänden begünstigt. Das Wachstum und die Aktivierung der Trichomonaden verläuft gemäß ihrem biologischen Zyklus, der durch die Jahreszeiten und die Außentemperatur bedingt ist. Bemerkenswert ist, dass die Häufigkeit von Trichomonadeninfektionen im Sommer und im Herbst steigt, was früher in Zusammenhang mit dem Baden in stehenden warmen Gewässern gebracht wurde. In Wirklichkeit werden in diesen Monaten die freilebenden Geißeltierchen aktiv. Die Euglene z. B. bedeckt wie ein grüner Teppich den Boden von stehenden Gewässern. Mit diesem Sachverhalt korrelieren auch Herzinfarkte und Krebserkrankungen, deren Häufigkeit gegen Sommerende nämlich deutlich ansteigt. Dies ist wiederum ein indirekter Beweis für die Verwandtschaft der freilebenden Geißeltierchen mit den Erregern dieser Krankheiten.

Als die Parasitologen sich mit der Geschichte der Trichomoniasis befassten, stellten sie fest, dass ihr Krankheitsbild im klinischen Verlauf und bei Komplikationen weichere Formen angenommen hat, als es zu Anfang des 20. Jahrhunderts der Fall gewesen ist. Es wurden keine Fehl- oder Frühgeburten mehr als Folgen der Geschlechtstrichomoniasis beobachtet, auch keine anderen schweren Komplikationen, wie sie von Wagner und Hess seinerzeit beschrieben wurden. Bei städtischen Einwohnerinnen verlief die Trichomoniasis leichter als bei Frauen aus ländlichen Gegenden. Nach dem Konzept von B. Peusner wurde dies einerseits auf die allgemein niedriger gewordene Virulenz der Parasiten und andererseits darauf zurückgeführt, dass sich beim Menschen aufgrund der zeitlichen und räumlichen Ausdehnung der Krankheit Abwehrreaktionen entwickelt haben. Zudem nutzten die Stadtbewohner die lokalen und allgemeinen Therapiemethoden vielseitiger. Dies hat nach Auffassung der Wissenschaftler die Virulenz der Trichomonaden gesenkt und die Abwehrfähigkeit des Körpers gesteigert.

Ich habe hierzu eine andere Meinung: Höchstwahrscheinlich ist das Ausbleiben von Symptomen bei einer Trichomoniasis bei heutigen Menschen darauf zurückzuführen, dass begleitende krankheitserregende Mikroflora hinzugekommen ist, durch die die Trichomonaden unterdrückt werden. Außerdem haben die Menschen heute allgemein ein schwächeres Immunsystem, was eine schwächere Abwehrreaktion auf den Infekt zur Folge hat. In solchen Fällen bleibt die Kolpitis aus, und die Trichomoniasis verläuft latent. Was die Trichomonade betrifft, so ist sie in Zeiten der sexuellen Revolution noch bösartiger geworden: Indem sie von einem Wirt zum anderen wandern, verstärken die Parasiten ihre Virulenz und Pathogenität. Als Reaktion auf Therapien entwickeln sie dann Mechanismen, die es erlauben der Körperabwehr auszuweichen, und werden resistent gegen Medikamente. Als Beweis dieser Behauptung kann die in der Geburtshilfe zu beobachtende Veränderung dienen: Früher kamen nämlich Kinder zur Welt, bei denen Trichomonaden im Genitalbereich und im Mastdarm gefunden wurden, jetzt stellt man bei Neugeborenen „fertige“ Tumoren oder Herzkreislaufstörungen fest.

Nachdem die Trichomonaden über Mundhöhle, Darmtrakt oder Genitalbereich in den menschlichen Körper gelangt sind, verbreiten sie sich schnell im gesamten Organismus. Dazu benutzen sie die Blutbahn. Lange Zeit haben die Wissenschaftler unser Blutkreislaufsystem für keimfrei gehalten, nur weil es von der Außenwelt durch unseren Körper abgeschirmt ist; bis heute glauben es manche.

Als sich die Parasitologen in den 1950-60er Jahren weltweit aktiv mit der Trichomonade befassten, fanden sie diese im Blut mehrerer Wild- und Haustiere wie Falken, Hennen und Mäusen, aber auch bei Kaltblütern wie Schlangen, Eidechsen, Kröten. Wagner und

Hess notierten 156 Fälle von Trichomonaden im Blut von Menschen und Tieren, dabei wurden bei einer an Trichomonadenruhr erkrankten Katze die Trichomonaden im peripheren Blut entdeckt. Voße hat die Trichomonaden von Tauben auf Mäuse übertragen und stellte das Vorkommen von Trichomonaden im Blut der Nagetiere fest. Petimalli fand die Trichomonaden zweimal bei den Untersuchungen des venösen Blutes. Bei einer Patientin mit Bronchiektasienabszess sowie bei einer anderen mit schwerer Hirnhautentzündung wurden im Auswurf und im Inhalt der Bronchien zahlreiche Trichomonaden entdeckt, ebenso in der Ellenbogenvene.

E. Visir und seine Kollegen entnahmen bei fünf Patienten mit Geschlechtstrichomoniasis Blutproben aus der Vene und kultivierten sie in einem Nährmedium. Nach zwei Tagen fand man bei zwei Patienten Trichomonaden. Es wurden 59 Experimente mit dem Blutserum verschiedener Menschen durchgeführt, darunter waren 21 Fälle von Trichomoniasis. Es stellte sich heraus, dass die Trichomonaden im Serum der Erkrankten vier Tage überlebten, während es bei den übrigen Beobachteten zwei Tage waren.

Der Akademiker E. Pawlowskij schilderte die Ergebnisse von Untersuchungen an 4015 Patienten mit Erkrankungen des Darmtraktes. Die Darmtrichomonade (Trichomonas hominis) wurde bei 800 Patienten gefunden, dabei waren in 40 Fällen im Innern der Trichomonaden Erythrozyten in verschiedenen Stadien der Verdauung zu beobachten. Die Darmtrichomonade mit phagozytierten Erythrozyten wurde meistens bei Patienten entdeckt, deren Stuhlgang äußerst viele pathogene Beimischungen, wie z. B. blutigen Schleim, enthielt. Die vaginale Trichomonade wurde (mittels Probenkultivierung) bei Patienten nachgewiesen, bei denen die Parasiten sich in der Harnblase, im Harn sowie in der Harnröhre befanden ...

Die drei „Pünktchen“ sind kein Zufall. Die Geschichte über die Trichomonade ist noch nicht zu Ende. Allerdings ist das, was Sie bereits erfahren haben, schon ein Grund zum Nachdenken. Eine Trichomonade im menschlichen Körper bedeutet Gefahr! Und wo auch immer sie sich einnisten mag – ob in den Geschlechtsorganen, ob in Form einer nachgewiesenen Geschwulst oder koronaren Herzkrankheit – sollte uns klar sein, dass dies verschiedene Stadien bzw. Erscheinungsformen der gleichen Krankheit sind: der Trichomoniasis. Die Trichomoniasis ist keine lokale Beschwerde, sondern eine Erkrankung des gesamten Organismus, denn der Körper reagiert als Ganzes auf den eingedrungenen Infekt. Der Parasit wird überall ein Parasit bleiben und eine Gefahr für den Menschen darstellen. Wir müssen ihm den bedingungslosen Krieg erklären, da wir jetzt wissen: Krebs und Herzinfarkt sind die letzten Stadien der Trichomoniasis. Und diese Krankheiten sind bis heute für uns alle unheilbar und bedeuten frühzeitigen Tod.

Darf ich vorstellen: Trichomonade!

Dass es Lebewesen gibt, die für das bloße menschliche Auge unsichtbar sind, vermutete man schon vor sehr langer Zeit. Der altgriechische Philosoph Demokrit aus dem Jahre 400 v. Chr. schrieb solchen kleinsten Mikroorganismen die Fähigkeit zu, in den menschlichen Körper einzudringen und unterschiedliche Krankheiten hervorzurufen. Es mussten aber 2000 Jahre vergehen, bis die Wissenschaftler dies beweisen konnten, als nämlich der Niederländer Antonie van Leeuvenhoek das Mikroskop erfand. In einem unter das Mikroskop platzierten Tropfen Wasser aus einem abgestandenen Fass entdeckte er eine neue, bisher unbekannte Welt von Lebewesen. Das waren die Protozoen. Myriaden mikroskopisch kleiner, mit bloßem Auge unsichtbarer lebender Formen jagten, schwammen und wimmelten im Wassertropfen umher. Van Leeuvenhoek lebte im 17. Jahrhundert, als Epidemien der Pest wüteten – jener Krankheit, die als Strafe Gottes für menschliche Sünden galt. Also war er sich der Wichtigkeit seiner Erfindung und deren Zukunft durchaus bewusst. „Ich bin bemüht, die Welt aus der Macht des Aberglaubens zu entreißen und sie auf den Weg des Wissens und der Wahrheit zu lenken“, schrieb er in seiner Monographie „Die Geheimnisse des Natur, enthüllt mit Hilfe des Mikroskops“.

Der niederländische Wissenschaftler untersuchte die frei lebenden Einzeller. Unser derzeitiges Ziel ist ein Teilgebiet davon, nämlich die parasitischen Einzeller kennen zu lernen. Genauer gesagt, einen von ihnen: das Geißeltierchen Trichomonade. Dadurch wollen wir nämlich in Erfahrung bringen, was dieses Wesen mit der Tumorzelle gemeinsam hat und ob ausgerechnet sie – die Trichomonade – der biologische Hauptgegner des Menschen ist.

Was ist eine Trichomonade?

Das Protozoon Trichomonade ist ein parasitisches Geißeltierchen der Unterklasse Flagellata. Sie gehört zur Gattung Trichomonadidae der Ordnung Polymastigina Emend. Dieses Zelltier ist obligat agam, d. h. es vermehrt sich geschlechtslos. Es sind über 100 Arten von Trichomonaden in der Natur bekannt. Sie sind unter wilden wie häuslichen Tieren, Vögeln, Kaltblütern – Amphibien und Kriechtieren – weit verbreitet. Im menschlichen Organismus kommen drei Arten von Trichomonaden vor: die Mundhöhlen-, die Darmtrakt- sowie die Vaginaltrichomonade. Die menschlichen Trichomonaden bilden selbst unter ungünstigen Bedingungen keine dichten Schutzhüllen, sind aber hervorragend auf das Existieren im immunen Organismus eingestellt: Wenn sie einmal in den Körper eingedrungen sind, verlassen sie ihn bis zum Tode des Wirts nicht mehr.

Erstmals wurde die Trichomonade 1836 vom französischen Anatomen Donné im Scheidensekret einer Frau entdeckt. Lange Zeit wurde die Trichomonade für einen harmlosen Saprophyten gehalten, der Bakterien und Reste abgestorbener Zellen vertilgte. Im Jahre 1870 stellte I. Lasarewitsch zum ersten Mal das klinische Bild des entzündlichen Prozesses im Gebärmutterhals vor und wies auf die Auswirkung lokaler entzündlicher Gewebeveränderungen auf den gesamtkörperlichen Zustand hin. Schließlich belegte Höhne 1916 aufgrund vorliegender klinischer Angaben die pathogene Wirkung der Trichomonade. Noch vor dem 2. Weltkrieg wurde von sowjetischen Wissenschaftlern ferner nachgewiesen, dass die vaginale Trichomonade nicht nur bei Frauen in der Schleimhaut der Vagina vorkommt, sondern auch bei Männern in der Prostata. Und in 37 % der Fälle ist sie im Blut zu finden.

Die Untersuchungen an Frauen, die in den 1970er Jahren von Medizinern in der Sowjetunion durchgeführt wurden, haben ergeben, dass die Häufigkeit der Geschlechtstrichomoniasis unter Gebärenden bei etwa 34 % lag und bei Wöchnerinnen bei 35 %. In 51 % der Fälle gelangten die Trichomonaden in die Gebärmutter. Bei Neugeborenen wurden in den ersten beiden Lebenstagen große Mengen von Trichomonaden im Genitalbereich sowie im Mastdarm gefunden. Der Gesamtbefall mit Harnröhrenentzündung betrug bei den untersuchten Frauen bis zu 67 %, bei Männern 40 % und bei Mädchen über 9 %. Untersuchungen an Tieren, die in den gleichen Jahren durchgeführt wurden, haben folgendes ergeben: Eine experimentelle Infizierung von Versuchstieren mit der menschlichen vaginalen Trichomonade mittels einmaliger Injektion unter die Bauchdecke konnte in Abhängigkeit von der Dosis und der Pathogenität des Parasiten entweder den Tod des Tieres bewirken oder verheerende Verletzungen mehrerer inneren Organe und Lymphknoten bzw. ausgeprägte Verwachsungen von Bindegewebe. (Letzteres wurde leider nicht mit der ähnlichen Reaktion des Körpers auf eine Tumorentwicklung in Verbindung gebracht.)

Die Darmtrichomonade (Trichomonas hominis oder intestinalis) ist zum ersten Mal 1926 durch Wenyon entdeckt worden. Dieser Parasit besitzt die Fähigkeit bis zu drei Erythrozyten nacheinander zu verschlingen, und das sowohl im Körper des Wirts als auch in Kulturen. Wissenschaftler stellten fest, dass die Darmtrichomonade die Krankheiten Hämokolitis, Kolitis, Dünndarm- bzw. Dickdarmentzündung sowie Gallenblasenentzündung hervorruft. Dabei entstehen im Darmtrakt Ödeme, Erosionen, Polypen und Geschwüre (letztere wurden leider wiederum nicht als Krebsvorstadium erkannt). Die mit Trichomonaden infizierten Patienten wiesen häufig die gleichen äußeren Erscheinungen auf, wie sie von Krebskranken bekannt sind: die gleiche Blässe der Haut und der

Schleimhäute, starke Gewichtsabnahme, Anämie, Verminderung der Widerstandsfähigkeit des Organismus und der Arbeitsfähigkeit.

Die Mundhöhlentrichomonade (Trichomonas tenax) ist die am wenigsten erforschte Art dieser Parasiten. Sie wird häufig im Mundraum sowie in den Atemwegen, in den Mandeln, in den Zahnfleischtaschen, im Auswurf, in den brandigen Lungenbereichen wie auch in der Bindehaut und im Blut entdeckt. Die Untersuchung von Patienten mit eitrigen Infektionen bzw. mit bösartigen Neubildungen in den Lungen zeigte das Vorhandensein von begeißelten Trichomonaden bei einem Teil der Patienten. Im Rahmen der in den 1970er Jahren bei einer großen Gruppe von Personen durchgeführten Untersuchungen der Mundhöhle wurden in 49 % der Fälle Trichomonaden in Zahnfleischtaschen gefunden.

Die Erforschung der Trichomoniasis bei Haustieren zeigte, dass sie schwere Erkrankungen wie Lähmungen und Gastroenteritis, Gelenkerkrankungen, Veränderungen im Gewebe der Leber und anderer Organe auslöst und außerdem Ursache für Unfruchtbarkeit und Fehlgeburten ist.

All diese Beobachtungen und Statistiken sind zu niedrig angegeben. Sie stellen kein vollständiges Bild dar, denn unter dem Mikroskop werden die Parasiten in flüssigen Präparaten an ihrer Beweglichkeit erkannt und in fixierten Proben am Besitz einer Geißel und eines Kerns. Doch unter Einfluss des Immunsystems, der Umstellung von Ernährungsgewohnheiten, der eingenommenen Medikamente und anderer für sie ungünstiger Umstände wechseln die Trichomonaden in das zystoide oder amöboide unbegeißelte Stadium. So sind sie schwer von den Lymphozyten bzw. von den Zellorganellen zu unterscheiden und werden nicht diagnostiziert, obwohl sie vorhanden sind.

Von den drei Trichomonadenarten ist die Mundhöhlentrichomonade am weitesten verbreitet. Als die bekanntesten Beispiele der klinischen Erscheinungen der pathogenen Auswirkung dieses Parasiten dienen Parodontose und Karies. Im Vergleich zu den anderen Arten besitzt die Mundhöhlentrichomonade dafür die geringste

Aggressivität. Forschungen an Versuchsmäusen zeigten, dass bei Inokulation von vier Millionen menschlicher vaginaler Trichomonaden in die Bauchhöhle der Mäuse deren innere Organe im gleichen Maße zerstört wurden, als wenn 25 Millionen Darmtrichomonaden bzw. 100 Millionen Mundhöhlentrichomonaden inokuliert wurden.

Möglicherweise wurde genau aus diesem Grund der vaginalen Trichomonade besondere Aufmerksamkeit geschenkt – sie weist nämlich die größten Abmessungen und höchste Aktivität bzw. Pathogenität auf. In den 1960er Jahren wurden mit ihr viele Experimente gemacht, sie war Thema von Promotions- und Habilitationsarbeiten. Allerdings waren die Wissenschaftler dabei geteilter Meinung: Die einen hielten die Trichomonade für harmlos und gar nützlich, weil sie Bakterien vertilgte, die anderen sahen in ihr durchaus eine Gefahr für die Gesundheit. Immerhin war die Mehrheit davon überzeugt, dass die Trichomonade eine lokale Erkrankung der Geschlechtsorgane bewirkt. Und da die Trichomoniasis der mehrheitlichen fachkundlichen Meinung nach eine Krankheit ist, die hauptsächlich auf dem Geschlechtswege übertragen wird, wurde 1958 auf dem Ersten Nationalkongress der Ärzte für Haut- und Geschlechtskrankheiten der Sowjetunion seitens estnischer Ärzte der Vorstoß unternommen die Trichomoniasis als Geschlechtskrankheit einzuordnen.

Doch ihr Vorschlag fand keine Unterstützung aufgrund der Befürchtung, Familienkonflikte zu provozieren. So wurde 1975 in Anlehnung an die „Internationale statistische Klassifikation von Krankheiten“ die Trichomoniasis in die Rubrik „Andere Infektions- und Parasitärerkrankungen“ eingeteilt. Die Annahme, dass die Trichomonaden unschädlich für die Gesundheit des Menschen sind, erwies sich als Bumerang: In Zeiten der Wiederbelebung und Behauptung junger Wissenschaften wie Genetik, Virologie und Immunologie wurden die Themen über einzellige Parasiten abgehakt, die Forschungen für abgeschlossen erklärt und die Experten in anderen Gebieten eingesetzt. Darunter fiel auch die Trichomonade als Forschungsobjekt. So blieb der Wissenschaft verborgen, dass die

Trichomoniasis erst den Anfang einer langen Reihe von Krankheiten darstellt. Dass die Trichomonadeninfektion praktisch das erste Stadium einer Krebskrankheit ist.

Dies war ein schwerwiegender Fehler der Medizin in den 1970er Jahren. Allein die Tatsache, dass die Trichomonade in geschlossenen Blutbahnen entdeckt wurde, hätte die Wissenschaftler alarmieren müssen. Hinzu kommt, dass die Trichomonade der einzige Einzeller ist, der in menschlichen Geschlechtsorganen existieren kann. Wenn sie bei Tieren Unfruchtbarkeit und Fehlgeburten verursacht, so kann sie auch beim Menschen dieselbe Wirkung zeigen. All das sind ernst zu nehmende Argumente dafür, die experimentelle Erforschung der Trichomonade in allen Stadien ihrer pathogenen Beeinträchtigung der Gesundheit, der Lebensdauer und der Fortpflanzung des Menschen wieder aufzunehmen.

Wie wird man überhaupt mit Trichomonaden infiziert? Es sind zwei Wege der Ansteckung mit Parasiten bekannt: zum einen durch direkten Kontakt – im Mutterleib, während der Geburt, beim Geschlechtsverkehr oder beim Küssen – zum anderen durch indirekten Kontakt mittels Wasser (Trinkwasser, Sauna, Schwimmbäder, therapeutische Bäder aus mineralischen Quellen), Lebensmitteln (rohe Fleisch- und Fischprodukte, ungewaschenes Obst und Gemüse, Rohmilch und Milcherzeugnisse), im Haushalt (gemeinsam benutztes Geschirr, Bettwäsche, Handtücher, Wäsche, Badewanne). Es sind Fälle bekannt, in denen Frauen bei Massenvorsorgeuntersuchungen außerhalb medizinischer Einrichtungen durch die Gummihandschuhe der Ärzte infiziert worden sind.

Ferner gibt es die Herdinfektion, z. B. in Familien oder in Kinderbetreuungseinrichtungen. Die familiäre Trichomoniasis ist in Fällen, wenn die elementaren Regeln der Hygiene nicht eingehalten werden, schwer zu bekämpfen: Man leckt den Schnuller des Kindes ab, beißt seinen Apfel an oder trinkt aus seiner Tasse, benutzt dasselbe Handtuch oder schläft im gleichen Bett. In Kindergärten werden gemeinsame Töpfchen und Spielsachen zu Mittlern der Infektion.

Verteiler der Infektion sind auch Schaben und Fliegen, in deren Darmtrakt die Trichomonaden lebensfähig bleiben und zusammen mit den Exkrementen ausgestoßen werden. Als vorübergehender Träger dienen auch Haustiere und Ratten.

All das zeigt, dass nicht nur die Geschlechtsorgane, sondern auch die Mundhöhle offene Wege für den Parasiten in den menschlichen Organismus bieten.

Die aufgeführten Tatsachen sind das Ergebnis wissenschaftlicher Forschungen, die zu Beginn der 1970er Jahre unterbrochen wurden. Deshalb wäre es nicht uninteressant zu erfahren, wie es heute um die Mundhöhlen- und Vaginaltrichomonaden bestellt ist. Mit Unterstützung der Mitarbeiter der Sanitätsstelle Nr. 12 in Moskau untersuchte ich Gruppen von Menschen auf diese Parasitenarten. Man hat festgestellt, dass bei allen Zahnarztpatienten im Alter von 21 bis 82 Jahren, die Zahnfleischtaschen hatten, Kolonien von Trichomonaden in Form von kleinen und größeren weißlichen Klümpchen entdeckt wurden, die im Prozess der Kultivierung in einem Nährmedium in eigenartige Einzelwesen zerfielen. Manche dieser Zerfallsprodukte wurden größer und bekamen amöboide oder spindelähnliche Formen. Im Rahmen gynäkologischer Untersuchungen von Frauen im Alter von 16 bis 58 Jahren wurden bei sämtlichen Patientinnen vaginale Trichomonaden nachgewiesen. Dabei waren die Parasiten häufiger im zystenförmigen Zustand, eingekapselt und halb zerstört durch die zahlreichen Bakterien und Pilze, vorzufinden. Der Angriff der begleitenden Mikroflora zwingt die Trichomonaden zu Rettungsmaßnahmen wie das tiefere Eindringen in das Gewebe oder die Flucht in höher gelegene Organe, einschließlich der Gebärmutter.

Heute kann nur bei wenigen Frauen die echte Trichomoniasis mit einem Minimum an Mikroflora und einem Maximum an Trichomonaden festgestellt werden.

Die Infizierung mit Trichomonaden erfolgt schnell und für den Betroffenen unbemerkt. Frauen reagieren manchmal mit einer Trichomonaskolpitis auf die Infektion, also mit einem ätzenden Ausfluss, während es bei Männern nicht einmal dazu kommen kann. Deshalb fällt es dem Ehemann oft schwer, seine über Trichomoniasis klagende Frau zu verstehen. Dabei könnte gerade er der potentielle Verursacher dieser Erkrankung sein, vielleicht nach einem sexuellen Kontakt zu einer anderen Frau. Diese Unauffälligkeit der Infektion lässt sich durch die Tarnungsfähigkeit des Parasiten erklären, denn die Tarnung hat die Abschwächung der Körperabwehrreaktion zum Ziel. Ein uns bereits bekanntes Beispiel: Mit Hilfe des abgesonderten Klebstoffes Fibronektin hält der Parasit die begleitende Mikroflora an seiner Oberfläche fest, sodass das Immunsystem auf diese „dritten" Mikroorganismen reagiert. Oder er heftet sich selbst an die Oberfläche von Epithelzellen, Leukozyten und Erythrozyten. Außerdem ist das Vorhandensein von proteolytischen Enzymen – der Hyaluronidase, Amylase, Katalase und anderen eiweißverdauenden Stoffen – ein guter Schutz gegen die Antikörper des Immunsystems.

Männer bemerken ihre Krankheit nicht und haben kein Mitgefühl mit ihren an Trichomonaskolpitis leidenden Ehefrauen. Doch eines Tages kommt die Ernüchterung, wenn sie mit einem bereits fortgeschrittenen Stadium der Trichomoniasis konfrontiert werden, z. B. in Form von Prostatitis oder Impotenz. Ihre Reaktion wechselt dann von Staunen in Verzweiflung, weil sie wissen, dass die Medizin ihnen nicht helfen kann.

Das einzellige Chamäleon

Man muss schon besondere Fähigkeiten besitzen, um nach der Entstehung vor Milliarden von Jahren heute immer noch zu existieren. Die Trichomonade, dieses winzige Tierchen, das für das bloße Auge zwar unsichtbar ist, aber munter die Gesundheit und im Endeffekt das Leben ihres Wirts – des Menschen – zerstört, bleibt bis heute unerkannt. Selbst mit Hilfe des schon seit drei Jahrhunderten zur Verfügung stehenden Mikroskops können die Mediziner die Trichomonade nicht in den „atypischen" Blut- und Gewebezellen „sehen". Dieser einzellige Mikroorganismus, der irgendwann unter Einfluss ungünstiger äußerer Umstände zwangsweise zum Parasitismus im menschlichen Körper überging, wurde zum Hauptschuldigen solch unheilbarer Erkrankungen wie Krebs,

Herzinfarkt, Schlaganfall, Diabetes, Arthritis, Multipler Sklerose und vieler anderen, von denen später ausführlicher die Rede sein wird.

Eigentlich dürfte diese Aufzählung von scheinbar unterschiedlichen und voneinander unabhängigen Krankheiten den Gedanken über ihre gemeinsame Natur anzweifeln lassen. So war es in Wirklichkeit auch. Doch meine theoretischen und experimentellen Untersuchungen haben gezeigt, dass der Erreger all dieser Krankheiten das gleiche Geißeltierchen Trichomonade ist.

Doch wurde die Medizin im Laufe der Zeit in verschiedene Sparten wie Krebs-, Herz-, Lungenmedizin und andere wissenschaftliche Disziplinen aufgespaltet und damit der Mensch in eine Zusammensetzung von einzelnen Organen, Skelett, den Blutkreislauf-, Lymph- und Nervensystemen umdefiniert. Für den Parasiten ist der Körper jedoch eine ganzheitliche Welt geblieben. Werden die Parasiten auf der Suche nach günstigen Verhältnissen fündig, so werden sie sesshaft, vermehren sich und bilden Kolonien. Wenn die Kolonien in Organen oder im Gewebe entstehen, werden sie Neubildungen genannt; fällt die Wahl der Parasiten auf die Blutgefäßwände, diagnostiziert man eine Thrombose. Weil die Parasiten im letzteren Fall die Zellen phagozytieren (verschlingen) und selbst ihren Platz einnehmen, sinkt dadurch die Elastizität der Gefäßwände. Indem die Parasiten sich vermehren und in das Gefäßinnere hineinwachsen, bilden sie so genannte Thromben und senken die Durchgängigkeit der Gefäße. Auf diese Weise kann eine beliebige psychische oder körperliche Anstrengung, die eine Beschleunigung des Kreislaufs mit sich bringt, zum Reißen der Blutgefäße führen. Passiert dies im Herz, findet ein Herzinfarkt statt, im Gehirn ist es ein Schlaganfall. Wenn die Kolonien schließlich in den Blutgefäßen der Geschlechtsorgane gebildet werden und diese dadurch blockieren, ist Impotenz die Folge.

Wenn die Trichomonaden in die Hoden gelangen und Spermien vernichten oder deren Funktionstätigkeit schwächen, verursachen sie Unfruchtbarkeit bei Männern. Wenn sie jedoch den Samenzellen in der Scheide oder auf einem anderen Abschnitt des schweren Weges zur Eizelle mit voller Ausrüstung begegnen und die Befruchtung verhindern, kommt es zur Unfruchtbarkeit bei Frauen. Auf diese Weise beeinflusst die Trichomonade nicht nur die Lebenserwartung des Menschen, sondern auch seine Fortpflanzung.

Es ist schon verwunderlich, dass in letzter Zeit die Mediziner auf der ganzen Welt, wenn jeweils einer von drei Sterbefällen durch Krebs bzw. durch eine Herzkrankheit verursacht wurde, in den Tumoren bzw. Thromben der Verstorbenen die Trichomonaden nicht erkennen konnten: nämlich die Erreger dieser tödlichen Krankheiten. Doch eigentlich gibt es keinen Grund für das Unverständnis, da nach den Parasiten gar nicht gefahndet wurde. Nachdem die Chirurgen die Neubildungen bzw. die Blutgefäße samt Thromben entfernt haben, werden diese in Formalin geworfen, wodurch jedes Leben abgetötet wird. Würde man Teile von den Tumoren bzw. von den Thromben im trichomonadengünstigen Nährmedium kultivieren, würden in einigen Tagen die „toten" Zellen wieder „lebendig".

Den Wissenschaftlern ist sicherlich bekannt, dass jegliche aus unserem Körper herausgeschnittenen Organe, Gewebeteile oder Gefäße nach der Entnahme aus dem Organismus bereits tote Zellen darstellen. Wird aber eine Infektion aus dem menschlichen Körper – sei es mit Speichel, Blut, Scheidensekret oder Harnröhrensekret – in ein Nährmedium platziert, so wird sie unter diesen neuen Bedingungen weiterleben, selbst wenn diese manchmal ungünstig für sie sind. Genau so verhalten sich auch die Trichomonaden, unabhängig von ihrer Herkunft – ob aus der Mundhöhle, aus der Scheide oder der Harnröhre, aber auch aus den Tumoren oder Thromben.

Der wichtigste Grund für die Unkenntlichkeit der Parasiten liegt jedoch in ihrer chamäleonartigen Verwandlungsfähigkeit. Wenn die Thromben und Tumoren aus begeißelten Trichomonaden bestehen würden, wären sie schon längst entlarvt gewesen, denn die langen Schwänze sind ja unübersehbar. Die Neubildungen bestehen hingegen aus rundlichen, ovalen oder spindelförmigen Zellen. Viele Tumoren ähneln einander so wenig, dass man trotz der zur Zeit bis zu 200 Arten zählenden Klassifikation verschiedener Tumoren immer wieder auf Tumoren stößt, die in keine dieser Klassen eingeteilt werden können. Ja selbst in derselben Geschwulst können die Zellen sich in der Morphologie und im Chromosomensatz voneinander unterscheiden. Der Grund hierfür ist, dass die Trichomonaden im Gegensatz zu den Mehrzellern und dem Großteil der Einzeller geschlechtslose Organismen sind. Mit anderen Worten, ihre Fortpflanzung vollzieht sich ohne den für andere Tierarten obligatorischen Befruchtungsprozess. Als eines der ersten Lebewesen auf der Erde konnte sich das Ur-Geißeltierchen in seinem Leben nicht den „Luxus" eines speziell für die Fortpflanzung ausgelegten Prozesses erlauben. Um unter den extremen Bedingungen (sauerstofffreie Atmosphäre, hohe Radioaktivität, Vulkanausbrüche) selbst überleben und die Nachkommenschaft erhalten zu können, entwickelten und etablierten die Pioniere unseres Planeten die wichtigeren Merkmale der geschlechtslosen Fortpflanzung. Und zwar war es erstens die Vielfalt der Methoden, zweitens die Schnelligkeit der Vermehrung in einem Lebenszyklus.

Die Nachkommenschaft der Stammväter der mehrzelligen Strukturen – der Ur-Geißeltierchen – hat diese Überlebensmechanismen beibehalten, dies trifft besonders auf die Nachkommen zu, die sich zu Parasiten entwickelt haben, in erster Linie auf die Trichomonade. Bei einzelligen Parasiten bleibt der Befruchtungsprozess vollständig aus. Dies wird dadurch kompensiert, dass sie mehrere Methoden zur Fortpflanzung beherrschen. Es ist bemerkenswert, dass die einfache Teilung, die Monotomie, sowohl bei den Einzellern als auch bei den Gewebezellen der Mehrzeller üblich ist. Dabei findet eine Aufteilung der Zelle in zwei identische Tochterzellen statt. Bei den Geißeltierchen kann während der Teilung eine Reihe von Reorganisationsprozessen ablaufen: Viele Organellen der mütterlichen Zelle lösen sich auf, werden unsichtbar, um nach der Teilung durch neu gebildete ersetzt zu werden. Auf diese Art findet eine regelmäßige Erneuerung der Organellen statt.

Bekanntlich gibt es bei den Trichomonaden neben dem begeißelten zwei weitere Existenzstadien: das amöboide und das zystoide. Jeder dieser Lebensformen ist eine spezifische Fortpflanzungsmethode eigen. Während sich die begeißelten Parasiten, die 12 bis 20 Mikrometer groß sind, in zwei gleichwertige Individuen teilen, vermehren sich die zystoiden, also die rundlichen Zellen mit fünf bis sechs Mikrometer im Durchmesser, mittels Knospung. Bei diesem Vorgang entstehen auf der Mutterzelle – ähnlich wie Knospen am Zweig – kleinere Zellen, die sich alle gleichzeitig oder nacheinander von der „Mutter“ trennen. Häufig bleiben sie noch einige Zeit mit der Mutterzelle durch eine „Nabelschnur“ verbunden, die dann allmählich dünner wird und schließlich reißt. Die großen amöboiden Trichomonaden, deren Abmessungen bis zu 40 Mikrometer erreichen, teilen sich überwiegend mittels Schizogonie. Das ist eine Mehrteilung, bei der im Innern der großen Zelle drei bis fünf Zellkerne bzw. kleinere Zellen entstehen. Auf diese Art kommen nach dem Zerreißen der Zellmembran gleich vier bis fünf „Mehrlinge“ zur Welt.

Außerdem muss man wissen, dass für Geißeltierchen die Existenz in Kolonien charakteristisch ist. Die Kolonienbildung ist eine Folge der nicht komplett abgeschlossenen geschlechtslosen Vermehrung, bei der die „Kinder“ die Mutterzelle zwar noch nicht verlassen haben, aber schon eine weitere Generation, die „Enkel“, erzeugen.

Über die Organismen mit geschlechtsloser Fortpflanzung schrieb Dobschanski seinerzeit: „Die Veränderung der Evolutionsform, bedingt durch ausschließlich geschlechtslose Fortpflanzung und Selbstbefruchtung, kommt dadurch zum Ausdruck, dass bei solchen Organismen Artcharakteristiken fehlen“. Jennigs entdeckte bereits 1916 im Rahmen seiner Forschungen über die Fortpflanzung geschlechtsloser Einzeller einen großen Polymorphismus innerhalb der Art. Mit anderen Worten: Die geschlechtslosen Einzeller sind so vielfältig, weil sie keine festen Artcharakteristiken haben. Demzufolge kann das biologische Konzept der Art auf Einzeller mit ausschließlich geschlechtsloser Fortpflanzung nicht angewandt werden. In deren Gruppen findet keine Kreuzung der Populationen statt, und als Folge der Nichtvererbung von mütterlichen und väterlichen Eigenschaften fehlt die Wiederholbarkeit der Artcharakteristiken. So entsteht bei jeder Teilung einer Trichomonade sowohl eine neue Zelle (und damit ein neuer Organismus) als auch quasi eine neue Art. Eine Tochterzelle ist also weder ihren Zwillingsschwestern ähnlich noch der Mutter, noch der Großmutter oder irgendeiner anderen Verwandten.

Da haben wir nun das Geheimnis der Vielgestaltigkeit der Trichomonaden und deren Unerkennbarkeit in den Tumoren. Man hat bisher angenommen, dass z. B. eine lymphoide Zelle sich in einen Makrophagen verwandeln kann, der sich dann in eine Zelle mit mehreren Zellkernen transformiert. In Wirklichkeit sind es die zystoiden Trichomonaden, die fälschlicherweise für Lymphozyten gehalten wurden und sich nach dem Wechsel in das amöboide Stadium nun zur Vermehrung mittels Schizogonie vorbereitet haben. Dieser Vorgang wird später ausführlicher behandelt. Es ist nur sehr bedauerlich, wie teuer doch die Irrtümer der Wissenschaftler werden, die es nicht geschafft haben, die wirklichen Erreger von Krebs und Herzinfarkt zu finden! Übrigens halten sie die Makrophagen für Sanitäter des menschlichen Organismus, die zu jeder Wunde, jedem lokalen eitrigen Abszess oder pathologischen Prozess in unserem Körper eilen. In Wirklichkeit sind sie die aggressivste Form der amöboiden Trichomonaden, die vielmehr Krankheitserreger sind denn Sanitäter des körpereigenen „Notdienstes“. Nachweis dafür bietet der Prozess der Abwehrreaktion unseres Immunsystems gegen die Trichomonaden – nämlich die Vernarbung von Wunden. Es findet folgendes statt: Da es nicht möglich ist, die Parasiten vollständig zu vernichten, vergräbt das Bindegewebe beim Verschließen der eitrigen Wunden auch die Trichomonaden unter sich; infolgedessen entstehen bleibende Narben. Das unterscheidet die Letzteren von Narben, die sich alsbald nach dem Abheilen der nicht infektiösen Wunde zurückbilden. Die mit Trichomonaden infizierten Gewebeteile lassen es jedoch nicht zu, sich aufzulösen und die in der Narbe eingeschlossenen Parasiten frei zu lassen. Sollte sich nun aus irgendwelchen Gründen der Gesundheitszustand verschlechtern oder die Abwehrkräfte schwächer werden, so können die zystoiden Trichomonaden aus der Narbe wieder aktiv werden. Sie wechseln in den amöboiden Zustand und können nach der Lockerung des Bindegewebes mittels des erzeugten Enzyms Hyaluronidase das vermeintlich ewige Grab verlassen und ihren zerstörerischen Marsch im Organismus fortsetzen.

Gefahr erkannt – Gefahr gebannt?

Die Geschichte über die Trichomonade ist nicht etwa ein unterhaltsames Stück über verzwickte Liebesbeziehungen. Sicherlich ist es interessant für einige Zeit fremdes Glück zu teilen und dabei die eigenen Probleme und Missgeschicke zu vergessen. Doch ein unterhaltsames Buch kann lediglich die Stimmung anheben und von den wirklichen Sorgen ablenken, aber uns nicht bei solchen Krankheiten wie Krebs, Schlaganfall, Diabetes und vielen anderen behilflich sein. So wird uns wohl nichts anderes übrig bleiben, als solche Bücher wie dieses zu lesen – auch wenn sie vielleicht nicht ganz so amüsant sind – wenn wir diese Krankheiten vermeiden oder gesund werden oder einfach nur unser Leben um ein Stück verlängern wollen.

Es kommt uns sicherlich bekannt vor, dass die Diagnose von Krebs von vielen wie ein Todesurteil aufgenommen wird. Einem Menschen, der gestern noch scheinbar gesund war, wird nach dieser Diagnose das Ende aller seiner Träume, der Karriere, des Lebens bewusst. Doch oft ist es so, dass der Mensch schon krank ist, dies aber nicht weiß, weil ihm die Diagnose verheimlicht wird. Auf diese Art entbindet die Medizin den Menschen von den Sorgen um seine Gesundheit und vom Kampf ums Leben und übernimmt die Behandlung, damit aber auch die Verantwortung. Doch sie lässt dabei die jahrelange und unaufhaltsame Entwicklungsgeschichte der Krankheit außer Acht und will sie innerhalb von einigen Stunden oder Tagen auskurieren, indem sie das Immunsystem noch stärker unterdrückt. Wenn sich der Zustand des Patienten nach chirurgischen Eingriffen, Bestrahlungen und Chemotherapien verschlechtert, weil die Krebskrankheit rezidiviert und in zahlreichen Metastasen fortschreitet, bleibt den Ärzten keine bessere Antwort als „Na ja, der Krebs nimmt sich wohl das seine ..."

Es tut schon weh, wenn ein erwachsener Mensch vorzeitig an Krebs stirbt. Doch noch schmerzhafter ist es, wenn ein unschuldiges Kind dieser Krankheit zum Opfer fällt. Das Waffenarsenal in der Kinderkrebsmedizin ist im Grunde genauso bedrohlich wie im Falle der Erwachsenen: das Skalpell, gefährliche Chemikalien und die Strahlenkanone. Aber helfen sie im Kampf gegen den Krebs? Die Antwort lautet: Nein! Auch hierzu gibt es zahlreiche Beispiele.

Ich hoffe, jetzt ist deutlich geworden, warum wir uns im Erkrankungsfall nicht einfach der Medizin ausliefern sollten. Doch noch besser ist, es gar nicht zum Endstadium kommen zu lassen. Das ist gar nicht schwer, vorausgesetzt man entdeckt den Erreger rechtzeitig und unterdrückt die Trichomoniasis, bevor sie sich in das Stadium chronischer Krankheiten wie Magengeschwür, Leberzirrhose, Nierenentzündung und ähnlicher oder gar in Krebs oder Herzinfarkt weiterentwickelt. Hierzu ist die stetige Stärkung des Abwehrsystems notwendig. Deshalb müssen wir hoffen und glauben, dass die Ärzte bald die Trichomonade beachten werden, es lernen sie in beliebiger Form zu erkennen und uns, ihre Patienten, rechtzeitig von ihr zu befreien.

An Fakten kommt man nicht vorbei

Nachdem wir nun gesehen haben, wie viele Gesichter die Trichomonade annehmen kann, werden wir sie bestimmt in diesen „merkwürdigen" Tumorzellen erkennen können, die vor über 30 Jahren Krebsfachärzte aus Kiew beobachtet haben. Sie sind von L. Arendarevskij in der dritten medizinischen Ausgabe der „Klinischen

Krebsforschung" von 1968 beschrieben worden. Heute tauchen die Krebsforscher in die genetischen Tiefen ab und zerstückeln die Krebszellen in einzelne Gene, um immer neue Onkogene finden zu können, die angeblich eine normale Zelle in eine bösartige verwandeln. Dabei ahnen sie nicht, dass sie es nicht mit menschlichen Zellen zu tun haben, sondern mit körperfremden Protozoen. Noch unlängst interessierten sich die Wissenschaftler nicht für die Zusammensetzung, sondern für das Verhalten und die Natur der Tumorzellen. Deshalb ist es auch für uns von Interesse, was bei der makrokinematographischen Forschung an den Krebszellen tatsächlich beobachtet worden ist. Denn Filmaufnahmen sind festgehaltene Tatsachen. Und den Tatsachen sollten wir eher Glauben schenken als den spekulativen Vermutungen der Krebsfachärzte von heute, die ohne Widerrede die vor Jahrzehnten aufgestellte Zellverwandlungstheorie von L. Zilber angenommen haben und diese jedoch bis heute weder experimentell beweisen noch kinematographisch festhalten konnten. Lassen Sie uns lesen und zwischendurch diskutieren.

„Die Methode der Gewebekultur ist fast die einzige Methode einen Prototyp eines bösartigen Tumors zu erstellen und daran das Verhalten der Tumorzellen unter normalen Bedingungen sowie unter Einfluss krebsbekämpfender Faktoren zu beobachten. Die Mikrofilmung ermöglichte es, einige Mechanismen der unaufhaltsamen Vermehrung von Tumorzellen aufzuklären. Im Bereich der polygonalen, nahe beieinander liegenden Tumorzellen, die eine Monoschicht an der Gefäßwand gebildet haben, entstanden sofort rundliche fast vollständig von der übrigen Menge isolierte Zellen, die stark vergrößerte, mit einem schmalen Bogen aus Zytoplasma umgebene Kerne und Kernchen besaßen. Folgendes ist festgehalten: schnelle Auflösung der Kernchen, der Kernhülle, Entstehung von Chromatinfäden, verhältnismäßig lang dauerndes Ruhestadium, auf das die Bildung zweier Tochterzellen folgte. Auf den Filmaufnahmen sind genetische ein- und mehrkernige Zellen zu erkennen, die sich in drei bis fünf Zellen teilen."

In der Wissenschaft wird dieses Phänomen als atypische Mitose bezeichnet. Wir, die wir über den Polymorphismus der Trichomonaden und deren unterschiedliche Fortpflanzungsmethoden Bescheid wissen, erkennen in diesen gigantischen atypischen Zellen die amöboiden Trichomonaden, die sich mittels Schizogonie vermehren.

„Wenn man dem Nährmedium biogene Stimulanzien, z. B. Plasmol, hinzugefügt hatte, stieg die Geschwindigkeit der Zellenvermehrung um das Vielfache. Eine wichtige Rolle beim schnellen Anstieg der Zellenanzahl gehört den gigantischen Zellen, bei deren Teilung gleichzeitig mehrere Neuzellen entstehen.

Die Filmaufnahmen deckten eine weitere wichtige Eigenschaft der Tumorzellen auf, nämlich die Tendenz zur Isolation und Ausweitung auf große Räume. Anfangs sind die entstandenen Zellelemente mit der Mutterzelle durch lange, „automatisch“ ihre Größe variierende Zytoplasma-Fortsätze verbunden. Die Länge der Fortsätze übersteigt vielfach die Abmessungen der Zellen selbst. Nach dem Abreißen des Fortsatzes demonstriert die Zelle ausschließlich selbstständiges Verhalten. Die Art der Fortbewegung von isolierten Zellen ist unterschiedlich. In stark ausgebreiteten Zellen wird ein feinkörniges Zytoplasma erzeugt, das den Zellkern umgibt. Im kernnahen Bereich enthält es viele Einschlüsse, die Peripherie transformiert sich ständig und verlagert durch wellenartige Bewegungen die gesamte Zelle. Die Zelle stülpt so genannte Spitzen-Pseudopodien aus und gelangt relativ schnell und gezielt zum Überrest einer anderen Zelle, bleibt stehen und verschlingt ihn. Dann bewegt sie sich weiter, wobei die Richtung völlig willkürlich ist, sie kann mit anderen Zellen verschmelzen, sich wieder abtrennen und die selbstständige Bewegung wieder fortsetzen.“

Mit Hilfe der Mikrofilmung verfolgten die Wissenschaftler, wie minimale Dosen krebsbekämpfender Präparate vom Typ Benzoeteph (25 n/ml) auf die Tumorzellen wirken. *„Zunächst geht die Vermehrung weiter, dann stoppt die Teilung, die Zellen vergrößern sich, es* *kommen vergrößerte Kernchen in Form von „Augen" zum Vorschein. Unter Einfluss eines chemischen Mittels verändert sich außerdem die Migrationseigenschaft der Zellen. Zu Beginn, wenn relativ ungünstige Existenzbedingungen vorliegen, zeigen die Zellen ihren Isolationswillen durch schnelle amöboide Bewegungen. Bei ihnen ist die Eigenschaft der Zytophagie, d. h. der Eroberung anderer Zellen, festgestellt worden, außerdem ist die Tendenz zur Erneuerung des Zytoplasmas stärker ausgeprägt, wobei sich mehrere Zellen zu einer gigantischen Kolonie zusammenschließen. Später ist die Fortbewegung stark beeinträchtigt. Die wellenartigen Schwankungen (Undulieren) des Zytoplasmas werden langsamer und bleiben letztendlich ganz aus. Unter diesen Umständen war die Entdeckung einer neuen, bis dahin nicht bekannten Fähigkeit der Tumorzellen, nämlich sich fortzubewegen, die größte Überraschung. Anstatt der amöboiden Ausbreitung des Zytoplasmas werden hierbei andere Mechanismen in Gang gesetzt: Die relativ kleinen Tumorzellen benutzen bei ihrer Bewegung eigenartige Fäden, die sie wie Beinchen auf beide Seiten der Zelle ausbreiten. Diese Bewegung entspricht vollständig den Bemühungen einer Zelle, von der Stelle zu kommen."*

Mit Hilfe von Fotoaufnahmen wurden nicht nur Zellen untersucht, die sich von der Monoschicht am Glas ablösten und ein selbstständiges Leben führten und dabei ihre Tendenz zur Isolation und Ausweitung über große Entfernungen deutlich machten, sondern auch die Zellschicht als ganze. Überraschend war die Rotation des Kerns in der Zelle. Auf den Filmaufnahmen sah man Strukturen, die sich aus der Zelle schlängelten und „Geißeln" genannt wurden. Die Herkunft dieser Strukturen war den Wissenschaftlern zunächst unklar, obwohl deren Ausstrecken und Zurückverschwinden auf Sequenzen von 10 bis 15 Folgebildern zu beobachten war. Die Form und Größe der Geißeln variierten etwas, ihren Anfang nahmen sie im zentralen Bereich der Zelle.

Die Krebsforscher entdeckten außerdem das eigenartige Verhalten von Tumorzellen, in dessen Nährmedium zunächst Plasmol (1:500) und anschließend Benzoeteph (50 n/ml) gespritzt wurde. *„Bereits* *nach 24 Stunden fehlten die Merkmale der Zweiteilung der Zellen vollständig. Die Zellen waren ausgebreitet, ihre Anzahl gesunken, die Mehrheit der Zellen befand sich ständig in Bewegung. Sie bewegen sich zunächst gezielt aufeinander zu, dann aneinander vorbei oder – was am meisten beeindruckte – „krochen" untereinander oder gar unter Zellengruppen durch."* Die Forscher filmten eine große rundlich-ovale Zelle, die sich frei über eine geraume Entfernung fortbewegte. *„Auf ihrem Weg begegnete ihr eine andere Zelle – genau so länglich und beweglich wie sie selbst – die aber plötzlich stehen blieb. Die erste Zelle dehnte ihren Körper noch stärker aus und kroch in den Spalt zwischen der Zelle und der Glasfläche, an die sich diese zweite mit dem vorderen und dem hinteren Körperteil festhielt. Da die obere Zelle gespannt war, könnte man meinen, sie behindere das Durchkriechen der unteren Zelle. Dies wird dadurch bestätigt, dass die zuvor von der ersten Zelle verschlungenen und mitgetragenen Fremdteilchen während des Vorbeikriechens aus der Zelle hinausgepresst werden und bei der oberen bleiben. Charakteristisch ist, dass weiterhin die relativ schnelle Fortbewegung der Zelle nicht durch heftiges Ausstrecken und Ausbreiten des Zytoplasmas begleitet wird. Diese Zelle macht nun quasi „raupenartige" Bewegungen durch Verkürzung des Körpers und das „Übersetzen" (Schwingung) des Vorder- und Hinterteils."*

Bei der Analyse von Mikrofilmaufnahmen, die die Fähigkeit der Zellen demonstrierten, sich über beträchtliche Entfernungen zu bewegen, dabei die Bewegungsrichtung zu ändern, plötzlich stehen zu bleiben, Fremdteile anzugreifen und zu verschlucken, kamen die ukrainischen Wissenschaftler zu dem Schluss, dass diese Zellen an „ein einzelliges Lebewesen" erinnern. Mit Hilfe der Mikroaufnahmen wurde festgestellt, dass das progressive Wachstum der Anzahl von Tumorzellen sowohl mittels Mitose (der gleichmäßigen Zweiteilung) stattfindet als auch mittels Teilung der gigantischen Zellen, bei der gleich mehrere lebens- und sofort fortpflanzungsfähige Elemente entstehen. Den Tumorzellen ist die ausgeprägte Tendenz zur Selbstisolation, zur amöboiden bzw. „raupenähnlichen"

Bewegungsart sowie zur Fortbewegung mittels der „Geißelbeinchen“ eigen.

Die Wissenschaftler untersuchten ferner die Wirkung von Gamma- und Röntgenstrahlen sowie die des radioaktiven Kobalts auf die bösartigen Tumorzellen. Sie fanden heraus, dass am fünften bis achten Tag nach der Anwendung von Röntgenstrahlen mit einer Dosis von 3000 bis 4000 Rad im Bereich des Wachstums eine signifikante Menge von Tumorzellen jeder denkbaren und undenkbaren Form entstand. Diese Zellen waren groß und enthielten je drei bis fünf Kerne mit einer stark veränderten Kernhülle, die zudem mit feinkörnigem Zytoplasma umgeben war. Es wurde ferner eine asymmetrische Teilung rundlicher Zellen beobachtet, auf die Knospung folgte.

Zusammen mit den Krebsforschern aus den 1960er Jahren haben wir Aufnahme für Aufnahme den Film über „merkwürdiges Verhalten und Verwandlungen“ der Tumorzellen „angeschaut“. Wir sahen in dem Film nichts Gespenstisches. Denn wir wissen über die Trichomonaden Bescheid. Und in Kenntnis ihrer Fähigkeit, aus dem Ruhestadium in das amöboide und das begeißelte zu wechseln, sich amöbenartig zu bewegen, mehrkernige Zellen zu bilden und sich durch Teilung in mehrere rundliche Elemente zu vermehren, konnten wir sofort sagen: Die untersuchten „Tumorzellen“ sind nichts anderes als Trichomonaden. Die Wissenschaftler waren nicht weit von der Wahrheit entfernt, als sie in den sich „bewusst“ fortbewegenden Zellen „einzellige Lebewesen“ vermutet haben.

Die Aufnahmen bieten einen dokumentierten Nachweis über die Glaubwürdigkeit der Forschungen in Kiew. Nachdem man sie gesehen hat, wird man kaum glauben, dass so etwas mit menschlichen Zellen passieren kann. Stellen Sie sich doch mal vor, dass unsere unbeweglichen, in Gewebe mittels Interzellulärsubstanz gebundenen Zellen plötzlich unter Einfluss von gewissen Kanzerogenen oder Viren auseinander liefen und sich in das verwandelten, was abgebildet war, nämlich in rundliche, kernähnliche Zellen, mehrkernige amöboide und schließlich begeißelte Formen. Ist so etwas möglich? Natürlich nicht! Außerdem haben meine Forschungen von 1990-1991, als ich aus den gleichen Monoschichten rundlicher Tumorzellen sowohl amöboide als auch begeißelte Zellen erzeugte, die Abstammung der Tumorzellen von den Trichomonaden nachgewiesen. Ferner wurden Versuche auf molekularem und auf genetischem Niveau durchgeführt. Dabei wurde jeweils die Art der DNA bestimmt bzw. nach dem charakterisierten Genom gesucht. Obwohl das zweite dieser Experimente einerseits ebenfalls die Gleichheit der Tumorzellen und der Trichomonaden bestätigt hat, hat sich damit andererseits erwiesen, dass auf geschlechtslose Elemente die genetischen Forschungsmethoden nicht anwendbar sind.

Weder die Tumorzellen noch die Trichomonaden besitzen ein charakterisiertes, d. h. für alle Zellen gemeinsames, Genom – im Gegensatz zu normalen Zellen, deren Genom 23 Chromosomenpaare enthält. Die beweiskräftigste Methode für solche Zellen ist die Aufdeckung von Erbvariationen. Im Falle der Tumorzellen-Trichomonaden bedeutet das zu zeigen, dass sie nicht nur in der wohl bekannten rundlichen Form vorkommen, sondern auch in anderen, erkennbaren, nämlich der amöboiden und der begeißelten. Auch das wurde nachgewiesen.

Doch leider hat all das die leitenden Krebsforscher in Russland, von denen nicht nur unsere Gesundheit, sondern auch unser Leben abhängt, nicht überzeugt. Die Art und Weise, wie die konventionellen Krebsfachärzte handeln, erinnert etwas an die Feuerwehr – sie kommen zur Hilfe, wenn der Organismus bereits ein Parasiteninferno darstellt, d. h. wenn die Trichomonaden alle Organe, Blut- und Lymphbahnen durchdringen. Doch anstatt das „Feuer“ zu löschen, erhalten es die Ärzte. Die oft angewandte steroide Hormontherapie beispielsweise verstärkt die Vermehrung der geschlechtslosen Trichomonaden, da sie Bedarf an Sterolen haben. Bestrahlung (siehe obige Schilderung) sowie Chemotherapie unterdrücken die

Abwehrkräfte des Körpers und begünstigen gleichzeitig die Umwandlung der Trichomonaden in die gigantischen aggressiven mehrkernigen Zellen, die die Tendenz zur Isolation (Metastasenbildung), zur schnellen amöboiden Bewegungen und zur Zytophagie (Vertilgen von Zellen) aufweisen. Eine operative Behandlung löst die Probleme ebenfalls nicht. Wenn der Organismus nach dem Entfernen des Tumors seine Wunden glättet und damit die Aufsicht über die verbliebenen Tumorzellen-Trichomonaden abschwächt, nutzen diese die Zeit und werden aktiver, sodass die durch die Operation entstandenen Verluste wieder kompensiert werden. So kommt es nach Jahren, und im schlimmsten Fall in einigen Monaten, zu einem Krankheitsrückfall.

Überlegt man in aller Ruhe, so wird man feststellen, dass es nichts Besonderes in der Trichomonade gibt. Hier ist sie – direkt vor uns, man muss sie nur sorgfältig anschauen. Genau dazu hat der Mensch seinen Intellekt: um sich rechtzeitig mit der Situation zu befassen und entsprechende Maßnahmen gegen seinen einzelligen Gegner zu ergreifen. Die Trichomonaden werden offensichtlich nicht durch böse Absichten gesteuert. Sie leben einfach in uns unter dem Motto „Ich lebe!“. Deshalb richten sie ihre „Wohnung“ – unseren Organismus – für sich ein, ohne zu bedenken, dass sie mit dem Körper des Wirts auch ihr Heim zerstören. Doch es sei den Trichomonaden verziehen, der Schöpfer gab ihnen keinen Verstand. Uns aber – der Krönung der Schöpfung – ist nicht entschuldbar die Umwelt, in der wir leben, zu zerstören. So wird der Mensch in seinem Wesen zu einer „doppelten Trichomonade“. Einerseits zerstört er seine Umwelt – wie die Trichomonade. Andererseits lässt er sich ungestraft von innen zerstören. Die Folgen solcher Verantwortungslosigkeit liegen bereits auf der Hand: Die Natur stirbt, auch wir verschwinden langsam vom

Antlitz unseres Planeten*, indem wir ausarten oder früh und qualvoll sterben. Und wenn wir nicht schon heute entsprechende Maßnahmen zur Rettung der Schöpfung und gegen die einzelligen Mörder ergreifen, werden wir eben durch sie vernichtet. Andererseits: Vielleicht wird es eine gute Tat sein, denn damit wird die Natur vor ihrem Zerstörer, dem Menschen, befreit?

* Diese Aussage bezieht sich auf die in den 1990er Jahren sinkende Lebenserwartung der Bevölkerung in Russland. – *Anm. d. Red.*

Kapitel 2

Trichomonadenprobleme bei Frauen

Die Tatsache, dass viele Frauen heutzutage nicht schwanger werden können oder problemlos ein Kind austragen und zur Welt bringen können, ist keine Sensation. Solche Situationen sind zu Tragödien in vielen jungen Familien geworden. Die Schuld dafür ist nicht zuletzt bei unserer Medizin zu suchen, die bis heute die wahren Gründe für das Ausarten der Menschen nicht gefunden hat. Das Gleiche lässt sich in Bezug auf das Aussterben der Menschen durch Krebs und Herzinfarkt sagen. Bisher lieferte die Medizin nämlich nur Theorien, die darauf hinausliefen, dass der Mensch selbst an allem schuld ist, weil es ja seine Zellen sind, die sich in tumorbildende verwandeln, oder weil er sich körperlich oder psychisch überanstrengt, wofür er mit Thromben und Herzinfarkten bestraft wird. Diese aus der Luft gegriffenen Behauptungen belassen nicht nur diese für Menschen höchst wichtigen Probleme ungelöst, sondern führen die gesamte Medizinforschung in eine Sackgasse.

Hier muss ich hinzufügen, dass auch mir erst einige Zeit nach der Entdeckung des Krebserregers 1989 das Entsetzliche bewusst wurde: dass die Trichomonade nicht nur für unser Sterben, sondern auch für unser Ausarten verantwortlich ist. Dabei gilt sie noch bis heute lediglich als Erreger der geschlechtlichen Trichomoniasis. Das erklärt, warum die ersten Reaktionen auf meine Entdeckung hauptsächlich Skepsis und Misstrauen, grobe Äußerungen und Gelächter waren. All das waren Gründe dafür, dass ich in den ersten Zeitungsartikeln und öffentlichen Auftritten den Krebserreger als „einzelligen Parasiten“ bezeichnet habe, da ich die Menschen nicht mit dem Wort „Trichomonade“ beleidigen oder schlicht durcheinanderbringen wollte. Denn viele Menschen haben eine vorgefestigte Einstellung zu diesem Parasiten, nach welcher er mal verächtlich, mal mit Ekel angesehen wird. Diese Meinung vertreten auch die meisten Ärzte, die von der Trichomonade nur mal gelegentlich gehört haben dürften, vielleicht in den ersten Semestern ihres Medizinstudiums und da nur von der Unterart „Vaginalis".

Am verächtlichen Verhalten gegenüber der Trichomonade sind die Parasitologen leider selbst schuld. Bei den Untersuchungen an den einzelligen menschlichen Parasiten – den Toxoplasmen als Gehirnparasiten, den Lamblien als Darmparasiten, den Trypanosomen als Blutparasiten sowie den Trichomonaden als Parasiten der Hohlräume und des Gewebes – konnten die Wissenschaftler nicht rechzeitig deren Gefahr für die Gesundheit und das Leben der Menschen einschätzen. Dies betrifft besonders den hinterlistigsten und gnadenlosesten aller Parasiten: die Trichomonade, die ihr böses Werk heimlich, unbemerkt für den Menschen treibt. Und wenn dann die schrecklichen Symptome auftreten, kommt praktisch jede Hilfe zu spät, insbesondere in Anbetracht der heute üblichen abwehrunterdrückenden Methoden der Krebsbehandlung.

Ohne an die geheime Rolle der Trichomonaden in der Ätiologie von Krebs gedacht zu haben, diskutierten die Parasitologen in den 1960er Jahren heftig darüber, ob die Trichomonade nun schädlich, neutral oder gar nützlich für den Menschen ist. Gesiegt hat die letztere Ansicht mit dem Argument, dass die Trichomonaden Bakterien in der Scheide bei Frauen vertilgen können. Wenn aber die Trichomonade keine Gefahr darstellt, warum soll sie dann untersucht werden? Folglich wurden die wissenschaftlichen Arbeiten an den Parasiten allmählich eingestellt. Dies wurde durch die zu jener Zeit stattfindenden grundsätzlichen Veränderungen in der Medizin zusätzlich begünstigt: Die Genetik wurde stärker und kam immer mehr in Mode, es wurde die virogenetische Krebsentstehungstheorie von Zilber entwickelt, mit den ersten eingesetzten Elektronenmikroskopen waren große Hoffnungen verbunden. So wurden die Arbeiten der Parasitologen für abgeschlossen erklärt, die betroffenen Fachärzte zu Virologen bzw. Spezialisten der Elektronenmikroskopie umqualifiziert. Diese Entscheidung war eindeutig übereilt, die Trichomonade blieb in Bezug auf ihre Pathogenität und die Folgen ihrer „Weiterentwicklung“ unterschätzt.

Ausgerechnet meine Befürchtungen, dass medizinische Laien – Menschen, die allen Grund hätten meine Theorie nicht anzunehmen und ihre Krebserkrankung nicht in Verbindung mit der Trichomoniasis zu bringen –, skeptisch reagieren, haben sich (glücklicherweise) nicht bewahrheitet. Diese der Medizin fernen Menschen haben den Zusammenhang deutlicher denn Ärzte gesehen, verstanden und angenommen.

Lassen Sie mich einige Briefe von Patienten vorstellen, die ihre unheilbaren Krankheiten mit der Trichomonade verbinden. Der erste stammt von einer derjenigen Frauen, die sich seinerzeit im In- und Ausland freiwillig dazu bereit erklärten, dass an ihnen, wahrscheinlich gegen eine finanzielle Entschädigung, Versuche durchgeführt werden konnten. Der Autorin des Briefes, damals eine junge und sehr gesunde Frau, wurde als Experiment eine bestimmte Dosis an Trichomonaden injiziert, um sie dann weiter zu beobachten. Zu jener Zeit wurden keine ernsthaften Veränderungen im Organismus festgestellt. Möglicherweise war dies ein Argument für diejenigen, die die Trichomonade für einen harmlosen Saprophyten gehalten haben, also für einen Sanitäter im menschlichen Körper, der Bakterien und Überreste von Zellen in der Vagina vertilgt. Zum Leidwesen der Wissenschaftler, die das Experiment wegen des allgemeinen Abschlusses der Untersuchungen zu diesen Themen nicht bis zu Ende geführt hatten, und der Freiwilligen, die in der Folgezeit ohne medizinische Beobachtung geblieben waren, meldete sich die Trichomonade mehrere Jahre später zurück. Denn im immunen menschlichen Organismus entwickelt sich eine parasitäre Krankheit zwar allmählich und langwierig, aber mit stetiger Steigerung ihrer Bösartigkeit. Nun der Brief.

„Sehr geehrte Tamara Jakowlewna[*]*!*

Am 22.10.94 hörte ich ihren Auftritt im „Radio Russland“. Ich habe verstanden, dass es um die Trichomonade ging und dass Sie an dieser

---

[*] In Russland hat der vollständige Name drei Bestandteile: Vorname, Vatersname und Nachname: Tamara Jakowlewna Lebedewa - *Anm. der Red.*

Krankheit arbeiten. Deshalb fasste ich den Entschluss mich zwecks Beratung an Sie zu wenden. Vor über 40 Jahren ließ ich mir eine Injektion mit Trichomonaden machen, ohne jede Ahnung über ihre Folgen, bis sich eines Tages mein Zahnfleisch entzündete und ich vom Zahnarzt Trichopol verordnet bekam. Seitdem wiederholte ich die Behandlung nach Vorschrift in regelmäßigen Abständen. Aber anscheinend hat mir das Medikament nicht ganz geholfen. Ich bin 72 Jahre alt und hoffe Sie treffen zu können. Doch zuerst möchte ich meine sowohl im Blut als auch im Knochensystem gemachten Beobachtungen im Laufe des Krankheitsprozesses ausführlich schildern. [Dies wollte sie im nächsten Brief tun, den ich leider nicht erhalten habe.] *Jetzt entstehen bei mir an der gesamten Körperoberfläche Flecken und Auswüchse unterschiedlichster Form und Farbe (flache, gewölbte, runde, länglich-ovale, halbrunde, rote, grüne, braune, schwarze). Sie sind ähnlich wie Krusten gewölbt, platzen regelmäßig auf, bröckeln ab und wachsen wieder. Viele von ihnen verursachen starken Juckreiz.*

Kann das die Folge vom Einfluss der Trichomonade sein? Und was kann ich noch außer Trichopol einnehmen?"

Diese Frau, die so aufmerksam die Abläufe an ihrer Haut, im Blut und im Knochensystem beobachtete, hat sich bestimmt nicht nur einmal an verschiedene Ärzte gewandt – an Zahnärzte, an Herzmediziner, an Rheumaspezialisten, an Hautärzte und andere – sie bekam aber keine Hilfe. Nicht geholfen hat auch das trichomonazide Mittel, weil die Behandlung umfassend und langfristig sein muß und nicht nur aus ein paar Standardpackungen Trichopol bestehen darf. Außerdem hat sie wahrscheinlich einen oder mehrere Geschlechtspartner gehabt, die von ihr angesteckt wurden und von denen sie die Infektion ständig zurückbekam. Auf solche Art wurden die Trichomonaden nicht nur gegen die Medikamente resistent, sondern auch höchst pathogen. Selbst wenn es in Wirklichkeit anders gewesen ist als gerade geschildert, ist es unzulässig die Behandlung der chronischen Trichomoniasis, die sich bereits als Vorstadium von Krebs gezeigt hat, mit Trichopol zu beginnen. Dem müssen zwei Behandlungsabschnitte vorangehen: nämlich die Entgiftung des

Körpers sowie die Unterstützung der Abwehrkräfte durch Spurenelemente und Vitamine. Erst danach kann man zur umfassenden Antiinfektionsbehandlung übergehen.

Aus der Ferne eine Diagnose zu stellen und zu beraten, um der Bitte der Patientin gerecht zu werden, ist unzulässig. Doch aufgrund vorhandener Kenntnisse kann man sich weiterführende Gedanken dazu machen. Die beschriebenen bröckelnden Hautwölbungen z. B. sind den weißlich-gelblichen Nekrosen sehr ähnlich, die in Organen von Tieren beobachtet wurden, denen in den Bauchraum Trichomonaden eingesetzt worden waren. Die rot-braune Färbung dieser Auswüchse erklärt sich durch die Pigmentfarbe. Wenn die Trichomonaden noch nicht verdaute phagozytierte Erythrozyten enthalten (denn einige Auswüchse bluten), sind deren Kolonien rot gefärbt. Die braun-schwarze Farbe wiederum hängt von der Menge des verschlungenen Melanins ab, ähnlich wie es in unseren gutartigen Neubildungen, den Muttermalen, ist. Doch was hat die Trichomonaden, die in die Scheide der Frau eingesetzt worden waren, dazu bewogen, nicht nur in den Blutkreislauf, sondern auch in die Knochen und in die Haut einzudringen? Vermutlich enthält der Körper neben den Trichomonaden auch andere, beispielsweise bakterielle Infektionen, die nach Unterdrückung der Einzeller durch das Trichopol aktiviert werden können. Um sich zu retten, flüchteten die Trichomonaden in die Peripherie, also in die Haut. Ferner sieht es danach aus, dass unter den Bakterien auch in die Parasiten gelangte Chlamydien gewesen sind. In diesem Fall sind die Trichomonaden noch aggressiver geworden und verursachten eine Arthritis, indem sie in die Knochengelenke kamen. Um diese Ferndiagnose zu präzisieren und die Natur der Erreger dieser zahlreichen Erkrankungen zu klären, wären Proben notwendig. Erst danach sollte man Empfehlungen zur gezielten umfassenden Behandlung geben. Aber wer würde das auf sich nehmen? Die Medizin von heute hält die menschlichen Blutbahnen für keimfrei, demzufolge suchten die Ärzte nicht nach biologischen Erregern der zahlreichen Erkrankungen ihrer Patientin. Der Zahnarzt war der einzige, der versuchte die Trichomonaden zu unterdrücken, allerdings auch ohne eine eingehende Untersuchung gemacht zu haben. Außerdem passierte das Ganze vor vielen Jahren, als man noch an die Empfehlungen der Parasitologen dachte. Andererseits war die Behandlung formal und eng spezialisiert – die Aufgabe lautete ja, die Parodontitis auszuheilen. Und nachdem die Patientin regelmäßig das Präparat in Dosen eingenommen hatte, die ihr keine Heilung brachten, dafür aber die Trichomonaden medikamentenresistent machten, endete die vorübergehende Besserung bei den Zähnen mit der Ausweitung des Trichomoniasis-Prozesses im Körper der Patientin, darunter mit zahlreichen Tumoren.

Der zweite Brief.

„Es schreibt Ihnen Nina (Behinderte zweiten Grades). Frau Lebedewa, am 21. November 1995 bin ich operiert worden. Diagnose: knotiger Kropf ... Die Histologie bestätigte die Bösartigkeit des Tumors. Jetzt stehe ich unter Beobachtung beim Krebsfacharzt. Meine Großmutter väterlicherseits ist an Leberkrebs gestorben, der Vater ist im Alter von 64 Jahren ebenfalls an Krebs gestorben. Mein Ehemann starb daran, dass ein Thrombus die Herzklappe blockierte. Ich selbst habe drei Kinder – der Kleinste ist acht Jahre alt, der Mittlere hat Polyarthritis, der Älteste hat, seit er sieben ist, Lebercholezystitis. Tamara Jakowlewna, wo und wie kann ich mich behandeln lassen? Laut Ihren Artikeln bedeutet die Entfernung des Herdes von einer Stelle nicht, dass es ihn an einer anderen nicht geben wird, so bösartig wie sich dieses schreckliche Tier fortbewegt. Ich grüße Sie von Herzen, und der Herr segne Sie. Mit Spannung erwarte ich Ihre Antwort. Der heilige Wille des Herrn geschehe über alles."

Wie Sie sehen, sind die „einfachen" Menschen, die nichts mit Medizin zu tun haben, schon „erwacht", weil sie am eigenen Leibe die Ohnmacht der Ärzte erfahren haben. Sie sind bereit ihren Krankheiten ins Auge zu sehen. Und sie glauben nicht mehr an die mythischen Vermutungen der Mediziner über die Fähigkeit ihrer Zellen sich in Tumorzellen zu verwandeln – sie suchen andere Wege zur Lösung ihrer Probleme.

In jeder Zeile klingt Schmerz

Den Krebserreger zu entdecken heißt nicht, mit Leichtigkeit das Krebsproblem zu lösen. Krebs ist das letzte, praktisch nicht mehr heilbare Stadium der Trichomoniasis. Aber auch in ihren früheren Stadien ist es nicht einfach diese Krankheit zu bekämpfen: Ohne gezielte und rechtzeitige Hilfe der Medizin wird ein Mensch, der keine Erfahrung im Kampf mit der Trichomonade besitzt, sein Leiden nicht besiegen können. Welche seelischen und körperlichen Schmerzen die Menschen erleiden, die zu Opfern der Trichomonade geworden sind, erfährt man nicht aus offiziellen Quellen, sondern nur aus Briefen, wie z. B. dem folgenden.

„Ich heiße Galina, bin 37 Jahre alt. Bitte helfen Sie mir. Ich habe viel von Ihnen gehört, und nette Menschen haben mir Ihre Adresse gegeben. Ich leide schon seit vielen Jahren darunter, dass ich Trichomoniasis habe. Einige Jahre plagten mich starke Entzündungen, aber die Ärzte fanden nichts. Es musste eine Niere entfernt werden, jetzt wächst ein Myom. Vor zwei Jahren habe ich in Moskau ein Labor ausfindig gemacht, wo bei mir dieser Einzeller gefunden wurde. Ich begann mich zu kurieren, indem ich fünf Tage lang Metronidazol, gefolgt von Tinidasol (drei Tage lang je vier Tabletten pro Einnahme) eingenommen habe. So machte ich fünf oder sieben Anwendungen, mit Pausen dazwischen. Aber die Untersuchungen ergeben fast keine Änderungen. Aufgrund der letzten Untersuchung sagte der behandelnde Arzt, er könne mir nicht mehr helfen. Wegen der Einnahme solch großer Menge an Präparaten innerhalb von zwei Jahren bekam ich Schmerzen in der Leber und der verbliebenen Niere. Oder ist vielleicht dieser Einzeller auf diese Organe „übergesprungen“? Das ist die Kurzfassung meiner Krankheitsgeschichte. Sie sind meine letzte Hoffnung. Ich bitte Sie nochmals, sehr geehrte Tamara Jakowlewna, helfen Sie mir. Ich glaube sehr an Sie und erwarte Ihre Antwort.“

Die Frau bekam eine Antwort. Aber wie könnte man dieser Patientin helfen? Ich behandle nicht, habe auch kein Recht dazu. Die offizielle Medizin findet „nichts“ bei solchen Kranken, wofür die Betroffenen mit langjährigen Leiden und Verlust von Organen bezahlen müssen. Dafür lernte man in einem „privaten Labor" die Trichomonaden zu diagnostizieren und versucht allein mit Trichopol eine Krebskranke mit fehlender Niere und wachsendem Myom zu behandeln, obwohl man es nicht gelernt hat. Der behandelnde Arzt dieser Patientin kennt wahrscheinlich nur die eine Binsenweisheit: Gegen die Trichomonaden gibt es Medikamente (Trichopol, Metronidazol, Tinidasol). Er lässt aber das Missverhältnis zwischen einigen Tabletten und Myriaden von Trichomonaden außer Acht – im Falle, dass die Trichomoniasis die chronische Form (Krebs) angenommen hat – und weiß nicht, dass die Parasiten auch beim Absterben Toxine absondern, durch die die Körperzellen zerstört werden. Außerdem wird nach dem Absterben die andere, die bakterielle bzw. Virusinfektion stark, die auch vor der Behandlung die Patientin mit starken Entzündungen plagte und bisher nur „mitgelaufen" war. Die Natur dieser Mikroorganismen wurde nicht bestimmt, demzufolge wurden sie nicht bekämpft. Für die Fehler von offiziellen und „nichtoffiziellen" Ärzten büßen nun die völlig unschuldigen und ihren behandelnden Ärzten vertrauenden Patienten.

Der vierte Brief.

„Sie können sich nicht vorstellen, wie lange und wie hartnäckig ich mit meinem Leiden kämpfe, aber alles ist ergebnislos. Ich habe das Gefühl, dass ich zusehends eingehe. Ich bin 68 Jahre alt. Die Ärzte sagen, das Alter sei gekommen. Ich bekam die zweite Gruppe der Invalidität. Meine letzte Behandlung beinhaltete Arsonvalisisation auf das Hüft- und das Schultergelenk. Aber nichts hat geholfen. Ich habe Schmerzen im gesamten Körper. Mal in den Gefäßen, mal in den Gelenken. Den Juckreiz hält man für allergisch, die Sehkraft lässt stark nach, aber ich sehe kleine Ketten, Kolonien und Plättchen, die wie Moskitos vor meinen Augen fliegen. Symptome von Sklerose.*

Man kann sie nicht behandeln, im Kopf dröhnt es, das Hörvermögen ist schlecht. In den Gelenken bohren die Schmerzen manchmal richtig und

* Eine Art von physikalischer Therapie, und zwar die Hochfrequenzstrombehandlung mit Hilfe von Glaselektroden - *Anm. d. Red.*

gehen in Muskelschmerzen über. Abreibungen helfen nicht. Schmerzstillende Mittel helfen nicht. Nach zwei Injektionen von Diclofen habe ich fast den Löffel abgegeben – Schmerzen im Magen-Darm-Kanal als Reaktion auf das Medikament, der Magen ist geschwollen. Sie sagten im Radio, dass die Krankheit durch Trichomonaden verursacht wird, und die habe ich mal gehabt. Von der Krankheit wird nicht nur die Wirbelsäule erfasst, sondern auch Beine und Arme. Blaue Gefäße scheinen durch, die sich mal aufblasen, mal zusammenfallen. Die Extremitäten zieht es zusammen, sie werden taub.

Ich bitte Sie irgendetwas zu tun, was meinen Zustand erleichtert. Das Leben macht mir keine Freude mehr. Ich bin im Voraus dankbar. Werde alles tun, was von mir abhängt. Auf Wiedersehen. Herzliche Grüße an Sie.“

Der fünfte Brief.

“Habe den Artikel von Michail Dmitruk in der Zeitung „Ewiges Leben“ über Sie gelesen. Nach dem Lesen war ich buchstäblich erschüttert – als ob das meine Geschichte war. Alle meine Krankheiten, ihre Ursache, Entwicklung und das Finale, das traurig und schrecklich ist. Jetzt bin ich mit meinen Leiden allein geblieben – Atherosklerose, rheumatische Arthrose, zerebrale Arachnoiditis mit ständigen Kopfschmerzen und eine alte Parodontose. Die Zähne sind im schlechten Zustand. Alles geschah, wie Sie es geschildert haben: Taschen, Granulome, Operation. Auf den gebliebenen Zähnen halten sich kaum die Brücken. Mein ganzes Leben bekomme ich Zahnprothesen, und jedes Mal winkt man ab, wie es nur geht, oder sie lassen sich Arbeit bezahlen, die in einem, höchstens zwei Jahren neu gemacht werden muss. Und jedes Mal auf meine Kosten, sonst will man mit mir gar nicht reden.

Jetzt sind auch noch starke Schmerzen in der Leber und in der Bauchspeicheldrüse hinzugekommen. Ich weiß nicht mehr, wie ich aus diesem Zustand herauskommen kann.

Ich selbst habe längst verstanden, dass dies die Folge einer ständig anwesenden Infektion ist, aber die Ärzte sind da nicht ansprechbar. Jeder von ihnen sieht nur das Seine und behandelt nach dem Lehrbuch. Ihr Artikel hat nur bestätigt, was ich schon vermutet habe. Umso mehr als dass ich vor Jahren eine Trichomonaskolpitis ertragen musste.

Tamara Jakowlewna, mein Leben ist nicht zu beneiden. Mein Mann scheint sich schuldig zu fühlen, versucht mir in nichts zu widersprechen, kann aber auch nicht helfen. Mit allen meinen Problemen komme ich, so lange es geht, alleine zurecht.

Seit über zehn Jahren bin ich aus gesundheitlichen Gründen nicht mehr berufstätig. Offizielle Invalidität habe ich nicht (keine Lust, etwas zu beweisen), warte auf die Rente, wenn ich es so weit schaffe. Zum Leben habe ich immer weniger Lust, und das Einkommen meines Mannes geht überwiegend für die Arzneimittel drauf (mir stehen keine Vergünstigungen zu). Ihrem Rat folgend wandte ich mich an bekannte Ärzte, doch die lehnten eine Behandlung ab oder empfahlen, auch noch zum Psychiater zu gehen.

Tamara Jakowlewna, wenn es irgendeine Möglichkeit gibt mir zu helfen, werde ich warten. Jetzt habe ich eine Hoffnung, dass sich in meinem Leben endlich etwas verändern kann. Mit Hochachtung M."

Was kann den Worten dieser armen Frau hinzugefügt werden? Es ist alles gesagt. Und wird es wohl einen leitenden Fachmann der Medizin geben, der beim Lesen dieser Zeilen gleichgültig gegenüber den Schicksalen von Frauen bleiben wird, an deren Stelle auch seine Mutter, Schwester oder Ehefrau stehen könnte? Hoffentlich nicht! Dann helfen Sie ihnen! Der Beschreibung ihrer Krankheiten nach ist es nicht allein bei den Trichomonaden geblieben: bei Gelenkerkrankungen sollte man nach Chlamydien und anderen Infektionen suchen. Und erst danach sollte man die Behandlung in Angriff nehmen, langfristig und beharrlich.

Ich will nicht an Krebs sterben!

Vor mir liegen zwei weitere Briefe von Menschen, deren Schicksale sich mit der Trichomonade kreuzten. Die eine Autorin ist 50, die andere erst 18 Jahre alt. Doch sie kennen ihren biologischen Gegner schon und sind bereit zu kämpfen. Sie warten voller Hoffnung auf die Hilfe solcher Ärzte, die sie beraten könnten und eine rettende Empfehlung geben.

Der sechste Brief.

„Nach Ihrem Auftritt im Radio hatte ich das starke Bedürfnis, sofort an Sie zu schreiben, so sehr betrifft es mich, meine Empfindungen und das, was mit meinem Leben verbunden ist. Vielleicht wird meine Erzählung Ihnen irgendwie nutzen, denn ich nehme Ihre Entdeckung mit Verständnis an.

In meinem privaten Leben passierte Folgendes. Im Dezember 1982 wandte ich mich mit Schmerzen im Unterleib an eine Klinik. Die Ärzte hatten den Verdacht auf Blinddarmentzündung, schickten mich aber zum Gynäkologen. Ich hatte Glück: die Ärztin war erfahren und aufmerksam, stellte die Diagnose „Trichomoniasis", fügte aber hinzu, die Trichomonaden seien irgendwie besonders, sodass sie diese nicht gleich erkannt hätte.

Die Ursache für die Erkrankung lag bei meinem Mann. Ich hielt ihn damals für treu, sodass es für mich eine doppelte Tragödie wurde. Die Behandlung war scheinbar einfach – nach ein paar Tabletten von Trichopol ist alles in Ordnung. Aber das Leben ist komplizierter.

Wir haben uns scheiden lassen, für meinen Mann war die Infektion eine Kleinigkeit. Etwa zwei Jahre nach der Scheidung entwickelte sich bei mir ein Gebärmutterfibrom. In etwa sieben bis acht Jahren erreichte es die Ausmaße eines sieben bis acht Wochen alten Fötusses. Ich halte es für eine Folge jener Geschichte.

Oh, wieviele die sexuelle Treue und Zurückhaltung mit Ironie ansehen und die Eifersucht als Äußerung gestörter Psyche betrachten und nicht als Bedürfnis, die eigene Gesundheit und die seiner Familie und der Nachkommen zu bewahren. Sicher bleiben die Taten der Vorfahren nicht ohne Folgen, aber es ist sehr wichtig, dass jeder von uns sich für die nachfolgenden Generationen verantwortlich fühlt – mindestens für seine Kinder und Enkel.

Jetzt bemühe ich mich mehr Knoblauch zu essen, nehme Ringelblumenpräparate ein, bin in einer gesonderten Patientenliste erfasst, mache Vorsorge. Die medikamentöse Behandlung: Methylandrostendiol habe ich drei Zyklen lang eingenommen, jetzt werde ich nur noch regelmäßig untersucht. Bezüglich der Trichomoniasis ist bei mir alles sauber, aber eine gewisse Unruhe im Unterbewusstsein ist da.

Tamara Jakowlewna, wenn Sie Empfehlungen oder eine Behandlungsmethode haben, würde ich ihre brave Patientin sein. Und wenn es nötig ist – ich denke, das ist es sehr – würde ich den Leuten über Ihre Entdeckung bei jeder Gelegenheit predigen.

P.S. Ich werde 51, habe einen Sohn, Schwiegertochter, eine kleine Enkelin und eine 86 Jahre alte Mutter. Alles Gute Ihnen!

P.P.S. Ja, die Ärzte meinten, dass die beste Behandlung für ein Fibrom ein Liebhaber ist. Ich hörte Ihnen zu, aber ...“ Aus Jekaterinburg.

Na, wie finden Sie es? Einer Krebskranken empfehlen die Ärzte eine Behandlung mittels ... Ansteckung anderer! Seit Jahren beweise ich es mit meinen Experimenten, Forschungen an Tieren und Untersuchungen von menschlichen Blutproben: Der Krebs ist ansteckend, weil er eine parasitäre Erkrankung ist, mit der Trichomonade als Erreger. Aber die Wissenschaftler wollen es nicht anerkennen. Mehr noch, sie haben nicht den Wunsch, Kontrollexperimente durchzuführen, für die ich damals angeboten habe alles bereitzustellen: die Idee, die Forschungsmethoden und sogar finanzielle Unterstützung durch Sponsoren.

Während die Krebstheoretiker mir die Durchführung von Forschungen verwehren, ist das Trichopol für die Krebspraktiker zum Medikament Nr. 1 bei allen Behandlungsformen geworden. Doch wegen der Uneinigkeit selbst in der Krebsforschung gilt es für die Radiologen als Sensibilisierungsmittel, für die Chemotherapeuten als Immunstimulator, für die Chirurgen als antianaerobes Präparat. Nun, wie man es auch nennen mag, Trichopol bleibt in erster Linie ein trichomonazider Wirkstoff. Dabei ist es gefährlich ihn ohne genaue Kenntnis seiner Wirkungsweise Krebspatienten zu empfehlen, die bereits durch die Krankheit und die vorangegangenen Behandlungsmethoden geschwächt sind. Die Wissenschaftler haben die parasitäre Natur von Krebs noch nicht anerkannt und konnten noch keine entsprechenden Behandlungsmethoden erarbeiten, wenngleich die Ärzte bereits das Medikament an Patienten ausprobieren. Ob sie bei diesem übereilten Handeln nicht Ergebnisse bekommen, die völlig anders als erwartet ausfallen?! Es ist ein offenes Geheimnis, dass die Erfolgsquote bei der Krebsbehandlung unter 33 % liegt. Viele sterben an Rückfällen der Krankheit kurz nach Ablauf der Fünfjahresfrist ab Behandlungsbeginn. Und wenn man die bei falschem Einsatz sich möglicherweise entwickelnde Medikamentenresistenz der Tumorzellen-Trichomonaden hinzurechnet, so werden die Ergebnisse noch schlimmer. Wir vergewisserten uns am Beispiel eines Briefes, wo nach der Entfernung der Niere und dem Rückfall – dem Myom – versucht wurde die Trichomonade zu bekämpfen. Doch die Folge war eine Verschlechterung bei der Leber und bei der zweiten Niere.

Welche Konsequenzen hat das? Ich würde sagen – globale. Bilden wir auf die Medizin die Idee des „Marxismus-Leninismus" ab, so ergibt sich: Die Krebsforschung kann noch nicht auf die neue Art regieren, einige Ärzte und viele Patienten sehen aber schon die Unsinnigkeit und Schädlichkeit der Behandlung auf die alte Art. Deshalb wurde das Trichopol, das „irgendwie" die Erfolgsquote bei der Krebsbehandlung verbesserte, auch eingesetzt. Aber was aus der Mischung von beispielsweise abwehrsenkender Chemotherapie und „immunstimulierendem" Trichopol wird, erfahren die Patienten der Moskauer Kliniken erst nach einer Zeit, die für jeden gewissermaßen bemessen ist. Es bleibt zu hoffen, dass die „unwissenschaftlichen" Methoden der Behandlung mit Trichopol zum Überleben von Krebskranken beitragen, ihre Genesungschancen erhöhen und die Diskriminierung der Trichomonaden-Theorie von Krebs beenden werden, vor der sich die Krebsforscher nicht erst seit einem Jahr drücken. Und nicht nur sie.

Der siebte und zu diesem Thema letzte Brief.

„Ich grüße Sie!

Nachdem ich von ihrer Entdeckung gehört habe, entschloss ich mich, Ihnen zu schreiben und nach einem Rat zu fragen. Ich bin 18 Jahre alt und habe vor ein paar Monaten erfahren Trichomoniasis zu haben. Wie ich mich angesteckt habe, weiß ich nicht, denn ich hatte keine Geschlechtskontakte. Die Behandlung dauerte etwa zwei Wochen. Ich nahm Tinidasol und Nystatin ein. Mir wurde mitgeteilt, ich sei gesund. Doch nach Ihrem Bericht über Trichomonaden bekam ich Zweifel. Sie haben nämlich gesagt, die seien unsterblich.

Ich flehe Sie an, helfen Sie mir!

Ich will nicht an Krebs sterben!

Ich will gesunde Kinder haben!

Bitte, helfen Sie mir mit einem Rat, irgendwelchen Empfehlungen zur Vorsorge. Ist es möglich und wenn ja, dann wo, das Blut auf Infektionen untersuchen zu lassen? Gibt es irgendwelche effektiven Arzneimittel? Und kann man sich irgendwo von einem Arzt zu diesem Thema beraten lassen? Ich flehe Sie an, helfen Sie mir! Ich danke im Voraus, S.« Aus Moskau.

Selbstverständlich beantwortete ich diesen Brief – wie 150 andere auch. Doch da das Problem der Jugendlichen sehr zeitgemäß ist, habe ich mich entschlossen, die Antwort zu wiederholen, diesmal öffentlich. Die sexuelle Revolution findet in Russland heute statt, Ende des 20. Jahrhunderts, und deren Früchte werden die heute 14- bis 16-Jährigen recht bald ernten, wenn sie sich endlich ausgetobt haben und eigene Familien werden gründen wollen. Die Amerikaner erlebten diesen Boom viel früher und bezahlen jetzt für ihren Übermaß und Durcheinander im Sex mit vorzeitiger Impotenz, Unfruchtbarkeit bei Männern und Frauen, mit Aids. Nicht umsonst kommen sie aus dem Wohlstand nach Russland und nehmen sogar körperlich oder psychisch behinderte Kinder in Pflege.

Nach dem Inhalt des letzten Briefs ist dessen Autorin eine junge Frau, die keine Kontakte zu männlichen Trichomonaden-Trägern hatte. Woher sind sie dann gekommen? Diese Frage haben die Parasitologen bereits vor 40 Jahren beantwortet, indem sie nachgewiesen haben, dass eine primäre Ansteckung mit Trichomonaden noch im Bauch der infizierten Schwangeren stattfinden kann. Das Ungeborene kann die Trichomonaden mit dem Fruchtwasser in der zweiten Schwangerschaftshälfte schlucken. Die Parasiten können auch selbstständig in die Hohlräume der Frucht gelangen – am zweiten Lebenstag wurden im Enddarm der Neugeborenen große Mengen von Trichomonaden gefunden. Massenuntersuchungen auf die Trichomonade in den 1960er Jahren zeigten schon damals eine hohe Durchseuchungsrate nicht nur bei Männern und Frauen, sondern auch bei Mädchen. Im Geschlechtsbereich von neugeborenen Mädchen fand man ebenfalls Anhäufungen von einzelligen Parasiten.

Nehmen wir an, die Briefautorin infizierte sich im Mutterleib. Dann dauerte der Trichomoniasisprozess bei ihr 18 Jahre lang, wonach ihr ein paar Packungen Tinidasol verordnet wurden – und fertig. Das ist eine unzulässige Täuschung. Sicher ist ein Teil der Trichomonaden gestorben. Die restlichen aber haben sich vor dem Medikament im Gewebe verborgen und warten dort auf bessere Zeiten. Hinzu kommt, dass mehrere begeißelte und amöboide Formen in das zystoide Stadium wechselten und dadurch unkenntlich geworden sind. Solche Trichomonaden können heutige Ärzte nicht diagnostizieren. Und da keine Parasiten gefunden wurden, sagte man der jungen Frau, dass sie gesund sei. Selbst wenn die Trichomonaden später in den Körper gekommen sind – durch gemeinsames Geschirr etwa oder durch Küssen, dann haben sie es mittlerweile bis zu den Geschlechtsorganen geschafft und es gibt bereits im gesamten Körper ihre Kolonien. Hat denn jemand ihr Blut auf Trichomonaden und andere Infektionen vor und nach der Behandlung getestet? Natürlich nicht, sonst würde sie nicht danach fragen. Aber gerade der Zustand der Blutzellen und die Abwesenheit von Trichomonaden ist ein sicheres Zeichen für die vollständige Ausheilung einer beliebigen Form der Trichomoniasis.

Welche weiteren Gefahren birgt die durchgeführte Behandlung? S. wurde mit Tinidasol, dem Mittel gegen die Trichomonaden, und mit Nystatin gegen Pilze behandelt. Nachdem diese Medikamente einen Teil der Trichomonaden und Pilze im Körper der Patientin unterdrückt haben, ist es möglich, dass sie das Gleichgewicht der anderen Infektionen im Organismus störten und so eine Entwicklung einer dritten Infektion begünstigten (etwa eine durch Staphylokokken oder Streptokokken verursachte, Herpes oder andere). Die wahren Ergebnisse der Behandlung erfährt S. erst nach einigen Monaten oder Jahren. Aber Gott bewahre, dass dies in ihre Schwangerschaftszeit fällt, wenn das Kind die Parasiten als Erbe mitnimmt!

Was die Empfehlungen betrifft, so werden sie in den Kapiteln über die Gynäkologinnen Melnikowa aus Voronesh und Samojlowa aus Kolomna behandelt, die die Trichomoniasis, eine sehr gefährliche Frauenkrankheit, richtig behandeln können. Außerdem ist uns bekannt, dass die Trichomonade unsterblich sein dürfte – im Gegensatz zu unseren Zellen zerlegt sie sich beim Absterben nicht in für den Körper verwertbare Aminosäuren, sondern zerfällt in zahlreiche kleine Teilchen. Diese kleinen, aber lebendigen und gefährlichen Trichomonadchen können eine weitere Methode des Überlebens von Parasiten in unserem Körper sein. Also steht uns ein harter Kampf mit ihnen bevor.

Kapitel 3

Impotenz und Zeugungsunfähigkeit bei jungen Männern

Die offizielle Version

„Impotenz" ist das lateinische Wort für Schwäche, Machtlosigkeit. Medizinisch gesehen ist Impotenz ein Zustand, bei dem der Mann nicht in der Lage ist den Geschlechtsakt auszuführen. In früheren Stadien der Entwicklung der Geschlechtspathologie verstand man unter Impotenz einen breiten Komplex von Störungen – von Unfruchtbarkeit bis zu unterschiedlichen Formen von sexuellen Unstimmigkeiten. Nach einer Analyse von Gründen für die Impotenz ist es sinnvoll von einem Ursachenkomplex zu sprechen, weil einzelne somatobiologische und persönliche Faktoren sowie Einflüsse aus dem engen sozialen Umfeld nicht für sich allein den normalen Ablauf von sexuellen Bedürfnissen stören und so zur primären Ursache der Impotenz werden können.

Aus den unterschiedlichen Unterteilungen von Impotenzursachen hat die weiteste Anerkennung in der nationalen Sexualmedizin die Klassifikation erfahren, die auf der 1956 erarbeiteten Theorie der funktionalen Systeme von P. K. Anochin basiert. Sie spiegelt den umfassenden Charakter von Potenzstörungen wider, der die Störungen des urogenitalen Apparats, des endokrinen Systems sowie der elementaren Innervationsmechanismen und die höheren Steuerungsmechanismen des Gehirns in sich vereinigt.

Die von Sexualmedizinern durchgeführte klinisch-statistische Untersuchung zeigte folgende Verteilung der Hauptarten von Störungen: Die Männer der ersten Gruppe, die 12,9 % ausmachte, litten an Pseudoimpotenz. In der zweiten Gruppe (27,9 %) beobachtete man neurohumorale Störungen. Die dritte Gruppe (36,9 %) litt an psychischen Störungen. Die Patienten der vierten Gruppe (1 %) hatten Erektionsstörungen. Und schließlich hatten die aus der fünften Gruppe (21,3 %) Ejakulationsstörungen. Jede dieser Gruppen vereinigt in sich konkrete klinische Formen.

Ohne uns in die rein medizinische Terminologie zu begeben, versuchen wir zu klären, welche Ursache nach Meinung der Ärzte jede einzelne dieser Arten von Störungen bewirkt.

Es gilt, dass der Grund für die Pseudoimpotenz des Patienten in seiner fehlerhaften Einschätzung der eigenen sexualen Möglichkeiten liegt. Dazu kommt es durch zu hohe Anforderungen an sich selber. Ältere Männer klagen z. B. oft über den Verlust der Fähigkeit mehrmals täglich den Geschlechtsakt durchzuführen. Andere vermuten bei sich unwirkliche Mängel und versuchen erst gar nicht Geschlechtsverkehr zu haben, weil sie meinen ein unterentwickeltes Geschlechtsteil zu haben. Häufig kann der Grund für die Impotenz im falschen Verhalten der Partner liegen, in Unstimmigkeiten unter ihnen wegen eines verspätet oder gar nicht stattfindenden Orgasmus bei der Frau. Und dies wiederum passiert wegen des zu kurzen Zärtlichkeitsaustauschs und der Unterbewertung der Rolle, welche die „Melodie der Worte“ für die Frau spielt.

Ein breites Spektrum von Verstimmungen, angefangen von Schäden in den tiefen Strukturen des Gehirns und bis hin zu Schäden im endokrinen System, bildet die vielfältige Ursache für neurohumorale Störungen.

Zu den psychischen Verstimmungen, die zu Impotenz führen können, zählt man Psychophatien, endogene Psychosen, Oligophrenie. Im Rahmen der allgemeinen Neurose sind die sexualen Störungen durch Faktoren bedingt, die nicht direkt im Zusammenhang mit dem sexualen Bereich stehen – wie Schlafmangel, Übermüdung, Konflikte im Beruf und ähnliche. Außerdem gehen ihnen neurotische Symptome voraus: Reizbarkeit, leichte Erschöpfung, Konzentrationsschwierigkeiten, Kopfschmerzen, Schlafstörungen usw.

Zu den Ursachen für Erektionsstörungen gehören solche Krankheiten wie Myelitis, Multiple Sklerose, Geschwülste, Verletzungen des Rückenmarks sowie eine Verletzung am Geschlechtsorgan. Und Ejakulationsstörungen können durch eine primäre urologische Erkrankung und Schäden der höheren Cortexregionen bedingt sein, die für die Steuerung der Funktionen der Harnblase und der Geschlechtsfunktionen verantwortlich sind.

Unter den äußeren Funktionen der sexuellen Aktivität bei Männern, deren Störung zu Impotenz führen kann, sind am häufigsten die Erektion, die Ejakulation und die Lust betroffen. Als frühestes Symptom der Impotenz kommen meistens Ejakulationsstörungen zum Vorschein. Sie können in quantitative, qualitative und atonische aufgeteilt werden.

Die quantitativen Veränderungen äußern sich wie folgt:

- Die Ejakulation findet vor dem Orgasmus der Frau statt, dabei vergeht mindestens eine Minute, bis der Mann 20 bis 25 Friktionen macht.
- Die absolute Beschleunigung der Ejakulation, d. h. der kopulative Zyklus des Mannes beträgt weniger als 20 Friktionen.
- Die Ejakulation erfolgt vor dem Einführen des Glieds in die Scheide.
- Die verzögerte Ejakulation, d. h. der Geschlechtsakt hat einen ermüdenden Charakter, der Samenerguss findet möglicherweise gar nicht statt.

Qualitative Veränderungen beim Samenerguss sind Pollutien am Tage, d. h. die Ejakulation findet beim normalen Zustand des Bewusstseins und außerhalb der Bedingungen eines Geschlechtsakts statt. Sie werden in adäquate und nicht adäquate unterteilt. Die ersten sind dem Reiz, aber nicht der Zeit und dem Ort adäquat. Beispielhaft hierfür ist eine Ejakulation im Friseursalon, während die Friseuse sich gerade mit den Haaren des Patienten beschäftigt, bei der Betrachtung des reizvollen Gangs einer Frau oder gar beim Händeschütteln. Eine nicht adäquate Ejakulation ist bei Erschütterungen in Verkehrsmitteln möglich, jedoch sind die Reize hierfür eher psychischer Natur – es sind positive Reize, wie Lachen während der Aufführung einer komischen Szene, oder negative, wie Wut,

Angst oder Resignation beim Ansehen eines abfahrenden Zuges. Bei atonischen Formen des Samenergusses findet keine aktive Ejakulation statt, sondern ein passiver Erguss der Samenflüssigkeit – überwiegend beim Pressen während der Darmentleerung.

Im Prozess der Impotenzentwicklung tritt die Ejakulationsstörung als erste Äußerung einer sexuellen Unstimmigkeit auf. Mit der Zeit verstärkt sich diese Unstimmigkeit und wird durch andere erschwert.

Die Behandlung der Impotenz muss das gesamte Krankheitsbild berücksichtigen. Dabei ist es notwendig nicht nur auf das primäre Syndrom zu wirken, sondern auch auf die nebenläufigen. Die Behandlung setzt sich aus mehreren Abschnitten zusammen. Zum Beispiel wird im Falle der Pseudoimpotenz die Disharmonie, bedingt durch geringen Zärtlichkeitsaustausch, mittels entsprechender Anleitungen beseitigt. Sollte dies nicht helfen, besteht der Anlass eine urogenitale Störung zu vermuten, z. B. eine Stauungsprostatitis. In diesen Fällen ist eine urologische Behandlung mit Prostatamassage als Hauptbestandteil notwendig. Wenn die Massage ebenfalls nicht hilft, wird eine entsprechende medikamentöse Behandlung durchgeführt. Doch leider bringt auch sie häufig nicht den erwarteten Erfolg.

In solchen Fällen sollte man vermuten, dass dank der breiten Nervenbahnverbindungen der Prostata zu den segmentären Mechanismen jene Reizungen, die durch geringste mechanische Schäden, Entzündungs- und Gefäßveränderungen in der Prostata und den benachbarten Organen hervorgerufen werden, diejenigen Gehirnzentren beeinträchtigen können, die an der Steuerung der Geschlechtsfunktionen beteiligt sind. Mit anderen Worten, es findet eine Ausprägung der Störungen von Geschlechtsfunktionen im zentralen Nervensystem statt. In diesem Fall führt die Liquidation des Herdes an der Peripherie nicht mehr zum Wegfall der pathologischen Symptome der Impotenz.

Zur Liquidierung dieser sekundären Veränderungen rein nervlicher Natur sind Chlorethylblockaden notwendig. Bei sexuellen Störungen, die überwiegend auf psychischen Schäden beruhen, ist die wichtigste Behandlungsform die Psychotherapie, während Medikamente zu den sekundären Mitteln gehören. Ein Verzug in der Anwendung der Chloräthylblockaden beim Lobulus-paracentralis-Syndrom* beispielsweise kann die Entwicklung rein psychogener Störungen beim Patienten begünstigen. Am häufigsten kommt dies in Form einer Erwartungsneurose vor, bedingt durch die systematische psychosexuelle Verletzung seitens der Frau. In diesem Fall besteht die Behandlung aus drei Abschnitten. Der erste Abschnitt beinhaltet die Sanierung der Vorsteherdrüse mittels lokaler urologischer Manipulationen, Anwendung antibakterieller Präparate und bei Bedarf von Präparaten, die die lokale Reaktion beeinflussen, ferner physiotherapeutische Maßnahmen (Schlammbäder u. ä.). Den zweiten Abschnitt bilden die Chloräthylblockaden. Der dritte ist die Psychotherapie, darunter Hypnose und autogenes Training.

Operative Behandlungsmethoden sind anwendbar, wenn die Erektion infolge einer Verletzung oder Erkrankung des Geschlechtsteils, dessen Deformation oder Verkrümmung ausbleibt. N. A. Bogoras ist 1936 eine Implantation einer Stützprothese in das Glied gelungen. Zunächst wurde die Prothese aus einem „Autoknochen" gefertigt, dann aus „Autoknorpeln". Später wurden jedoch Nachteile bei Prothesen aus Knorpeln festgestellt: Sie können sich verformen, umbiegen oder gar auflösen. Aus diesem Grund wurden für die Stützprothesen neutrale, synthetische Stoffe benutzt.

Die Trichomonadentortur

Es kann von Nutzen für die Allgemeinbildung und vielleicht nicht uninteressant sein, eine Geschichte über Impotenz und andere menschliche Probleme mitzubekommen. Ein Mensch reagiert aber völlig anders, wenn er selbst zum Opfer dieser Impotenz geworden ist. Wie ergeht es ihm in unserer Zeit, wenn die Medizin nicht einmal in der Lage ist eine richtige Diagnose zu stellen, geschweige denn zu

---

* Angeborene Störung der kortikalen Zentren, bei der sich die Großhirnrindenareale, die für die Ejakulation zuständig sind, im Zustand erhöhter Erregung befinden - *Anm. d. Red.*

helfen? Das ist gut anhand eines Briefs von P. aus Udmurtien zu sehen. Diese Beichte ist voller Bestürzung wegen des eigenen kaputten Schicksals und Befürchtungen wegen der Zukunft der Kinder. Der Briefverfasser P. ist absolut offen. Sein Wunsch ist es, die junge Generation zu warnen. Die jungen Leute können nämlich nicht früh genug „erwachsen" werden und sind sich nicht darüber im Klaren, dass das Leben dann in 20 Jahren, wenn es normalerweise den Höhepunkt erreicht, bereits zu Ende sein wird. Den Verfasser kennen wir aus meinem ersten Buch, und nun lassen Sie uns seinen Brief lesen.

„Meine lange Trichomonadengeschichte fing 1975 an. Ich war 15 Jahre alt. Ich hatte lediglich meine Hose für den Sportunterricht vergessen, und ein Mitschüler hatte mir seine angeboten, die sich als gebraucht erwies. Nach zwei bis drei Wochen bemerkte ich, dass ich keine unwillkürliche Erektion mehr bekam, die Pollutionen blieben aus (bis dahin hatte ich sie nur drei- oder viermal), ein Juckreiz an der Peniseichel trat auf.

Im Sommer stellte ich fest, dass mit meinem Geschlechtsteil etwas nicht in Ordnung war (erst elf Jahre später habe ich erfahren, dass diese Krankheit Trichomonadenbalanoposthitis heißt). Den Eltern sagte ich natürlich nichts. Den Schmutz wusch ich in der Badewanne ab. Nach einem Jahr stellte ich Haarausfall am Schamhügel fest, außerdem bildeten sich weiße Punkte an der Übergangsstelle zwischen Vorhaut und Eichel, unter der Schleimhaut. 1976 habe ich ein Studium in Swerdlowsk aufgenommen, wohnte im Wohnheim. Wir benutzten gemeinsames Geschirr. Ich hörte, wie meine Zimmergenossen über Abweichungen in den Geschlechtsfunktionen sprachen. Bei Abgabe einer Harnprobe 1980 sind mir große Flocken in der Flüssigkeit aufgefallen. Ich wandte mich an die Abteilung für Haut- und Geschlechtskrankheiten. Doch als die Ärztin erfuhr, dass ich noch keine Geschlechtskontakte gehabt hätte, schickte sie mich nach Hause.

Ich wiederholte meinen Besuch 1981, aber der Arzt täuschte eine Probeabnahme nur vor – mit der gleichen Begründung. Er stieß einfach mit der Peniseichel auf das Laborglas. Bis 1983 sind die Symptome der Balanoposthitis verschwunden. Es entstanden Schmerzen unter dem Steißbein – die Prostatitis. Im gleichen Jahr wurden endlich richtige Proben entnommen. Doch die Ergebnisse waren „sauber".

Im Jahre 1984 verlor ich die Jungfräulichkeit. Im Herbst wurde die Prostatitis akut. Die Untersuchungen ergaben wieder nichts. Der Arzt sagte mir: „Prostatitis ist keine Folge von Geschlechtskrankheiten". Meine Krankheitsgeschichte interessierte ihn nicht, einen Reiztest mit Gonokokken vor der Untersuchung machte er auch nicht.

1985 heiratete ich. Mein Zustand verschlechterte sich. Ich kämpfte mit Hilfe von Warmbädern. Im frühen Stadium einer Prostatitis hat es eine positive Wirkung. 1986 und 1990 bekamen wir Kinder. Im Alter von zwei Jahren kamen die Kinder nackt in unser Bett, bei ihnen entwickelte sich sofort eine Balanoposthitis. Beim Großen blichen die Muttermale aus. Bei mir ist es genauso.

Bereits 1986 setzte ich mich an die medizinische Literatur, kramte die Balanoposthitis raus und die Trichomonade. Ich rannte zu den Ärzten. Was ich mir nicht alles anhören musste, welche Märchen! Im gleichen Jahr habe ich erfahren, dass mein Mitschüler, der mir die Sporthose ausgeliehen hatte, ein Patient der Abteilung für Haut- und Geschlechtskrankheiten geworden war.

Schließlich stellte man mir 1993 in St.-Petersburg die Diagnose: chronische trichomonade Uretro-Prostato-Visikulitis. Ich habe mich behandeln lassen. Meine Ehefrau lehnte die Behandlung ab. Ich musste mich scheiden lassen. Jetzt ist sie mit einem anderen zusammen.

Ich bin vollständig mit Ihrer Behauptung einverstanden, die Trichomonade könne übertragen werden, auch über den Haushalt. In Swerdlowsk liegen wahrscheinlich die Berichte der Ärzte über Geschlechtskrankheiten meiner Mitschüler. Wenn man sie untersucht, wird man bestimmt 90 Treffer aus 100 bekommen. Für mich bitte ich nichts. Wenn man die Kinder auskurieren könnte. Helfen Sie uns bitte! Viel Erfolg!"

Ich glaube, Kommentare sind unnötig. Mir tut es einfach Leid für diesen unbekannten Menschen und Tausende andere, die ähnlich wie P. nicht rechtzeitig Klarheit über die Ursachen ihrer Krankheiten bekommen haben. Es ist schwer vorstellbar, wie unschuldige junge Menschen unter dem sie getroffenen Unglück leiden (an Impotenz, Prostatitis und vielen anderen Plagen). Darüber lässt sich nicht einmal mit nahe stehenden Personen reden, und auf Hilfe zu hoffen ist zwecklos. Es gibt keine Entschuldigung für diejenigen, die verpflichtet sind zu helfen, dies aber nicht tun, aus welchen Gründen auch immer – ob aus elementarer fachlicher Unkenntnis oder aus Gleichgültigkeit gegenüber dem Leiden des Nächsten. Am Anfang, als der Patient noch Ausscheidungen aus dem Geschlechtsorgan hatte, lehnte die Ärztin eine Untersuchung ab. Und nachdem die Trichomonaden nach oben abgewandert waren und eine Prostatitis ausgelöst hatten, waren die Laborergebnisse „sauber". Aber die Krankheit hatte sich schon im gesamten Körper verbreitet. Außer der komplizierten Diagnose aus St.-Petersburg ist P. auch noch impotent. Mehr noch, er ist von der Gesellschaft ausgestoßen worden. In der kleinen Stadt, wo unser Patient zur Zeit wohnt, versuchte er ärztlichen Rat zu holen. Helfen konnte man ihm nicht, die Krankheit wurde aber vielen bekannt. Dies zeugt nicht nur von fachlicher, sondern auch von moralischer Degradierung der Ärzte. Ein Leben ist kaputtgemacht worden: keine Familie, kein Zuhause, keine Freunde. Ihm geht es schlecht nicht nur wegen seiner eigenen Krankheit, sondern auch weil er ungewollt das Unglück vieler anderer Menschen verursacht hat, darunter das seiner Freunde, die er während des Studiums im Wohnheim angesteckt hat, und sogar das seiner Kinder. Aber das Leben geht weiter. Vor kurzem kam ein neuer Brief von ihm, in dem er seine Neuigkeiten mitteilte. Die schlechte war: Den Prozess um das Erziehungsrecht für den ältesten Sohn hat er verloren. Die gute: Er ist beruflich aufgestiegen, wurde zum Dienstleiter einer Ölaufbereitungsanlage. Finanziell gab es ebenfalls Erleichterungen: Es dürfte ausreichen für Leben, Unterhaltszahlungen und Behandlung, die er wiederaufzunehmen beabsichtigt, diesmal mit Hilfe erfahrener Urologen.

Doch kommen wir zum Thema zurück. Als er versuchte seine Diagnose endgültig zu klären, schickte er mir Präparate seines Blutes und die von seinem ältesten Sohn zu. Ich untersuchte sie unter dem

Mikroskop und machte Aufnahmen mit 20.000facher Vergrößerung. Das Blut des Kindes war in Ordnung, soweit man das Vorhandensein von zystoiden und amöboiden Trichomonaden in geringen Mengen in der Blutbahn eines Kindes für normal halten kann. Trotzdem waren die Erythrozyten und Leukozyten ohne Krankheitserscheinungen. Was die Trichomonaden betrifft, begegne ich ihnen buchstäblich bei jedem Menschen, dessen Blutproben ich zur Untersuchung bekomme. Das Blutbild des Vaters überraschte mich allerdings. In Kenntnis des Charakters und der Dauer seiner Krankheit erwartete ich, hier noch mehr Trichomonaden als beim Sohn zu finden, unter anderem in begeißelter Form. Es stellte sich heraus, dass das Blut von P. weniger Trichomonaden enthielt als das seines Sohnes. Es gab auch wenig Leukozyten. Dafür war das Blut übersät mit feinen Punkten – Bakterien – und runden Ausbildungen unterschiedlicher Größe, die durch diese Mikroben erzeugt wurden, sich beim Fixieren des Präparates setzten und auf den Erythrozyten lagen. Zahlreiche Erythrozyten hatten eine Pathologie: Die einen hatten durchgehende Löcher, die anderen waren unter Einfluss der Toxine geschwollen und die dritten stapelten sich. Die bakterielle Sepsis war offensichtlich. Warum hat sie kein Arzt feststellen können? Doch höchstwahrscheinlich wurde sie festgestellt aber verschwiegen. Und das alles, weil die Ärzte verpflichtet sind, nach einem vereinfachten Schema vorzugehen: lediglich die Anzahl der Zellen zu bestimmen. Aber wie der Zustand der Zellen ist und ob im Blut eine Infektion enthalten ist, das merken die Ärzte quasi nicht. Aus diesem Grund sind gerade sie, die Ärzte, und – in erster Linie – die Wissenschaftler, die den Praktikern ihre Methoden weitergeben, in gewisser Weise schuld an der epidemieartigen Ausbreitung vieler Krankheiten, darunter auch der von P.

Es genügte, lediglich die Blutprobe von P. genau zu untersuchen, um festzustellen: Der Patient hat eine gemischte bakteriell-parasitäre Infektion (Viren sind im optischen Mikroskop nicht erkennbar). Wahrscheinlich wurde dem Patienten nach der Diagnose in St.-Petersburg lediglich eine Behandlung gegen die Trichomonaden empfohlen, infolgedessen wurde das Gleichgewicht der Bakterien in seinem Organismus gestört. Die Trichomonaden sind teilweise abgestorben und die, die sich vor dem Trichopol haben retten können, versteckten sich im Gewebe. An deren Stelle – auch im Blut – kamen Bakterien, deren Natur sofort nach Abschluss der antitrichomonaden Behandlung hätte bestimmt werden müssen. Bestimmt und vernichtet. Aber das ist nicht geschehen. Der Schaden, der durch eine doppelte Infektion entsteht, ist vielfach höher als die einfache Addition der Störungen, die durch jede Infektion bei isolierter Betrachtung entstehen.

Was soll denn unser Patient nun unternehmen? Über die Hälfte seines Lebens kämpfte er gegen die Trichomonade, nachdem er die richtige (aber nur bezüglich der Trichomonade) Diagnose mit großer Verspätung bekommen hatte, nämlich als die Krankheit in die schwerbehandelbare chronische Form überging. Jetzt sind die Blutstörungen hinzugekommen. Aber werden die Spezialisten der Hämatologie dem Patienten helfen? Sie halten ja das menschliche Blut für keimfrei. Und die Aufnahmen des bakteriell infizierten Blutes, über die P. verfügt, kommen für sie wie aus heiterem Himmel. Ob P. diesmal nicht auch wieder einfach hinausgeworfen wird?

Das Drama der Zeugungsunfähigkeit

Die Schulmedizin definiert die Unfruchtbarkeit bei Männern folgendermaßen: Unfruchtbarkeit bei Männern ist die Unfähigkeit zu zeugen, unabhängig davon, ob man den Geschlechtsakt vollbringen kann. Die Unfruchtbarkeit wird durch zahlreiche innere und äußere Faktoren beeinflusst und steht im Zusammenhang entweder mit einer Störung im Prozess der Samenbildung oder mit Störungen bei der Samenausbringung. Einige Wissenschaftler erklären die Unfruchtbarkeit mit dem Antagonismus unter den Embryonalzellen, der wiederum durch die negative, eine Vereinigung ausschließende Chemotaxis zwischen den Spermien und der Eizelle zustande kommt. Oft liegen neben der Unfruchtbarkeit schwere Leiden bei der Entwicklung des Geschlechtsapparates vor. Bei Pathologie der

Hoden und Nebenhoden, bei einem beidseitigen abdominalen oder inguinalen Kryptorchismus (Hodenhochstand) ist das samenbildende Epithel unterentwickelt oder fehlt vollständig oder der Prozess der Spermatogenese bricht vorzeitig ab. Chronische Vergiftung mit industriellen Giften, Nikotin und Alkohol, Wärmeeinwirkung und ionisierende Bestrahlung können Ursachen für Störungen der Samenbildung sein. Der häufigste Grund für die männliche Unfruchtbarkeit ist die unmittelbare Entzündung der Hoden oder der Samenleiter.

Das wichtigste Kriterium für die Zeugungsfähigkeit eines Mannes ist die Fähigkeit des Spermas zu befruchten, also die Menge und Qualität der Samenzellen. Die Größen werden in mikroskopischen und biochemischen Untersuchungen bestimmt. Die Volumenveränderung des Ejakulats – der Samenflüssigkeit – kann ebenfalls zur Unfruchtbarkeit führen. Eine Erhöhung des Spermavolumens auf 10 bis 12 ml hat häufig eine geringere Konzentration der Spermien zur Folge (normal sind 40-60 Mio. Spermien/ml). Die Verringerung des Spermavolumens auf 1-1,5 ml führt zwangsläufig zu einer niedrigeren Befruchtungsfähigkeit des Spermas. Doch manchmal findet die Ejakulation überhaupt nicht statt. Die Ärzte erklären dies mit einem erhöhten hemmenden Einfluss der Großhirnrinde auf das zuständige sympathische Zentrum des Rückenmarks oder mit der angeborenen bzw. erworbenen Unfähigkeit des Ejakulationszentrums in Erregung zu kommen. Zeugungsunfähigkeit kann ferner bei Verlust der Empfindungen in den Nervenenden der Eichel in Folge von großflächiger Vernarbung nach Verletzungen oder Verbrennungen eintreten.

Es gibt auch den falschen Aspermatismus, bei dem die Ejakulation zwar stattfindet, das Sperma aber nicht nach außen entleert wird wegen einer Verengung der Harnröhre oder wegen einer urethrorektalen Fistel. Eine weitere Ursache für männliche Unfruchtbarkeit sind unbewegliche Samenzellen. Allerdings ist die alleinige Unbeweglichkeit nicht der Grund für das Absterben der Spermien. Dass im Sperma unbewegliche Samenzellen festgestellt werden, ist in den meisten Fällen eine Folge von technischen Fehlern bei der

Ejakulatentnahme und nicht des toxischen Einflusses des pathologischen Sekrets, das in der Prostata bzw. in den Samenbläschen bei Entzündungsprozessen produziert wird. Der geschädigte Aufbau der Spermien ist ebenfalls ein Grund für Unfruchtbarkeit.

Die Zeugungsunfähigkeit hat häufig keine subjektiven Störungen zur Folge, d. h. die Krankheit verläuft asymptomatisch. Die einzige Beschwerde, mit der sich der Patient an den Arzt wendet, lautet Kinderlosigkeit.

Zur Behandlung der männlichen Unfruchtbarkeit verordnen die Ärzte zur Stimulierung der Samenbildung Gonadotropin zu 1.000 Einheiten intramuskulär in Verbindung mit Vitamin E und einer Hormontherapie. Je nach Bedarf kommt auch eine operative Behandlung zum Zuge. Es wird auch eine kombinierte Therapie mit gonadotropen Hormonen, Schilddrüsenhormonen sowie mit dem Sexualhormon Testosteron durchgeführt. Manchmal kommt es nach der Behandlung zu übermäßiger Vergrößerung der Hoden oder auch zu einer anderen Art von Pathologie.

Nun haben Sie eine Vorstellung, was die Schulmedizin unter Impotenz und männlicher Unfruchtbarkeit versteht. Haben Sie auch bemerkt, dass das erste Anzeichen der Impotenz – der gestörte Samenerguss – gleichzeitig ein Zeichen der Unfruchtbarkeit ist? Das ist eine wichtige Feststellung, denn die Gemeinsamkeit der Symptome kann auf die gemeinsame Natur der Krankheiten hinweisen. Aber dazu später. Zunächst recherchieren wir zum Thema männliche Keimzellen: die Spermien. Wie sehen sie überhaupt aus?

Die Spermien (die vollständige Bezeichnung lautet Spermatozoon, was übersetzt Samen-Lebewesen bedeutet) werden auch Samenfäden oder – fälschlicherweise – männliche Geschlechtszellen genannt. Sie wurden von dem Medizinstudenten Johan Ham 1677 entdeckt und später vom Erfinder des Mikroskops, A. van Leeuvenhoek, ausführlich beschrieben. R. Kellinker stellte fest, dass die Spermien ähnlich wie andere Zellen des Organismus aus Zellen entstehen. Bei mehreren Tieren und niederen Pflanzen stellen die Spermien bewegliche Zellen dar, die mit einer Geißel ausgestattet sind. Im Laufe der Evolution haben die Spermien mancher wirbelloser Tiere und höherer Pflanzen ihre Geißeln verloren.

Äußerlich ähnelt das Spermatozoon einer Kaulquappe. Seine Bestandteile sind der Kopf, der Hals und der Schwanz, der mit einem langen Achsenfaden oder einem Fadenbündel endet. Die Gesamtlänge der Samenzelle beträgt 50-60 μ (Mikron), zu denen der Kopf mit 5-6 μ, der Hals mit 6-7 μ und der Schwanz mit 40-50 μ beitragen. Der Kopf ähnelt einem Ei, das sich nach vorn zuspitzt. Den größten Teil des Kopfvolumens belegt der Zellkern, der nur von einer dünnen Schicht Zytoplasma umgeben ist. Im Zellkern befindet sich die DNS, die die gesamte genetische Information für die Nachkommen trägt.

Die wichtigen biologischen Eigenschaften der Spermien sind ihre Mobilität und die Fähigkeit zur Befruchtung. Die Geschwindigkeit beträgt 3 mm/min. Für die Fortbewegung benötigen die Spermien viel Energie, die sie als Ergebnis biochemischer Prozesse mit den enthaltenen Stoffen wie Fruktose, Glukose, Milchsäure, Adenosin-5'-Triphosphat (ATP) sowie mit Fermenten gewinnen. Reife Spermien sind elektrisch negativ geladen, wodurch Kollisionen untereinander und die Agglutination verhindert werden. Letzteres Phänomen (das Zusammenkleben der Zellen) wird aber beobachtet, wenn sich der pH-Wert in infizierten und toxischen Samenflüssigkeiten in die saure Richtung verschiebt.

Das Problem der Agglutination der Spermien ist von großer Bedeutung, denn darin wird einer der pathogenen Mechanismen der Zeugungsunfähigkeit vermutet. Es ist bewiesen, dass Spermien von antigener Natur, d. h. quasi fremd für den eigenen Körper, sind. Und wenn eine spezifische Barriere zwischen Blut und dem Inhalt der Samenleiter gestört wird, entwickelt sich ein autoimmuner Prozess, der zur Unbeweglichkeit und Agglutination der Spermatozoen führt. Mit anderen Worten, wenn die Spermien ins Blut gelangen, attackiert das Abwehrsystem des Mannes seine eigenen Samenzellen, als wären sie fremdartige Elemente.

In der Scheide einer Frau behalten Spermien ihre Mobilität noch 1-2½ Stunden in Abhängigkeit vom pH-Wert der Umgebung bei (in saurem Medium sterben die Spermatozoen schneller). Es gibt die Meinung, dass Samenzellen ihre Bewegung auch in den Eileitern fortsetzen und so der Eizelle entgegenkommen. Die Samenzellen lassen sich nach einem schnellen Einfrieren im Stickstoff bei -192 °C gut aufbewahren. Sie behalten ihre Fähigkeit zum Befruchten für eine bestimmte Frist. Sie sind resistent gegen Bestrahlung mit bis zu 100.000 Rad – ihre Aktivität bleibt dabei zwar erhalten, doch es entstehen Folgen für die Erbinformation. Im Falle einer Pathologie verringert sich die Zahl der Spermien im Ejakulat, der Anteil der beweglichen und morphologisch normalen unter ihnen sinkt, manchmal fehlen die reifen, oder alle Zellen sind unbeweglich. Es kommt vor, dass Spermien und Samenflüssigkeit beim Mann komplett fehlen.

Auch ohne spezielle Kenntnisse in Biologie oder Medizin weiß man, dass bei -10 °C eingefrorenes Fleisch totes Gewebe ist, vollkommen tote Zellen. Spermien jedoch überleben 20-mal stärkere Frosttemperaturen. Normale Zellen sterben bei Bestrahlung mit 100-400 Rad, und die Spermien überleben nicht nur, sondern bleiben auch noch unter radioaktiven Strahlen beweglich, deren Dosis die tödliche um das 250fache übersteigt. Die Natur hat wirklich alles getan, um die männlichen Keimzellen lebenstüchtig zu machen. Dazu hat sie ihnen auch für das Leben in Form menschlicher Zellen etwas von den Eigenschaften der freilebenden Einzeller gelassen. Der Kopf der Samenzelle ähnelt beispielsweise unserem Lymphozyten und der Schwanz – der hinteren Lenkgeißel eines freilebenden Flagellats. Wenn man die Geschwindigkeit der Samenzelle in Relation zur Körpergröße setzt, dann entspricht sie einem 6 km/h schnellen Gehen eines 2 m großen Menschen. Sicher kann ein Fußgänger auf glattem Wege und bei gutem Wetter noch schneller gehen, aber unter den Bedingungen eines Spermiums – Dunkelheit, Matsch, riesige amöboide Trichomonaden und Unmengen von Keimen – würde das Tempo deutlich abfallen. Doch das „lebhafte“ Spermium schafft es oft alle Hindernisse zu überwinden, denn am Ende des Weges wird es geduldig von seiner heiß begehrten Eizelle erwartet.

Nun kommen wir zu den Problemen der Impotenz und Unfruchtbarkeit zurück und erkennen, dass die Schulmedizin lediglich Fakten schildert, wenn sie diese Probleme darstellt. Sprich, sie benennt die Krankheiten und eine Menge von unterschiedlichen, nicht abschließend festgestellten und experimentell nicht bewiesenen Ursachen für deren Entstehung. Deshalb kann sie nicht erklären, wie sich diese Ursachen in eine Pathologie transformieren können.

Zwecks besseren Verständnisses der im menschlichen Körper ablaufenden Prozesse vergleichen wir ihn nun mit einem Fahrzeug, dessen Motor – nein, nicht dem Herz – dem Geschlechtsorgan entspricht. Wenn das Fahrzeug ruhig die Strasse entlang fährt, heißt das, dass der Motor in Ordnung ist. Wenn es aber gegen einen Pfosten fährt, verzieht sich der Motor oder er fängt Feuer und brennt ab. Hier ist alles klar. Das ist genau der Fall, wenn die Impotenz bei „Verlust der Empfindungen in den Nervenenden der Eichel in Folge von großflächiger Vernarbung nach Verletzungen oder Verbrennungen" entsteht. Und wenn das Fahrzeug stehen bleibt, ohne gegen einen Pfosten gefahren zu sein – sondern weil der Motor ausgegangen ist? Das ist schon ein anderer Fall (davon gibt es unzählige), wenn der Arzt sagen wird: „Das Fahrzeug (der Mensch) ist defekt (zeugungsunfähig oder impotent), weil der Motor (das Geschlechtsorgan) nicht funktioniert". Für den Arzt ist die Erklärung ausreichend. Er glaubt die Verbindung zwischen Ursache und Folge „hergestellt" zu haben. Aber wie die Ursache zustande gekommen ist, ist ihm nicht bekannt. Bemerkenswert ist, dass der Fahrer eines richtigen Fahrzeugs, ein der Medizin ferner Mensch oder auch der gleiche Arzt, sich anders verhält: Er zerlegt den Motor und sucht nach dem wahren Grund des Liegenbleibens. Und Gründe kann es dafür viele geben – angefangen mit der Verstopfung der Ölleitung bis hin zu defekten Teilen.

Unsere heutige Medizin hat die humanen Traditionen ihrer Vorgänger in Vergessenheit geraten lassen und ist auf solche Art zu einer symptombezogenen Wissenschaft geworden. Wie die Schülerin des berühmten russischen Physiologen I. Pawlow, Dr.

med. G. Schatalowa, sagt, entstand die symptombezogene Medizin im Westen, weil das Hauptziel jener Ärzte war die Arbeitsfähigkeit des Menschen aufrecht zu erhalten, d. h. ihn möglichst schnell zur Arbeit zurückkehren zu lassen. Deshalb ist es in den meisten Fällen – wie auch in diesem – einfacher für die Ärzte den Motor auszutauschen (das Geschlechtsorgan durch eine Prothese zu ersetzen) als sich mit den wahren Gründen der Krankheit auseinander zu setzen und womöglich nicht nur die Geschlechtsorgane, sondern den gesamten Menschen behandeln zu müssen. Nicht umsonst meinte noch N. Semaschko: „Wir Ärzte beschäftigen uns das ganze Leben mit dem Falschen: Wir behandeln die Krankheiten, während man ihnen vorbeugen muss". Später machte schon unser Zeitgenosse U. Armstrong folgende Bemerkung: „Krankheit wird – ob bewusst oder unbewusst – zum Gegenstand kommerzieller Interessen. Es ist kein Geheimnis, dass die Ärzte Leiden erschaffen. Außerdem ist das gesamte System und die Vorgehensweise bei der Behandlung nicht richtig."

Die russische Medizin Anfang des 20. Jahrhunderts war aber nicht so. Die Ärzte behandelten den Menschen, nicht die einzelnen Krankheiten. Das Abschaffen der Schulen des Physiologen Pawlow, des Biologen Wavilow, des Krebsforschers Newjadomskij, des Genforschers Dubinin und vieler anderer russischer Wissenschaftler und noch weitere „Reformen" führten zum gegenwärtigen Zustand, bei dem von zehntausenden Krankheiten die überwiegende Mehrheit für unheilbar erklärt wird. Und unheilbar sind sie, weil ihre tatsächlichen Erreger nicht entdeckt worden sind.

Wenn die gegenwärtige Medizin in Russland sich endlich entschließt zu ihren traditionellen Ausgängen zurückzukehren, dann wird sie nicht die Krankheiten, sondern den Menschen behandeln. Die gezielten Untersuchungen des Patienten werden dann zeigen, dass die Krankheit durch den einen oder anderen biologischen Erreger ausgelöst worden ist – wenn nicht gerade eine Verletzung oder Verbrennung vorliegt. Solche Erreger können Viren, Bakterien,

Pilze, Einzeller oder Würmer sein. Die Natur dieser Erreger ganz individuell herauszufinden ist die Aufgabe im Falle eines jeden Patienten. Nachdem sie gelöst ist, heißt es den Patienten vom Erreger zu befreien und gleichzeitig seine Abwehrkräfte zu stärken. Das ist der einzige Weg, der zur vollständigen Heilung führen kann. Beispielhaft dafür sind unsere Parasitologen, die schon vor 40-50 Jahren die wahre Ursache der Zeugungsunfähigkeit festgestellt und den Hauptfeind der Spermien genannt haben. Es ist das einzellige parasitäre Geißeltierchen Trichomonade.

Nichts ist so neu wie das in Vergessenheit Geratene

Am Anfang des 20. Jahrhunderts starben lediglich 3 % der Menschen an Krebs, heute sind es 30 %. Allerdings konnten viele diese Krankheit nicht „erleben“, weil sie von anderen eingeholt wurden, wie Tuberkulose oder Typhus, Pest oder Pocken, Scharlach, Cholera oder einer anderen Virus- bzw. bakteriellen Erkrankung. Nachdem die Medizin diese Krankheiten gezähmt und so die Lebenserwartung des Menschen erhöht hat, sind solche langsam verlaufenden, aber stets fortschreitenden Krankheiten in den Vordergrund getreten, wie Krebs, Herzinfarkt, Schlaganfall, Diabetes und andere. Meine Forschungen erlauben mir die Behauptung, dass alle diese Krankheiten parasitärer Natur sind und dass deren Erreger das einzellige Geißeltierchen Trichomonade ist. Folglich können diese Erkrankungen als letzte Stadien der Trichomoniasis betrachtet werden.

Die Ärzte haben die Mikroben – die Antagonisten der Trichomonaden – aus dem menschlichen Körper entfernt, deren Synergisten haben sie jedoch ignoriert, so dass diese von den Trichomonaden vielseitig benutzt werden: als organische Nahrungsquelle, als Lieferant von Aminosäuren und sogar zum Schutz vor dem Immunsystem des Wirts, indem die an der Oberfläche der Parasiten klebenden Bakterien den Angriffen der Antikörper ausgesetzt werden und eine Art Schutzmantel bilden. Im Rahmen der in den 1960er Jahren durchgeführten Massenuntersuchungen auf Anwesenheit von Infekten im Genitalbereich stellten Parasitologen bei Frauen elf Arten von Krankheitserregern fest, bei Männern mit acht Arten etwas weniger. Bei jedem der Patienten kamen im Schnitt bis zu drei Arten unterschiedlicher Mikroflora vor, meistens waren es Sarzinen. Aber als ständige Beteiligte vielseitiger Mikrobenassoziationen in den Geschlechtsorganen der Untersuchten war die Trichomonade zu finden. Gerade zu jener Zeit meldete sich in der Welt die Trichomoniasis als erstes Stadium von Krebs, obwohl damals der weibliche Organismus noch reagierte, indem er die Trichomonaden mit Hilfe von Kolpitis abstieß. Bei Männern verlief die Krankheit allerdings latent. Bedauerlicherweise haben die damaligen Ärzte (eigentlich auch die von heute) nicht die volle Gefahr abschätzen können, die die Trichomonaden für den Menschen darstellen. Viele meinten, sie sei sogar nützlich, weil sie die Mikroben vertilgt. Und die Tatsache, dass die Trichomonaden dann vollbeladen mit Krankheitserregern in das Blut gelangen, sich auch von Erythrozyten und Leukozyten, Gewebezellen und Spermien ernähren – das wird quasi nicht bemerkt. Dabei sondern die Parasiten giftige Stoffwechselprodukte in den Organismus ab und kolonisieren langsam den gesamten Körper des Wirts, indem sie sich ständig vermehren.

Wie verlief denn in der Mitte des 20. Jahrhunderts die Trichomonadenurethritis bei Männern? Der klinische Verlauf kann unterschiedlich sein, wie festgestellt wurde. Die Krankheiten wurden unterteilt in akute Urethritis, nicht akute oder langsam verlaufende Urethritis und die asymptomatische Trichomonadenurethritis.

Patienten mit akuter Urethritis klagen über starken Ausfluss von gelb-grünem Eiter aus der Harnröhre, der Ähnlichkeit mit den Absonderungen bei Gonorrhoe hat, Juckreiz und Brennen in der Harnröhre, Schmerzen beim Wasserlassen. Neben diesen lokalen Beschwerden sind Vergiftung des gesamten Körpers, Abgeschlagenheit und Kopfschmerzen zu verzeichnen. Bei der Untersuchung des Patienten beobachtet man ein ausgeprägtes Ödem und Hyperämie der Harnröhre und der Schwellkörper, manchmal sind die Lymphknoten in der Leiste vergrößert. Die mikroskopischen Untersuchungen der Absonderungen zeigen zahlreiche Leukozyten, die das gesamte Sehfeld ausfüllen. Das deutet auf die Aktivierung der zellvermittelten Immunität hin. Unter dem Mikroskop waren ebenfalls Mengen von Zellen aus dem flachen Epithelium, die von den Harnröhrenwänden abgeschält worden waren, sowie bewegliche Trichomonaden, einzeln und in Gruppen aus bis zu drei Individuen, zu beobachten. Die Mikroflora war zu vernachlässigen.

Die Beschwerden bei der nicht akuten Urethritis lauten: mäßiger Juckreiz und Brennen, schwache gräulich-weiße Aussonderungen, unbeständige Beschwerden beim Harnlassen. Unter dem Mikroskop sieht man in Gruppen versammelte Leukozyten, viele Zellen des flachen Epitheliums und bewegliche Trichomonaden. Die begleitende Mikroflora besteht überwiegend aus Kokken (Staphylokokken, Streptokokken und andere). Die Untersuchung zeigt eine Rötung der Harnröhrenschleimhaut, blutende Gefäße, Abschuppung und schwach ausgeprägte Längsfalten.

Bei der asymptomatischen Form der männlichen Trichomonadenurethritis verläuft die Krankheit unauffällig für den Patienten, er hat keinerlei Beschwerden. Die Harnröhren-Schwellkörper sind normal oder leicht hyperämiert, Absonderungen gibt es keine. Bei Untersuchung eines Abstrichs aus der Urethra unter dem Mikroskop sind die Leukozyten nur stellenweise zu beobachten, in kleinen Gruppen, außerdem einzelne wenig bewegliche Trichomonaden sowie Kokkenmikroflora.

Ihnen ist hoffentlich nicht entgangen, dass die asymptomatische Urethritis trotz der schwachen Auffälligkeit kein Wohl für den Patienten bringt. Denn in diesem Fall ist die Immunabwehr ausgeschaltet, die Mikroflora ist hingegen in größeren Mengen vertreten – also besteht die Gefahr von schlimmeren Folgen für den Patienten. Die Tatsache, dass der Organismus nicht auf eine

Infektion reagiert, lässt die Befürchtung aufkommen, dass eine Kolonisierung des Körpers durch die Parasiten bereits fortschreitet. Die Trichomonaden beschränken sich ja nicht auf die Harnröhre, sie haben die Fähigkeit in höher gelegene Organe einzudringen, unter anderem in die Vorsteherdrüse, die Samenbläschen und die Nebenhoden. Bei der Untersuchung von acht Patienten mit Erkrankungen der Nebenhoden wurde bei vieren Impotenz festgestellt. Manchmal hatten die Untersuchten nicht nur Beschwerden hinsichtlich der inneren Organe, sondern auch bezüglich der äußeren. In diesen Fällen wurden nichtheilende Geschwüre im Bereich der Peniseichel, Erosion und andere Verletzungen der Penishaut beobachtet, die durch Trichomonaden verursacht wurden. Aus diesen Untersuchungen haben Wissenschaftler wichtige Schlussfolgerungen gezogen:

- Die Trichomoniasis im urogenitalen Bereich kommt häufiger vor, als anhand der Diagnosen angenommen wird; und zwar wegen der Unauffälligkeit des Krankheitsverlaufs.
- Es ist unbedingt die Behandlung von beiden Partnern notwendig.

Zur gleichen Zeit forschten die Wissenschaftler in der Parasitologie intensiv nach den Ursachen der weiblichen und männlichen Unfruchtbarkeit. Ein nicht geringer Anteil der Aufmerksamkeit entfiel dabei auf die Trichomonade und ihre Beziehungen zu den Spermien. Die ersten Veröffentlichungen zu diesem Thema erschienen in Russland im Jahre 1950. Dr. med. A. Kolesow untersuchte zusammen mit seinen Kollegen das Verhalten der Trichomonaden und der Samenzellen im Scheideninhalt von Frauen und im Sperma von Männern, das mittels unterbrochener Geschlechtsakte gewonnen wurde. Die Untersuchung wies die Fähigkeit der Trichomonaden nach, Spermien zu phagozytieren, d. h. zu verschlingen. Die Erforschung der Phagozytose erfolgte mit einem hängenden Tropfen des jeweiligen Sekrets sowie mit fixierten gefärbten

Präparaten, die nachfolgenden Mikrofotoaufnahmen boten eine 1350fache Vergrößerung.

Das Sperma, das beim unterbrochenen Geschlechtsakt gewonnen worden war, wurde noch warm in einem speziellen Glas den Forschern zugestellt. Außerdem wurden aus der Scheide Proben nach einem stattgefundenem Geschlechtsakt entnommen. Zunächst prüfte man die Beweglichkeit der vaginalen Trichomonaden und der Spermien, anschließend untersuchte man die Phagozytose nach einer speziell entwickelten Methode.

Auf Glasplättchen wurden Proben des Spermas und des Scheideninhalts nach einem Geschlechtsakt platziert – entweder pur oder in einer physiologischen Lösung im Verhältnis 1:3. Die Versuche wurden bei 19-22° C durchgeführt. Die Beobachtungen fanden im Abstand von 1, 5, 10, 15, 20, 30, 40, 50, 60, 90 und mehr Minuten statt, im Laufe von bis zu vier Stunden. Dabei kam folgendes Bild zustande: Sofort nach dem Mischen des Scheidensekrets mit dem Sperma schwächten einzelne Samenzellen nach einer Berührung mit den Trichomonaden ihre Bewegungen ab – rotierende, schaukelnde, kreisende, zickzackähnliche, bohrende. Auf die Abschwächung der Spermienbewegungen folgte eine Aktivierung der begeißelten Trichomonaden. Die Spermien bewegten sich überwiegend in Richtung der Parasitenkörper. Die Trichomonaden hielten quasi die Spermien, die sie bereits berührt hatten, noch stärker fest. Dabei setzte ein Prozess ein, bei dem die Spermien allmählich in die Körper der Parasiten eingezogen wurden. Die übrigen, noch freien Samenzellen verlangsamten ihre Bewegungen ebenfalls, diesmal unter Einfluss der von den Trichomonaden abgesonderten Toxine. Nach 1½ - 2 Stunden konnte man unter dem Mikroskop schon Trichomonaden mit verschlungenen vorderen Teilen der Spermien sehen, gleichzeitig verschwanden auch die restlichen Teile der männlichen „Babys“. Die Parasiten enthielten eine, zwei, drei, vier und mehr Samenzellen.

Gleichwohl hielten die Trichomonaden mittels ihrer Geißeln zusätzlich eine große Anzahl von Schwanzteilen der Spermien fest.

Im Zuge des Verschlingens der Samenzellen vergrößerte sich der Körper der Trichomonade, es entstanden Ausstülpungen. Die Spermien wurden im Laufe der Verdauung hingegen kleiner. Der verschlungene Kopf einer Samenzelle beispielsweise verkleinerte und deformierte sich, wurde weißlich mit unregelmäßigen Umrissen, die Zelle wurde nach und nach von einer weißlich gefärbten Zone umgeben. Nach drei Stunden waren die Spermien innerhalb der Trichomonaden verschwunden, die weißliche Zone war ebenfalls weg. Die außerhalb der Parasiten gebliebenen Samenzellen verharrten auf der Stelle, wurden unbeweglich und schmolzen langsam dahin.

Die Wissenschaftler stellten auch fest, dass die Phagozytose schneller und intensiver verlief, falls die Präparate bei 37° C (der Körpertemperatur des Menschen) untersucht wurden. Dies betraf beide Präparate, sowohl das Sperma als auch das Scheidensekret. Gleichzeitig vertilgten die Trichomonaden auch Bakterien, Erythrozyten und Leukozyten.

Die Wissenschaftler waren nicht nur mit der Untersuchung der Beziehungen zwischen den Trichomonaden und den Spermien beschäftigt, vielmehr benutzten sie ihre Ergebnisse bei der Diagnose der Unfruchtbarkeit. Die Phagozytose wurde in drei Phasen unterteilt: Einfangen und Verschlingen, allmähliche Verdauung, Zerfall und Auflösung, d. h. vollständiges Verschwinden des männlichen Keimes im Parasiten. Die Phagozytose verlief mit deutlich höherer Intensität, wenn die Untersuchung unmittelbar nach dem Geschlechtsakt erfolgte. Auf diese Weise überzeugten sich die Wissenschaftler, dass Trichomonaden Unfruchtbarkeit verursachen und belegten dies mit Experimenten und klinischen Beobachtungen. Die Behandlung von Ehepaaren dauerte zwei bis drei Menstruationszyklen. Einer Reinigungsprozedur wurden nicht nur die Geschlechtsorgane unterzogen, sondern auch tiefe Krankheitsherde. Infolgedessen sind mehrere Frauen von der Unfruchtbarkeit geheilt worden, sofern sie keine anatomischen und funktionalen Veränderungen in der Gebärmutter zu verzeichnen hatten.

Nun haben wir uns überzeugen können, dass in der Beziehung Trichomonade – Spermium der Parasit das Raubtier ist und der männliche Samen dessen Opfer. Die Wissenschaftler täuschen sich zutiefst, wenn sie meinen, dass unbewegliche Spermien die Folge von „technischen Fehlern“ sind, und dem „toxischen Einfluss des pathologischen Sekrets, das in der Prostata bzw. in den Samenbläschen bei Entzündungsprozessen produziert wird“, keine Bedeutung zusprechen. Die Parasitologen der 1960er Jahre wussten schon damals, dass dieses Sekret – das Zuhause der Spermien – gerade durch die Trichomonaden vergiftet wird. Die von den Parasiten produzierte Milchsäure und die giftigen Fermente verschieben den pH-Wert der Samenflüssigkeit in die saure Richtung, wodurch die Existenz der Spermien unmöglich gemacht wird. Dies zwingt die Keimzellen ihre negative Ladung aufzugeben, um sich danach gruppieren zu können – weil sie dadurch ihre Berührungsfläche mit dem toxischen Medium verringern. Von außen beobachtet man demzufolge, dass die Spermien agglutinieren und unbeweglich werden.

Wissenschaftler halten es heute für erwiesen, dass die Spermien Antigene für den eigenen Körper darstellen „und wenn eine spezifische Barriere zwischen Blut und dem Inhalt der Samenleiter gestört wird, entwickelt sich ein autoimmuner Prozess“. Wenn dies bewiesen sein soll, weshalb ist dann nicht geklärt, aus welchem Grund die im Körper erzeugten Keimzellen plötzlich fremd für ihn werden – ähnlich wie im Falle der Tumorzellen? Haben Sie gemerkt, wann dies passiert? Wenn die Barriere fällt. Und wer hat sie zum Fallen gebracht? Das Raubtier Trichomonade. Diese Parasiten haben die Fähigkeit, die Interzellulärsubstanz mittels ihrer Enzyme aufzulockern und Zellen zu phagozytieren. Auf diese Art durchdringen, durchlöchern und zerstören sie sämtliche „Barrieren“ im menschlichen Körper, wobei sie selber an die Stelle der besiegten Zellen treten. Dann ist selbstverständlich, dass die durch ihre Toxine vergifteten und gelähmten Spermien vom Organismus nicht anerkannt und vernichtet werden; für die Weitererhaltung der Menschenart sind vollwertige Keime notwendig. Und wenn die Wissenschaftler nun die Probleme der Unfruchtbarkeit lösen wollen, sollten sie sich unbedingt die Ergebnisse der „gründlich vergessenen“ Experimente ihrer Vorgänger ins Gedächtnis rufen.

Was die Impotenz betrifft, sind auch hier die Trichomonaden schuld. Die Ärzte schenken den Thrombosen in den Venen der unteren menschlichen Extremitäten bzw. der Herzblutgefäße viel Aufmerksamkeit. Doch keiner denkt an die Thrombose in den Gefäßen der Geschlechtsorgane. Dabei sind es die Trichomonaden, deren Kolonien die Durchgänge in diesen Gefäßen blockieren und auf solche Art zum Hauptverursacher der Impotenz werden. Folglich ist die Impotenz, wie auch die Zeugungsunfähigkeit, in vielen Fällen eine Erscheinungsart der chronischen Trichomoniasis. Die Lösung der zur Zeit lebenswichtigen Probleme der Impotenz und Unfruchtbarkeit wird erst dann möglich, wenn der Medizin die Ernsthaftigkeit des Problems der Trichomonade selbst bewusst wird.

Kapitel 4

Werden Sie Ihr eigener Urologe, Ihre eigene Gynäkologin!

Trichomoniasis – das ist sehr ernst!

Ihren Höhepunkt hatte die Parasitologie in den 50er und 60er Jahren des 20. Jahrhunderts. In dieser Zeit wurde auch die Trichomonade gründlich untersucht. Es wurden zahlreiche wissenschaftliche Arbeiten zu diesem Thema veröffentlicht, insgesamt erschienen mehr als 2000 Abhandlungen über die Trichomoniasis. Wissenschaftler machten sie zum Thema ihrer Promotions- und Habilitationsarbeiten, Ärzte führten in der Bevölkerung Massenuntersuchungen auf das Vorhandensein der Infektion durch. Es wurden erfolgreiche Behandlungsmethoden für Krankheiten entwickelt, die diesen Parasiten als Erreger hatten, und trichomonazide Medikamente erfunden wie Metronidazol (Trichopol), Tinidazol, Nitazol und andere. Doch weder zu jener, noch zu einer späteren Zeit konnten sich die Wissenschaftler vorstellen, dass die Trichomonade der Erreger von Krebs ist und die Trichomoniasis dementsprechend das Vorstadium dieser schrecklichen Krankheit darstellt.

Nichtsdestotrotz wurde die Trichomonade schon damals sowohl in gut- als auch in bösartigen Geschwulsten entdeckt. T. Albitzkaja z. B. schilderte ihre Beobachtungen von 1960 so: „Wenn in der Scheide Trichomonaden vorhanden waren, wurden sie in den höher gelegenen Bereichen des Fortpflanzungssystems ebenfalls entdeckt, nämlich im zervikalen Kanal, in den Absonderungen des Gebärmutterinnenraums, in den Abstrichen von der Gebärmutterschleimhaut, in den Eileitern sowie im Fruchtwasser bei unversehrter Fruchtblase". Die Trichomonaden wurden ferner im Inhalt der Eierstockzysten, in entzündeten Geschwülsten der Nebenorgane und in den Abszessen des Douglas-Raums festgestellt. Wenn man die operativ entfernten Organe – Teile von Eileitern, Eierstockzysten, Gebärmuttergewebe, krebsentarteten papillären Zystomen und Fruchtwasser – in ein Nährmedium platzierte, konnte man ein Wuchern von Trichomonaden beobachten. Die günstigste Zeit zur Entdeckung der Trichomonaden mit höchster Aktivität ist im Anschluss an die Menstruation, nach der Geburt sowie nach Schwangerschaftsabbrüchen. Krankheitsrückfälle nach scheinbar erfolgreichen Behandlungen erklärt die Wissenschaftlerin damit, dass die Trichomonaden die höher gelegenen Bereiche des Geschlechtstrakts verlassen. T. Albitzkaja entdeckte nach Untersuchungen an 367 Patientinnen von gynäkologischen Abteilungen bei 105 von ihnen Trichomonaden. Neben der Trichomonadenkolpitis wurden außerdem festgestellt: Gebärmutterfibrom bei 17 Frauen, Gebärmutterhalskrebs bei sechs und Eierstockzystom bei sieben Patientinnen. Bei 45 Frauen wurden Trichomonaden im zervikalen Kanal gefunden, entzündliche Geschwülste der Eileiter bei sechs, chronische Entzündung dieser bei sieben und extrauterine Schwangerschaft bei zwei Patientinnen. Die entfernten Tumoren wurden ebenfalls auf die Trichomonade untersucht – die Parasiten wurden in zahlreichen Fällen festgestellt.

Der Nachweis der Trichomonaden wird dadurch erschwert, dass die typische Struktur des Parasiten, wie sie in der Fachliteratur beschrieben ist, in der alltäglichen Medizin nicht anzutreffen ist. Selbst die beweglichen begeißelten Trichomonaden verändern blitzschnell ihre Form und Abmessungen. Die weniger mobilen Parasiten können birnenförmig, spindelförmig, oval, länglich oder einfach von unregelmäßiger Form sein. Die unbeweglichen zystoiden Trichomonaden stellen kleine rundliche Zellen dar, die von den Ärzten für Zellkerne oder kleine Lymphozyten gehalten werden.

Es gibt Fachärzte, die sich eingehend mit der Trichomoniasis beschäftigt haben und verstehen, dass dies eine Erkrankung des gesamten Organismus ist und dass die Behandlung folglich zwei bis drei Monate unter ständiger Beobachtung der Blut- und Urinwerte in Anspruch nehmen sollte. Diese Ärzte sind jedoch rar. In den meisten Fällen werden einfach unabhängig davon, wie weit die Krankheit fortgeschritten ist, ein bis zwei Packungen Trichopol verordnet. Die Symptome verschwinden tatsächlich nach einigen Tagen, sodass der Patient bzw. die Patientin sich für geheilt hält, worauf übrigens auch hindeutet, dass in den Abstrichen aus der Scheide bzw. aus der Harnröhre nach sieben bis zehn Tagen der Behandlung keine Trichomonaden festgestellt werden. Doch das ist eine bedauernswerte Täuschung, die schlimme Folgen haben kann: Die Trichomonaden sind nicht so schnell zu vernichten, weil sie in das Gewebe abwandern und sich dort vergraben. Außerdem haben die Parasiten die Fähigkeit sich an die Medikamente anzupassen: Kurze Zeit nach dem Verschwinden der Trichomonaden und dem „Abschluss" der Behandlung (bei Frauen ist dies im Anschluss an eine Menstruation der Fall) entsteht ein neuer Stamm von Parasiten, der resistent gegen das vorher angewendete Medikament ist – die Krankheit erreicht ein neues, komplizierteres Niveau.

Zahlreiche Briefe von Patienten an mich belegen, wie eine nicht auskurierte Trichomoniasis in Krebs übergehen kann.

Der erste Brief.

„Ich lese Ihre Artikel und höre Ihre Sendungen im Rundfunk. Ich akzeptiere Ihre Überlegungen zur parasitären Natur von Krebs und einigen anderen Krankheiten. Ich bin kein Fachmann, aber einen gewissen Verdacht über die parasitären Wurzeln bei Krebs und Aids hatte ich auch.

Jetzt habe ich eine konkrete Frage. Vor 20 Jahren hatte ich Trichomonaden. Vor einiger Zeit entdeckte ich die Trichomonaden wieder. Zweimal versuchte ich sie mit Trichopol loszuwerden. Es hat nicht geklappt. Vielleicht sind die Trichomonaden jetzt fest in meinem Körper? Selbst neue Medikamente bleiben ohne Wirkung.

Was soll man tun? Wie soll man jetzt gegen sie ankämpfen? Zusätzlich ist bei mir Parodontose und Leukoplakie festgestellt worden. Es entstand ein Basaliom – dieses wurde vorübergehend entfernt. Ich bitte um einen Rat. Mit Hochachtung S.“ Aus Moskau.

Der zweite Brief.

„Verehrte Redaktion! Helfen Sie mir Verbindung zu Tamara Lebedewa aufzubauen!

In jungen Jahren war ich an Trichomoniasis erkrankt, kurierte sie schlecht aus, seitdem leide ich an einer Prostataentzündung. Jetzt ist eine Geschwulst im Nebenhoden hinzugekommen (Epididymitis).

Die Urologen wollen nur operieren, dann verliere ich aber die Möglichkeit Vater zu werden. Helfen Sie. Sie kann an mir auch ein Experiment machen. Ich bin mit allem einverstanden“.

A., 46 Jahre. Moskau.

Dass bei mir solche Briefe eintrafen, überraschte mich sehr. Ich habe nämlich im Verlauf von fünf Jahren nach der Entdeckung des Krebserregers diesen in der öffentlichen Presse nicht beim Namen genannt. Der Grund dafür lag darin, dass der Trichomonade durch die Medizin nur der einseitige Status des Erregers der Geschlechtstrichomoniasis – einer semivenerischen Krankheit – zugeschrieben wurde, und ich es vermeiden wollte, die Menschen, vor allem die Krebskranken, mit dem Wort „Trichomonade“ zu beleidigen. Aber es passierte das Gegenteil. Im Gegensatz zu den Ärzten, die auf die Entdeckung mit großem Misstrauen, Gelächter und sogar Beleidigungen reagierten, erkannten die Patienten den Zusammenhang zwischen einer in früheren Zeiten überstandenen Trichomoniasis und einer breiten Palette von unterschiedlichen, später gekommenen Krankheiten, zu denen manchmal auch Krebs gehörte.

Die Verfasser dieser Briefe hatten kein Glück. Doch ihre traurige Erfahrung soll uns eine Lehre dafür sein, wie gefährlich doch eine falsche Behandlung und eine Vernachlässigung der parasitären Krankheit sein können. Dieser Erfahrung sollten sich nicht nur Patienten mit einer Trichomoniasis bewusst sein, sondern auch Ärzte, die deren Behandlung in Angriff nehmen. Um dieses Kapitel nicht mit einer traurigen Note zu beenden, stelle ich ihnen einen anderen Brief aus Moskau vor. Diese Patientin machte bessere Erfahrungen mit der Behandlung der Trichomoniasis, und sie teilt sie gerne anderen mit.

„Liebe Redaktion des Radioprogramms „Poisk"!

Bitte geben Sie meinen Brief an T. Lebedewa weiter, weil es möglicherweise von Nutzen für sie sein wird.

Per Rundfunk habe ich Ihre Theorie mitbekommen, dass Krebs eine parasitäre Krankheit ist. Meine Krankheitsgeschichte kann als Bestätigung Ihrer Entdeckung dienen.

Im Jahre 1984 wurde ich zwecks Entfernung von Gallensteinen im Botkin-Krankenhaus operiert. Während der Operation wurde Krebs der Bauchspeicheldrüse mit Metastasen in der Leber diagnostiziert. In der Abteilung für Krebskrankheiten auf der Tschaikina-Straße hat man mir den Behinderungsgrad Gruppe 1 gegeben, und ich habe verstanden, dass ich noch ein paar Monate zu leben habe – dies deuteten die Ärzte an.

Gleichzeitig hatte ich eine Hauterkrankung im Gesicht. Ich schaffte es eine Beratung im Institut für Parasitologie und tropische Medizin auf der Pirogova-Str. zu bekommen. Die Diagnose lautete: Die Hautkrankheit steht im Zusammenhang mit Zecken. Ich wurde in die Behandlungsabteilung beim Schönheitsinstitut am Kalininskij Prospekt überwiesen. Da hat mich die Ärztin Muchina M. M. behandelt. Als nach der Operation ein Jahr vergangen war, und ich immer noch lebte, fragte ich die Ärztin, ob es nicht hätte sein können, dass mein Bauchspeicheldrüsenkrebs ebenfalls von den Zecken gekommen sei. Sie meinte, es sei durchaus möglich.

Die Behandlung beinhaltete hohe Dosen von Trichopol – es wurde drei Monate lang eingenommen – sowie von Dekaris, einem immunstimulierenden Präparat, das üblicherweise Patienten nach der Bestrahlungstherapie verordnet wird. Ferner habe ich Haferbrühe getrunken, die *zuvor zwei Stunden gekocht worden war. Es gab verschiedene Einreibungen mit Kupfer, Schöllkraut* und Rainfarn**. Schöllkraut wurde mit einem halben Teelöffel pro Tasse zubereitet und 20 Minuten vor dem Essen getrunken. Rainfarn wurde am Abend mit einem halben Liter Wasser aufgesetzt, bis zum Morgen zugedeckt und am nächsten Tag ebenfalls dreimal getrunken. Diese Kräuteraufgüsse trank ich über einen Monat lang.*

Als ich nach einem Jahr vor dem ärztlichen Gutachterausschuss stand, wurde die Diagnose Krebs zurückgenommen und ich aus der Liste der Krebskranken gestrichen. Der Chirurg des Botkin-Krankenhauses, Mamalidze R. B., äußerte die Vermutung, dass ich die parasitäre Krankheit Alviakokkose hatte, die durch schlecht bearbeitete Tierfelle ausgelöst wird. Diese Diagnose halte ich ebenfalls für wahrscheinlich.

Im Jahre 1976 nämlich ist mein Mann plötzlich im Alter von 42 Jahren gestorben. Eine Diagnose wurde nicht gestellt, doch er hatte Ödeme der inneren Organe. Nach dem Tod meines Mannes habe ich seine Fellmütze getragen. Möglicherweise war sie aus schlecht bearbeitetem Fell und ich habe mich auch angesteckt? Bis heute ist meine Krankheitsgeschichte ein Rätsel geblieben. Es sind zwölf Jahre vergangen, ich lebe aber und bin relativ leistungsfähig.

Möglicherweise können Sie die Versionen mit den Zecken und der Alviakokkose in Ihre wissenschaftlichen Arbeiten mit einbeziehen und werden dann anderen Menschen, die wegen einer unklaren Diagnose in Not geraten sind, helfen. Wenn Sie ausführliche Details über meine rätselhafte Krankheit wissen möchten, rufen Sie mich an. Mir scheint, dass ich Ihnen von Nutzen sein kann. Mit Hochachtung T." Aus Moskau.

Die „rätselhafte" Krankheit der Autorin dieses Briefes ist gar nicht so rätselhaft. Die Diagnose Krebs wurde nämlich von Krebsfachärzten gestellt, und zwar nicht anhand von Röntgenaufnahmen, sondern unmittelbar beim Eingriff. Wir wissen bereits, dass Krebs das letzte Stadium der Trichomoniasis ist. Die Diagnose einer ande-

* Lateinische Bezeichnung - Chelidonium majus - *Anm. d. Red.*

** Rainfarn - Tanacetum vulgaren - *Anm. d. Red.*

ren parasitären Erkrankung, wie immer sie auch heißen mag, wurde wiederum von Fachleuten des wissenschaftlichen Instituts für Parasitologie gestellt. Abgesehen davon war die Krankheit der Patientin ins Gesicht „geschrieben". Die zwei parasitären Krankheiten verliefen unabhängig voneinander jede auf ihrem Gebiet: Erreger des Krebses in der Bauchspeicheldrüse mit Metastasen in der Leber war die einzellige Trichomonade; die Hauterkrankung im Gesicht, verursacht durch einen mehrzelligen Parasiten, der sich in schlecht verarbeiteten Tierfellen aufhält, entstand unweit des Krankheitsherdes, am Kopf. Selbstverständlich sind zwei Parasiten für einen Organismus eine große Belastung, und wenn sie sich in ihrer Aggressivität gegenseitig unterstützen, dann bewirken die von ihnen ausgelösten Krankheiten einen früheren Tod des Patienten.

Genau das alles passierte mit unserer Patientin, der ein Ableben nach wenigen Monaten prognostiziert wurde. T. hatte Glück, dass sie der talentierten Ärztin Muchina begegnete. Diese nahm die Behandlung der durch den mehrzelligen Parasiten verursachten Erkrankung in Angriff. Dabei „erwischte" sie auch die einzelligen Trichomonaden – demzufolge löste sich der Tumor auf. Die antiparasitäre Zusammensetzung der Medikamente hatte folgende Bestandteile: Trichopol gegen die beiden Parasiten, Schöllkrautextrakt gegen die Trichomonaden, Rainfarn gegen die mehrzelligen Parasiten. Die Brühe aus ungeschrotetem Hafer führte die Gifte aus dem Körper, die beim Absterben der Parasiten entstanden, und das immunstimulierende Dekaris aktivierte die Körperabwehr der Patientin. Die allgemeine Behandlung ergänzte die Ärztin durch lokale Anwendungen wie Einreibungen mit Kupfer. Nicht zuletzt spielte auch die Patientin selbst eine Rolle. Warum wandte sie sich an die Ärztin Muchina, nachdem sie zum baldigen Tod durch die Krebsspezialisten verurteilt worden war? Wollte sie schön sein beim Sterben? Offensichtlich wollte sie sich mit dem Todesurteil nicht zufrieden geben und besiegte mit Hilfe der Ärztin Muchina, an die sie fest glaubte, gleich zwei parasitäre Krankheiten. Bedauerlich, dass dieser Fall die Krebsfachärzte nicht etwas mehr interessierte. Möglicherweise hätten sie schon damals, vor 14 Jahren, den

Zusammenhang zwischen Krebs und Trichopol, „Tumorzellen“ und Trichomonaden feststellen können. Und wie viele Menschen hätten dann gerettet werden können?!

Werden Sie Ihr eigener Urologe!

Sich selbst Urologe zu sein heißt nicht Selbstbehandlung zu betreiben. Das wichtigste ist, sich der Notwendigkeit bewusst zu sein, sein Geschlechtsorgan in Sauberkeit und Gesundheit zu halten, was nicht nur für ein vollwertiges sexuelles Leben wichtig ist, sondern auch für die Zeugung von Kindern.

Zahlreiche Untersuchungen auf den Befall mit Trichomonaden, die von Urologen und Gynäkologen in den 1950-60er Jahren in großen Gruppen der Bevölkerung durchgeführt wurden, zeigten, dass die Trichomonaden bei Männern, die noch keinen Geschlechtsverkehr hatten, nicht nachweisbar sind. Diese Beobachtungen wurden auch von Frauenärzten bestätigt, die zwei Tage alte Neugeborene untersuchten: Trichomonaden, die noch im Mutterleib in die Feten gelangten, fand man bei Mädchen in der Scheide und im Mastdarm, bei Jungen dagegen nur im Mastdarm. Daraus folgt eine interessante Behauptung: Das Geschlechtsorgan der Jungen ist eher vor den Trichomonaden geschützt als das der Mädchen. Dies wird auch durch die Temperaturverhältnisse begünstigt: Im Bereich des männlichen Geschlechtsorgans ist die Temperatur nämlich 1-2 °C niedriger als in den übrigen Körperregionen. Im Gegensatz dazu wird das Eindringen der Trichomonaden in den Geschlechtsbereich bei Mädchen sogar begünstigt, und zwar durch das viele Glykogen, das in der Scheidenschleimhaut enthalten ist. Später, im gebärfähigen Alter, wenn die Menstruation einsetzt und damit eine für Trichomonaden günstige Klimaveränderung stattfindet, kommen die Parasiten aus den höher gelegenen Organen in die Scheide und infizieren die Partner der Frauen.

Das alles müssen junge Männer wissen, die sich auf das Leben als Erwachsene vorbereiten. Wenn ein junger Mann ernsthafte Pläne hat, im Sinne dass er eine glückliche Ehe und gesunde Kinder haben will, dann sollte er vor der Heirat keine flüchtigen Geschlechtskontakte haben und sich erst recht nicht von einer erfahrenen Dame „zum Mann machen" lassen. Das Tückische ist, dass zur Zeit alle reifen Frauen Überträgerinnen von Trichomonaden sind. Und mit welcher zusätzlichen, darunter auch Geschlechtskrankheiten erregenden, Mikroflora sie ausgestattet sind, wissen sie zum Teil selbst gar nicht. Unsere Medizin will dies auch nicht wissen. Warum nur wurde 1996 in Moskau kein einziges gesundes Kind geboren? Und nicht nur in Moskau? In ganz Russland hat man nämlich „ganze" 30.000 gesunde Neugeborene gezählt.

Doch kommen wir zu unserem Thema zurück. Wenn gegenwärtig unter den Neugeborenen keine gesunden Kinder zu finden sind, bedeutet das, dass die primäre Ansteckung der Kinder mit der Trichomonaden – und sonstiger Infektion – im Mutterleib stattfindet. Wenn man den Schlussfolgerungen der Ärzte der vorigen Generation glaubt – und dies bestreiten auch die heutigen Ärzte nicht – so könnte man die Geschlechtsorgane der Jungen für keimfrei halten. Ganz so ist es allerdings nicht. Ja, die Natur hat sich gründlich um das zeugende Organ des Mannes gesorgt und lässt die Trichomonaden nicht hinein. Dafür „besetzte" die Trichomonade das Geschlechtsorgan von außen. Erinnern wir uns an die Beobachtungen des Patienten P. aus Udmurtien, der ein Jahr nach der Ansteckung mit der Trichomonade über die Sporthose seines Freundes „weiße Punkte an der Übergangsstelle zwischen Vorhaut und Eichel, unter der Schleimhaut" bemerkte. Diese weißlichen Neubildungen waren Kolonien von Trichomonaden.

Mir ist ein weiterer Fall bekannt, als bei einem siebenjährigen Jungen – dem Sohn eines berühmten Journalisten – eine Vereiterung unter der Vorhaut auftrat. Man ging ins Krankenhaus. Dort hat man den Eiter ausgespült, alles gereinigt und den Jungen nach Hause geschickt ...

Überlegen Sie doch mal! Keiner interessierte sich für die Ursachen der Vereiterung. Denn wenn ein Junge in normalen Wohnverhältnissen lebt, ein eigenes Bett und persönliche Unterwäsche hat, dann konnte die Ansteckung nicht von außen stammen. Folglich befand sich der Infekt im Inneren des Patienten. Und es war an der Zeit dies zu klären. Wenn die Ärzte die Vorhaut entfernt und sie in ein für Trichomonaden günstiges Nährmedium platziert hätten, wie es die Parasitologen in den 1960er Jahren mit Teilen der Eileiter, Eierstockzysten oder Gebärmuttergewebe getan haben, dann würden sie bestimmt ein Wachstum von Parasiten beobachtet haben. Doch das ist nicht geschehen. Die Vorhaut blieb an der alten Stelle, zusammen mit den eingedrungenen Trichomonaden, und die Körperabwehr, genauer die Leukozyten, aus denen der Eiter bekanntlich besteht, wurde weggespült und vernichtet. Jetzt sind die Parasiten unauffällig und die zukünftigen Folgen einer solchen „Behandlung" nicht zu überblicken. Außer Zweifel steht aber, dass der Junge in einigen Jahren für diese leichtsinnige Herangehensweise bei der Krankheit wird bezahlen müssen.

Was meinen „kühnen" Vorschlag, die infizierte Vorhaut zu entfernen, angeht, so ist da nichts Kriminelles dabei. Diese Operation ist in der Welt allgemein bekannt. Sie heißt Beschneidung. Beschneidung ist ein Brauch, der in der Entfernung der Vorhaut beim männlichen Geschlechtsteil besteht. Er stammt aus der Zeit des Urmenschen, als an den jungen Männern bei der Aufnahme in die Männergesellschaft Einweihungsbräuche vollzogen wurden. Den Jünglingen wurden die Stammesgeschichten weitergegeben, ferner wurden sie unterschiedlichen körperlichen Prüfungen unterzogen.

Den Brauch gibt es auch heute noch bei einigen Völkern in Australien, Ozeanien, Afrika sowie als religiöses Ritual im Judentum (wird an den Neugeborenen vollzogen) und im Islam (wird an sieben- bis zehnjährigen Jungen vollzogen). Vielleicht hat dieses Ritual mehr Sinn, als bisher allgemein bekannt war? Doch bevor man sich festlegt, ob diese Operation notwendig ist, müssen die Wissenschaftler zunächst klären, wie nützlich eine Entfernung der glykogenhaltigen und dadurch Trichomonaden lockenden Vorhaut ist, die die Sauberkeit der Geschlechtsorgane der zukünftigen Männer gewährleisten soll. Meine Meinung ist, dass die Beschneidung, wenn sie denn durchgeführt wird, am sinnvollsten an Kindern im Neugeborenenalter vollzogen werden sollte, um weiteres Wachstum und Vermehrung der Parasiten, ihr Eindringen in die Urethra und den Mastdarm auszuschließen und auch die Bildung von „weißen Punkten", Vereiterungen und andere Unannehmlichkeiten mit weitreichenden schweren Folgen für die erwachsen gewordenen Jungen zu vermeiden.

Indem ein Mann „sein eigener Urologe" ist, braucht er keine Selbstbehandlung zu betreiben, aber er sollte wissen, dass die Aussagekraft der Diagnostizierung der geschlechtlichen Trichomoniasis von der Abstrichmethode abhängt sowie von der Zeit, die nach dem letzten Wasserlassen des Patienten vergangen ist. Und wenn er dies gelernt hat, sollte er vom medizinischen Personal verlangen, dass die Probeentnahme richtig durchgeführt wird. Sie erinnern sich doch, wie bei dem armen Jungen aus Udmurtien der Arzt mit der Peniseichel gegen das Laborglas stieß und ihn aus dem Zimmer schickte? Wenn Sie wissen, wie die Probenentnahme zur Untersuchung auf Trichomonaden durchgeführt werden soll, werden Sie nicht nur diesen Prozess kontrollieren können, sondern auch dem Arzt behilflich sein. Und nach der Feststellung der Trichomonaden werden Sie selber entscheiden, wie Sie sich behandeln lassen: ob nach der üblichen vereinfachten Methode, die die Krankheit noch tiefer in den Körper hinein zwingt, oder nach dem Schema von Melnikowa aus Woronesh bzw. von Samojlowa aus Kolomna. Aber dazu später.

Der Patient muss sich mindestens vier Stunden vor dem Abstrich vom Urinieren zurückhalten. Wenn die Untersuchung am Morgen stattfindet, muss der Patient nachts auf die Toilette gegangen sein, um die notwendige Harnzurückhaltung vor der Entnahme zu gewährleisten. Während des Besuchs beim Urologen entfernt er mit einem Tampon die Ausscheidungen, die nach einem leichten Druck aus der Harnröhre kommen. Um den Inhalt der Lakunen und der Drüsen in der Urethra zu gewinnen, massiert der Patient die Harnröhre kräftig in Richtung vom Damm zur Peniseichel. Danach streicht der Arzt mit einer sterilen Platinöse das Material von der Schleimhaut an den Wänden der Urethra entlang eines vier bis fünf Zentimeter langen Abschnitts vom Ausgang der letzteren ab. Aus dem gewonnenen Material wird ein flüssiges Präparat hergestellt. Hierzu wird der genommene Abstrich mit einem Tropfen warmer physiologischer Kochsalzlösung verdünnt, anschließend sofort mit Hilfe des Mikroskops untersucht.

Sollten im Abstrich keine Trichomonaden gefunden worden sein, macht man eine totale Entnahme. Hierzu führt man eine reaktive Massage der Vorsteherdrüse, der Samenbläschen und der Kupfferschen Drüsen durch. Danach uriniert der Patient in ein steriles Glas mit dem ersten Harn (20-30 ml) und mit dem letzten (einige Tropfen). Der gesammelte Urin wird zehn Minuten lang mit einer Geschwindigkeit von 1.500 Umdrehungen/min geschleudert. Der ausgefallene Niederschlag enthält sowohl Aussonderungen aus der Urethra, ihren Drüsen und Lakunen als auch die durch den Urin von den Wänden der Harnröhre abgespülten Schleimfäden sowie das aus der Vorsteherdrüse, aus den Samenbläschen und den Kupfferschen Drüsen herausmassierte Sekret. Das gewonnene Material wird auf Unterlagen platziert, anschließend werden daraus je ein natives und ein fixiertes Präparat hergestellt. Das erste wird sofort unter dem Mikroskop untersucht, das zweite wird nach der Romanowsky-Giemsa-Färbung (oder einer ähnlichen Kontrastfärbung) untersucht.

Es ist unbedingt zu berücksichtigen, dass im Falle einer vorausgegangenen Injektion von Medikamenten in die Harnröhre oder einer Provokation auf Gonorrhoe die Entdeckung von Trichomonaden im flüssigen Präparat sehr schwierig ist. Die Parasitologen der älteren Generation wussten, dass selbst bei einer solch sorgfältigen Abstrichmethode die Trichomonaden nicht immer unter dem Mikroskop zu finden sind, auch wenn sie im urogenitalen Trakt vorhanden sind. Deshalb legten die Mediziner neben den mikroskopischen Untersuchungen auch eine Kultur der Proben in einem Trichomonaden begünstigenden Nährmedium an. Hierzu wurden einige Tropfen aus der totalen Entnahme kultiviert und in einen Thermoschrank bei 37 °C gestellt. Die Beobachtungen dauerten zehn bis elf Tage mit einer kontinuierlichen Kontrolle des Wachstumsfortschritts bei den Trichomonaden. In vielen Fällen wurden sie nach fünf bis sieben Tagen entdeckt. Die Untersuchungsergebnisse bei mehreren Personen zeigten, dass mit Hilfe der Nativ-Präparate die Trichomonaden in 11 % der Fälle festgestellt worden waren, mittels Anzucht waren es jedoch 38 %, also 3½-mal mehr.

Vielen erscheint diese Diagnostik langwierig und unzweckmäßig. Aber gerade weil die Untersuchungen nicht auf diese Art durchgeführt werden, werden die Trichomonaden bei den Männern nicht entdeckt, sodass sie sich für gesund halten. Dabei werden sie schon früh zu Opfern unterschiedlicher „Geschlechtskrankheiten“. Nichts spricht dagegen, auch andere, modernere Untersuchungsmethoden hierbei einzuführen: den Immunfluoreszenztest, die Methoden der Enzymdiagnostik wie die Enzym-Immuno-Assays, die Serumdiagnostik und andere. Wichtig ist die Trichomonaden und andere Krankheitserreger finden zu können. Wird die Trichomonade jedoch nicht in ihrem frühen Stadium entdeckt und vernichtet, so werden die Folgen der Nichtbeachtung dieser Parasiten nicht lange auf sich warten lassen: Mit der Zeit entwickeln sich Impotenz, Krebs oder Herzinfarkt. Welche Variante eintritt – das „entscheidet“ die Trichomonade. Jetzt aber können noch Sie wählen!

Werden Sie Ihre eigene Gynäkologin!

Bevor die Rede von „Frauenkrankheiten“ und deren Erregern sein wird, möchte ich einen weiteren Brief Ihrer Aufmerksamkeit empfehlen.

„Verehrte Tamara Jakowlewna!

Es schreibt Ihnen E. aus Krasnodar, 30 Jahre alt. Ich bin ausgebildete Biologin, habe einen wissenschaftlichen Titel, bis zum Ausbruch meiner Krankheit war ich als Dozentin an der Universität tätig.

Die Schlussfolgerungen, die Sie aufgrund Ihrer Forschungen ziehen, stimmen vollkommen mit meinem Verständnis der Probleme bei den von Ihnen beschriebenen Erkrankungen überein. Wobei ich zu diesen Schlüssen nicht nur mittels wissenschaftlicher Analyse gekommen bin, sondern vielmehr durch meine eigene traurige Erfahrung.

Vor zwei Jahren war ich eine vollkommen gesunde junge Frau, wollte ein Kind bekommen. Im dritten Schwangerschaftsmonat erkrankte ich an einer Virusgrippe, die Folge war eine Fehlgeburt. Das passierte an Silvester, als außer dem Belegschaftsarzt niemand anwesend war. Am nächsten Tag wurde mir aus Verwechslung mit einer anderen Patientin Gonorrhoe-Vakzine gespritzt. Dieses Präparat wird sehr häufig Frauen mit einem chronischen Entzündungsprozess verabreicht mit dem Ziel, diesen Prozess zu verschärfen – es gibt die Meinung, dass der Organismus mit der akuten Form einer Krankheit schneller zurechtkommt. In Verbindung mit der Virusgrippe entwickelte die Vakzine bei mir eine unheimlich große Wirkung. Es setzte ein sehr starker Entzündungsprozess im kleinen Becken ein, bei dem vor Schmerzen die Beine gelähmt waren. Nach drei Monaten wurde das alles durch eine Unterkühlung „ergänzt“, und neben den unheimlichen Schmerzen in den Beinen entstand eine Lähmung der Nervenverbindungen, die die Funktionstätigkeit des Magen-Darm-Trakts regeln.

Die Atonie des Magens und des Darms progressierte, eine Nekrose des Zahn-Emails setzte ein, die monatliche Regel blieb aus. Das Blut blieb bei all dem relativ ruhig. Es gab nur eine Eosinophilie und eine nicht signifikante Lymphozytose, die Blutkörperchen-Senkungsgeschwindigkeit lag bei 20 mm/Stunde. Der Krankheitserreger wurde nicht gefunden, selbstverständlich sprach er auf keine Breitspektrumantibiotika an. Meine Krankheit schreitet seit schon zwei Jahren voran. Besonders schlimm ist, dass der Darmtrakt 15-20 Tage lang nicht funktioniert, sowie die unerträgliche Übelkeit. Es helfen keine Präparate, da sich wahrscheinlich eine

Neuropathie des gesamten Magen-Darm-Kanals entwickelt hat. Auch sämtliche restlichen Nervenverbindungen sind gestört, allerdings in geringerem Ausmaß. Das Blut ist durch die Toxine aus dem Darmtrakt dermaßen verschmutzt, dass keine Vitamine und pflanzlichen Antibiotika das Immunsystem aufrecht erhalten können. Ich suche nach wenigstens irgendeinem Ausgang aus diesem Teufelskreis, und ich weiß, dass es den irgendwo geben muss.

Ich wäre Ihnen unendlich dankbar, wenn Sie die Möglichkeit finden würden, mir einen Rat oder eine Anregung hinsichtlich meiner Leiden in einer kurzen Antwort zukommen zu lassen. Ich weiß, dass es viele menschliche Leiden gibt und dass nicht wenige noch stärker betroffen sind als ich. Ich verstehe – allen kann nicht geholfen werden, aber man kann versuchen wenigstens die Schmerzen zu lindern. Dafür müssen die Krankheiten unbedingt aus Sicht der Parasitologie und der Virologie untersucht werden.

Aber neben meinen Beschwerden möchte ich Ihnen meine eigenen Beobachtungen und Schlussfolgerungen hinsichtlich einiger Krankheiten mitteilen, die ich während meiner zweijährigen Strapazen in Krankenhäusern und durch Kontakte zu Patienten gemacht habe. Ich bin überzeugt, dass nicht nur Krebs, Herzinfarkt, Diabetes und Sonstiges, sondern auch alle Arten der Vaskulitis biologische Erreger haben. In einem der Krankenhäuser, in der gastroenterologischen Abteilung, lernte ich eine Frau kennen, der man über ein Jahr lang keine Diagnose stellen konnte. Sie hatte nachts unerträgliche Schmerzen in verschiedenen Teilen des Magen-Darm-Kanals. Sie hatte 20 kg abgenommen, aber keiner der Blutwerte wich von der Norm ab und keinerlei Untersuchungen konnten den Charakter der Krankheit aufklären. Sie wurde sogar zum Psychiater bestellt, weil man meinte, sie habe eine Form von Depression. Rein zufällig schlug ein Allergologe vor, das Blut auf Antikörper gegen Viren zu untersuchen. Auf diese Art entdeckte man bei ihr eine aktive Form des Herpesvirus, der ein solch eigenartiges klinisches Bild ergab.

Die Vorbeugung der unheilbaren Krankheiten ist im Prinzip klar und verständlich. Aber was soll man tun, wenn eine Störung des Immun-

systems bereits stattgefunden hat und der Organismus der Attacke von Parasiten und Viren nicht widerstehen konnte? Kann es prinzipiell einen Umkehrprozess geben oder ist es eine Illusion? Gibt es tatsächlich Menschen, die sich auf eine gewisse Weise von Krebs, der sich schon im fortgeschrittenen Stadium befand, auskurieren konnten, oder ist es nicht wahr? Ich habe mit eigenen Augen gesehen, wie schnell sich Wunden an den Beinen von Kranken mit hämorrhagischer Vaskulitis vernarbten, wenn sie mit einer sublimathaltigen Lösung bearbeitet wurden. Auch wenn es keine vollständige Heilung war, dann hat wenigstens eine langfristige, stabile Remission die Leiden der Patienten gelindert.

Ich teile Ihre Meinung vollständig, dass gerade das Herausfinden der Erreger von unheilbaren Krankheiten zur vorrangigen Forschungsrichtung in der Medizin, Biologie, Virologie und Parasitologie werden muss. Ich möchte Ihnen sehr gerne irgendwie bei Ihren Forschungen behilflich sein. Ich habe zur Zeit den zweiten Behinderungsgrad, aber das Gehirn funktioniert noch. Ich beherrsche Englisch, könnte beispielsweise wissenschaftliche Arbeiten übersetzen, einen Literaturüberblick zu jedem Thema der Biologie oder Medizin zusammenstellen. Das Schicksal erwischte mich so, dass ich zum Krüppel geworden bin und die meisten meiner Träume und Pläne unerfüllt blieben. Aber ich habe den Wunsch, selbst in diesem Zustand den Kampf mit der Ausweglosigkeit anzutreten und wenigstens irgendwie anderen Menschen eine Hilfe zu sein, wenigstens um einen Millimeter näher an die Entdeckung der Erreger unheilbarer Krankheiten heranzukommen, und damit auch an die Möglichkeit zu heilen. Mit Hochachtung und Hoffnung auf Ihre Antwort, E.“ Aus Krasnodar.

Da haben wir zwei Beispielschicksale: ein zerstörtes – das der Mutter, und ein nicht zustande gekommenes – das ihres ungeborenen Kindes. Auf den ersten Blick scheint die Ursache für die Tragödie in einer Verkettung von zufälligen Ereignissen zu liegen: Grippe – Gonorrhoe-Impfstoff aus Versehen – Erkältung. Ich bin aber sicher, dass die Schuld für diese Tragödie im weitesten Sinne bei unserer Medizin liegt. Wenn sie ein Gesetz zur ärztlichen Pflichtuntersuchung entworfen und realisiert hätte (wie es im Ausland in einigen Ländern üblich ist), dann würden die jungen Ehepaare Bescheid wissen, inwiefern sie auf die Erfüllung eines Kinderwunsches vorbereitet sind. Während der stärksten Grippeepidemien sind nicht alle krank – es ist üblicherweise das Los der Schwächeren. Möglicherweise war die schwangere Frau in unserem Fall auch nicht ganz gesund, d. h. sie hatte bereits einen Infekt, sodass der Grippevirus auf einen „fruchtbaren" Boden fiel. Was die Injektion eines Tripperimpfstoffes dieser Frau betrifft, so ist dieses Versehen für einen normalen menschlichen Verstand absolut unbegreiflich! Die anschließende Erkältung, falsche Pflanzenpräparate (denn bei der Patientin wurde nicht nach den Erregern ihrer Krankheiten gesucht), psychische Erschütterungen und Depressionen verstärkten lediglich den zerstörenden Prozess im Organismus. Schuldige gab es keine, aber jetzt muss nicht nur die Patientin, sondern auch der Staat bezahlen: Er hat erstens eine viel versprechende Spezialistin verloren, die auf Staatskosten ausgebildet wurde, zweitens darf er jetzt eine lebenslange Invaliditätsrente mehr zahlen.

Wie notwendig die Wiederaufnahme von breit angelegten Untersuchungen der Bevölkerung auf Trichomonaden ist, zeigen die Ergebnisse solcher Tests aus den 1950-60er Jahren, als die Häufigkeit von Krebs noch deutlich niedriger als heute war. Wie im Jahre 1960 B. Peusner aus Tomsk geschrieben hat: Es sind 10.000 Frauen im Alter von einigen Stunden bis 82 Jahren untersucht worden. Die Verbreitungsstruktur der Trichomonaden im weiblichen Organismus sah wie folgt aus: im Geschlechtsbereich bei 34 %, in der Harnröhre bei 49 %, in der Harnblase bei 7,8 % und im Mastdarm bei 8,8 % der Untersuchten. Die Untersuchung einer Gruppe von Mädchen ergab die Anwesenheit von Trichomonaden im Geschlechtsbereich bei 9,37 % und im Mastdarm bei 2,6 %.

In der Schwangerschaftszeit aktivieren sich die Abwehrkräfte des Organismus, sodass im Falle der Anwesenheit von Trichomonaden im Körper Entzündungsprozesse einsetzen. So kommen sie bei

Schwangeren in 68,2 % der Fälle vor, bei Nichtschwangeren halb so oft. In der Schwangerschaft ist ebenfalls ein Übergang vom reinen Befall von Trichomonaden zu ausgeprägten Formen der Entzündung möglich. Dies wird durch Veränderungen des Hormonhaushalts bei Schwangeren begünstigt: Die verstärkte Produktion der Geschlechtshormone bei der Frau wird von den Trichomonaden zwecks Selbstbefruchtung und Vermehrung genutzt. Darauf reagiert das Immunsystem – als Folge entstehen Krankheiten. Besonders schwere Formen entwickeln sich in der zweiten Schwangerschaftshälfte. Es wurde festgestellt, dass der Anteil an postnatalen Infektionskrankheiten innerhalb einer Gruppe von Wöchnerinnen mit postnataler Trichomoniasis (33,3 %) höher ist als in der Kontrollgruppe, in der die Frauen keine Trichomoniasis hatten, bei sonst identischen Ausgangsbedingungen.

Untersuchungen von Familien auf die vaginale Trichomoniasis lieferten ebenfalls bemerkenswerte Ergebnisse. Geprüft wurden 50 Familien. In zwölf Familien erwiesen sich die Ehemänner als Ansteckungsquelle, in weiteren zwölf die Ehefrauen, in vier die Kinder. Insgesamt wurden 59 Frauen, 53 Mädchen, 12 Männer und 15 Jungen untersucht. Davon erwiesen sich als Trichomoniasis-Infizierte: 51 Frauen, 35 Mädchen, 12 Männer. Die Jungen waren alle gesund. Gleichwohl wurden bei den Erwachsenen in 27 Fällen Trichomonaden in der Harnröhre entdeckt und in sechs Fällen im Mastdarm. Bei den 35 Mädchen im Alter von ein bis 17 Jahren wurden die Trichomonaden nicht nur im Scheidensekret gefunden, sondern bei elf in der Harnröhre sowie bei acht im Mastdarm. Die Parasitologen suchten nicht nur nach Trichomonaden, sondern analysierten auch die möglichen Infektionswege. So haben sie festgestellt, dass 31 der infizierten Mädchen aus infizierten Familien stammten, die vier anderen Mädchen aus gesunden Familien. 29 Mädchen steckten sich über den Haushaltsweg an – bei der Mehrheit waren die Mütter erkrankt, zwei hatten kranke Babysitter und vier wurden bei der Geburt angesteckt. Diese Mädchen konnten auch selber Infektionsquellen sein, denn 14 von ihnen besuchten Kindergarten oder Krippe.

Massenuntersuchungen von nicht schwangeren Frauen, die Mitte des 20. Jahrhunderts durchgeführt wurden, zeigten, dass bei uns die Durchseuchungsrate mit der Trichomoniasis zwischen 10 und 72 Prozent lag, im Ausland zwischen 88 und 95 Prozent. Natürlich war dieser Wert stark abhängig von der Qualität der Untersuchungen. Doch schon diese statistischen Werte erlauben aus der Sicht meiner Entdeckung sich dessen bewusst zu werden, dass die Trichomonaden der vorigen Generation heute unsere Tumorzellen und die unserer Kinder sind.

Die aktive Form der Trichomoniasis kommt mit 54 % am häufigsten bei Frauen im Alter von 21-30 Jahren vor, unter den 31-40jährigen sind es 28 % und unter den älter als 40jährigen 17,7 %. Das hängt von zwei Faktoren ab: von der Aktivität des Geschlechtslebens und vom funktionalen Zustand der Scheide. Die größte Gefahr bilden Trichomonaden für schwangere Frauen. Untersuchungen von Wissenschaftlern aus Saratow in den 1970er Jahren ergaben, dass die Häufigkeit der Trichomoniasis unter Gebärenden 33,3 % und bei Wöchnerinnen 35,4 % betrug, darunter gelangten die Trichomonaden in 51 % der Fälle in die Gebärmutter. Die Parasitologen aus Chabarovsk machten breit ausgelegte Untersuchungen unter Mitarbeiterinnen aus dem Gastronomiebereich sowie von Kinderbetreuungseinrichtungen. Sie stellten fest, dass bei 31 % der Frauen, die sich selber für gesund hielten, Trichomonaden vorhanden waren bzw. Erosionen entdeckt wurden, auch am Gebärmutterhals. Schließlich zeigten die Untersuchungen von Wissenschaftlern aus Kiew: Der Gesamtanteil der Fälle von Harnröhrenentzündung betrug bei den untersuchten Frauen 67 %, bei Männern 40 %, bei Mädchen bis zu 9,3 %.

Diese Angaben aus dem 20. Jahrhundert zeugen davon, wie stark die Trichomoniasis schon zu jener Zeit unter Frauen verbreitet war. Bedauerlicherweise hat sich die Medizin in den letzten Jahrzehnten sehr auf die Virologie und die Genwissenschaft fokussiert und die einzelligen Parasiten außer Acht gelassen. Diese nutzen die Zeit und kolonisieren unsere Organismen mit immer größerem Erfolg. Dies haben Untersuchungen ergeben, an denen ich selber teilgenommen habe: Bei Analysen des venösen und des peripheren Blutes sowie des Inhalts von Zahnfleischtaschen und der Scheide wurden in allen Fällen Trichomonaden gefunden. Demzufolge sind wir alle Trichomonadenträger und potentielle Krebs- oder Herzkranke. Was das bedeutet, wissen wir und ... haben Angst. Deshalb, um unsere durch Trichomonaden verursachten Erkrankungen nicht in das letzte Stadium kommen zu lassen – also Krebs oder Herzinfarkt – müssen wir sie im Anfang der Erkrankung „abfangen". Dazu muss jede Frau zu ihrer eigenen Gynäkologin werden.

Ein guter Frauenarzt zu sein, wenn auch nur für sich selber, heißt in erster Linie, den Hauptverursacher der Frauenkrankheiten zu kennen. Erst wenn die Frau von der Hinterlistigkeit, Vielseitigkeit und Lebenskraft des Parasiten erfahren hat, wird sie den Myriaden von Trichomonaden widerstehen können und sie wird – weil sie die Verantwortung für ihre Familie verspürt – zur gewissenhaftesten Uro-Gynäkologin, aus Liebe, nicht für Geld. Ich empfehle Ihnen nicht, Selbstbehandlung zu betreiben. Doch zu wissen, wie die Untersuchungen und die Behandlungen richtig abzulaufen haben, und mit dem Arzt mitzuarbeiten ist dringend notwendig. Mehr noch, wenn man die Methoden von Melnikowa und Samojlowa kennengelernt hat, wird man mit der Versicherungskarte und diesem Buch in der Hand hoffentlich zu aussagekräftigen Untersuchungen und erfolgversprechender Behandlung kommen können.

Nun lernen wir die Methode zur Diagnose der Trichomoniasis kennen. Sie müssen stets wissen, dass unabhängig von der Tageszeit, zu der Ihr Arzt Sie bestellt hat, die Trichomonaden trotz ihrer Anwesenheit im Körper unentdeckt bleiben werden, wenn die zyklische Organisation des Parasitenlebens nicht berücksichtigt wird. Die Patientin sollte nicht später als sieben Tage nach Beginn der Menstruation den Arzt aufsuchen – das ist die Zeit, wenn die

Trichomonaden vom Blut angelockt in die Scheide absteigen. Zu einer späteren Zeit werden die Parasiten aus der Scheide in die höher gelegenen Organe abgewandert und auf solche Art unerreichbar geworden sein. Vor dem Krieg wurde bei den Untersuchungen von Frauen die Wagner-Methode angewandt. Dabei führte der Arzt einen Spiegel in die Scheide ein, trocknete mit einem Tampon das Innere der Scheide und den äußeren Muttermund ab, desinfizierte alles mit einer kräftigen Lösung von Lysophorm und trocknete wieder ab. Anschließend wurde ein Wattestäbchen in den Gebärmutterhals eingeführt und der Inhalt abgetupft. Dann wurden 2-4 Tropfen dieses Materials im Nährmedium in sterilen Reagenzgläsern kultiviert. Um einem zu starken Bakterienwachstum vorzubeugen, wurde eine Lösung von Trypaflavin 1:1000 hinzugefügt. Die Behälter wurden im Thermoschrank 1-2 Stunden lang bei 37 °C temperiert, dann wurde in ein halbflüssiges Medium mit Agar umkultiviert. Das Ergebnis: Am zweiten Tag wimmelte das Medium von Parasiten. Am stärksten wuchs die Anzahl der Trichomonaden am dritten bis vierten Tag.

In den 1950er Jahren wurde der Abstrich aus der Scheide von vielen Gynäkologen nach der Teras-Methode durchgeführt. Mit Hilfe des Kuskeau-Vaginalspiegels gab der Arzt mit einer 5- oder 10mm-Pipette in das hintere Gewölbe der Scheide 3-5 ml einer sterilen physiologischen Kochsalzlösung. Dann wurde diese Flüssigkeit samt Scheidensekret mittels der gleichen Pipette aspiriert (aufgesammelt). Nach einem wiederholten Beträufeln des hinteren Scheidengewölbes und des äußeren Muttermundes wurde das gewonnene Material in einem sterilen Reagenzglas zwecks nachfolgender Laboruntersuchung gesammelt. Um die Aussagekraft der Analysen zu gewährleisten, sollten außer dem Abstrich aus der Scheide zusätzlich Gewebeproben aus der Harnröhre sowie – mit Hilfe einer Platinöse – aus dem Gebärmutterhals genommen werden. Das gewonnene Material wurde auf drei unterschiedliche Arten untersucht: als native Präparate, d. h. mikroskopische Untersuchung beweglicher Trichomonaden, als Einfärbung der fixierten Präparate und schließlich als Kultur im Nährmedium.

Nach dem Lesen dieser Zeilen werden sich einige Frauen wahrscheinlich fragen, ob die Untersuchung bei ihnen auf solche Art stattgefunden hat. Natürlich nicht! Niemand beachtet die Physiologie einer Frau, wenn sich bei ihr der pH-Wert im Scheidenmilieu ändert. Darauf reagiert nur die Trichomonade, die abhängig davon mal in die Scheide kommt, mal wieder in die höher gelegene Organe aufsteigt und damit für den Arzt unerreichbar wird. Scheidenspülungen werden auch nicht durchgeführt. Deshalb kommen auf das Laborglas nicht die Trichomonaden, sondern vielmehr Bakterien, Schleim, Pilze, abgesondertes Sekret und abgeschälte Epithelzellen. Und von einer Kultur des Abstrichs im Nährmedium will heutzutage überhaupt keiner mehr hören. Das Ergebnis ist eine erschreckend niedrige Quote der Diagnostik der Trichomonaden-Infektion. Die Mediziner meinen, dass es die Parasiten nicht gibt, und diese nutzen ihre Freiheit und tun ihr dunkles Werk, indem sie Krebs, Herzinfarkt, Schlaganfall oder Diabetes entwickeln. Man kann erst dann hoffen die Trichomonade und mit ihr auch die als unheilbar geltenden Krankheiten zu besiegen, wenn die Traditionen der Parasitologen der früheren Generation wieder ins Leben gerufen und mit neuesten Erkenntnissen und technischen Möglichkeiten ergänzt werden. Das wiederum wird das Aussterben und die Fehlbildungen beim Menschen aufhalten, der bis vor kurzer Zeit noch nichts von der Existenz des „geheimnisvollen Mörders“ ahnte.

Ein Vergleich der Aussagekraft der verschiedenen Methoden zur Diagnostik der Trichomoniasis hat ergeben, dass die Kulturmethode die besten Resultate liefert. Als beispielsweise 169 Personen mit Beschwerden auf Entzündungen im urogenitalen Trakt untersucht wurden, wurde die Trichomonade mittels der Kulturmethode bei 72 Patienten (entspricht 43 %) gefunden, durch Untersuchung der nativen Präparate bei 43 (26 %), und die eingefärbten Präparate zeigten sie bei 21 Patienten auf (13 %). Selbstverständlich hat die geringe Trefferquote die Wissenschaftler nicht zufrieden gestellt. Daher wurde der Immunfluoreszenztest eingeführt. Das Fluoreszenzmikroskop RIF-80 fand eine breite Anwendung bei der Erforschung von bakteriellen, Virus- und anderen Infektionskrankheiten. Mit dieser Methode wurde die Trichomonade bei 159 von denselben 169 Patienten entdeckt.

Gleichzeitig mit der Untersuchung auf die Trichomoniasis wurde eine Untersuchung auf die Candidosis durchgeführt, um damit die Anwesenheit einer gemischten Infektion bei den Patienten nachzuweisen. Die Wissenschaftler stellten fest, dass bei der Untersuchung mit Hilfe der Immunfluoreszenz-Reaktion des Blutserums von Männern und Frauen, die einen Entzündungsprozess im urogenitalen Bereich mit unklarer Herkunft hatten, die Benutzung eines gemischten Antigens aus Trichomonaden und hefeartigen Candida-Pilzen sinnvoll wäre.

Die Methoden zur Probeentnahme, zum Nachweis von Trichomonaden und der begleitenden Mikroflora sollten dringend weiterentwickelt werden. Ferner müssen effektive Methoden zur Bekämpfung der durch Parasiten, Pilze und Ähnliches hervorgerufenen Infektionen entwickelt und in die Praxis eingeführt werden. Und wir, die wir unsere eigenen Gynäkologinnen sind, werden gewissenhaft die Anweisungen des Arztes befolgen und damit einen trichomonadenfreien Boden für die nachfolgenden Generationen vorbereiten können. Mit anderen Worten, indem wir uns samt unserer Kinder und Enkel von den Trichomonaden befreien, werden wir jenes belebende Fundament bilden, das unseren Nachkommen erlauben wird auf genau die Stufe der menschlichen Existenz zu gelangen, die von Anfang an von Mutter Natur für uns vorgesehen war. Es wird ein Kampf sein, der zwei bis drei Generationen andauern könnte. Doch er wird sich auf jeden Fall auszahlen, weil er durch bessere Gesundheit und ein verlängertes Leben belohnt wird.

Pessimisten brauchen die Überbevölkerung unseres Planeten nicht zu befürchten. Der Mensch besitzt genügend Verstand, um seine Geburtenrate selber zu regulieren – dies brauchen die Trichomonaden nicht zu übernehmen. Zur Zeit sehen die Folgen ihres Einflusses so aus: Der Mensch hat nach seiner Geburt zunächst Kinderkrankheiten, dann genießt er (allerdings nicht jeder) 15-20 Jahre des gesundheitlichen Wohlergehens, dem folgen „altersbedingte" Krankheiten. 52 Jahre ist die durchschnittliche Lebenserwartung der männlichen Bevölkerung in Russland heute, Anfang der 1990er Jahre*. Sollte sich der Mensch von den Trichomonaden befreien, wird er seine Gesundheit für viele weitere Jahre bewahren und die Dauer seines Aufenthaltes auf dieser Welt verdoppeln und verdreifachen können. Und wenn er gesund sein wird, wird er sowohl sich selber als auch seine Nächsten ernähren können. Ich wünsche Ihnen ein langes Leben bei bester Gesundheit!

* 2024 beträgt die Lebenserwartung in Rußland ca. 71 Jahre - *Anm. d. Red.*

Kapitel 5

Sie heilt „Männer“- und „Frauen“-Krankheiten!

Die gnadenlose Statistik der Medizin belegt den alarmierenden Zustand der Bevölkerungsentwicklung in Russland:

- Von 37,5 Millionen Frauen im gebärfähigen Alter (zwischen 15 und 41 Jahren) sind 10 Millionen unfruchtbar.
- Die Anzahl der Frauen mit Zyklusstörungen, was ein Indiz für unterschiedliche Frauenkrankheiten ist, ist um das Fünffache gestiegen.
- Von den schwangeren Frauen haben 70 % eine Pathologie, mehrere von ihnen leiden an Eisenmangelanämie (Blutmangel), die Müttersterblichkeit ist stark gestiegen.
- Bei 40 % der Gebärenden wird bei der Geburt die eine oder andere Pathologie festgestellt, und im Wissenschaftlichen Zentrum für Geburtshilfe, Gynäkologie und Perinatalmedizin in Moskau bekommen 30 % der Frauen ihre Kinder per Kaiserschnitt.
- Jährlich werden 2,5 Millionen Schwangerschaftsabbrüche registriert, was zwei- bis dreimal höher als die Anzahl der stattfindenen Geburten ist; auf 1000 Ehen gibt es 800 Scheidungen.
- Im Jahre 1995 sind in Russland insgesamt 30 000 gesunde Kinder zur Welt gekommen, 1996 wurde in Moskau kein einziges gesundes Kind geboren. Heutzutage kommt jede Woche ein Kind mit einem Tumor zur Welt; bei zahlreichen Neugeborenen werden festgestellt: Herzfehler, Störungen im Herz-Kreislaufsystem, geistige und psychische Anomalitäten und dergleichen.

- Die Invalidität unter Kindern hat sich in den letzten Jahren versechsfacht.
- Von 100 neugeborenen Kindern haben 19 einen angeborenen Schaden oder eine Entwicklungsstörung.
- Nur ein Drittel der heutigen Jugendlichen wird das Rentenalter erreichen.
- Jeder dritte männliche Jugendliche ist seiner körperlichen Verfassung nach wehrdientsuntauglich.
- Die Mehrheit der Männer wird bis zum 40. Lebensjahr impotent, vier Millionen junger Männer leiden an Zeugungsunfähigkeit.
- Viele Frauen tragen Kinder für ihre unfruchtbaren Schwestern, Töchter und Nichten aus.
- Jedes Jahr sinkt die Bevölkerung Russlands um 1 Million Einwohner.

Wie wir sehen, ist die mit Zahlen belegte Wirklichkeit besorgniserregend. Es ist nicht gerade umsichtig, die Ursachen dafür ausschließlich in der Verschlechterung der sozialen und ökologischen Verhältnisse zu suchen. In der Nachkriegszeit ging es den Menschen noch schlechter. Doch gerade die Mädchen jener Zeit tragen heute die Kinder ihrer „gut situierten" Töchter aus. Das zeugt wiederum davon, dass die äußeren Verhältnisse zweitrangige Faktoren sind, auch wenn sie einen ernst zu nehmenden Beitrag zur allgemeinen Verschlechterung des Gesundheitszustands und der Fortpflanzungsfähigkeit der heutigen Generation beisteuern. Also muss es eine primäre Ursache für das Unheil geben. Und es gibt sie tatsächlich. Das ist die Trichomonade! Und Gott sei Dank, dass wir solche Ärzte haben wie Doktor Melnikowa aus Woronesh, die sich dieser Gefahr bewusst geworden sind. Es gibt jetzt eben auch Mediziner, denen die Entdeckung des biologischen Erregers der Krebskrankheit eine andere Sicht auf mehrere zuvor in der Behandlungspraxis beobachtete Phänomene erlaubt hat. Darüber berichten sie in ihren Briefen.

Der erste Brief.

„Sehr geehrte Tamara Jakowlewna!

Ich verfolge mit Interesse Ihre Veröffentlichungen in Zeitungen und Zeitschriften. Ich bin Nierenfachärztin mit 20jähriger Berufserfahrung. Mir ist auch sehr wohl bekannt, wie schwierig sich eine chronische Pyelonephritis (eine Nierenkrankheit) behandeln lässt. In den Fällen jedoch, wenn die Kultur Candida-Pilze ergibt, wenden wir Trichopol an und die Behandlung verläuft erfolgreich.

Gemäß Ihrer Theorie sollten alle Nierenentzündungen mit Hilfe von Trichopol behandelt werden. Zu diesem Thema möchte ich mich mit Ihnen auch unterhalten, vielleicht auch einen Bund schließen: Ich könnte Ihnen brauchbares statistisch belegtes Material bereitstellen.

Meine Telefonnummer lautet ... N. S. Den 4.10.95" Aus Moskau.

Der zweite Brief.

„... Hier ein weiteres Ereignis. Im ersten Blutpräparat, von dem Sie für mich eine Farbaufnahme gemacht haben, haben Sie mir eine große ovale Zelle mit einem großen Kern, das steinchenähnliche Kerne einschloss, gezeigt. Das ist offensichtlich eine Tumorzelle, aber kein Lymphozyt. Und Zellen solcher Art habe ich schon gesehen!

Ein junger Mann, 35 Jahre alt, erkrankte im Jahre 1993. Er bekam Schmerzen im Bauch, und erst am 6.10.95 wurde bei ihm eine Magenspiegelung gemacht und ein Geschwür entdeckt, das so groß wie ein Drittel des Magens war: In den Präparaten wurde zuvor nichts außer Entzündungsmerkmalen gefunden. Drei Wochen später wurde wieder eine Fiberendoskopie gemacht und mit Hilfe von zytologischen Untersuchungen die Diagnose gestellt: Drüsenkrebs. In dem von mir untersuchten Präparat des Magengewebes habe ich Zellgruppen der gleichen Art beobachten können wie in einer Blutprobe, die von einem Krebskranken mit Granulomatose stammte (diese Probe habe ich mit Ihnen gemeinsam gesehen, als ich im September 1995 in Moskau war). Und nebenan befanden sich Zellen, die den Trichomonaden sehr ähnlich waren. In den Gruppen fanden sich ganz typische Trichomonaden! Außerdem befand sich im Magen unseres Patienten jede Menge unterschiedlicher Mikroflora.

Auf Grund Ihrer Erfahrung wagte ich, den zytologischen Befund preiszugeben, nämlich dass in den Gruppen offensichtlich pure Parasitenkultur herrscht.

Doch ob dies helfen wird, dem Patienten den Magen und das Leben zu retten? Ich weiß es nicht! Ich hoffe es nur ... Mit Hochachtung L. K.

Den 1.11.95" Aus Belgorod.

Und schließlich der dritte Brief. Er stammt von einer Gynäkologin – einer Ärztin aus Berufung – von der Ihnen bekannten Melnikowa Valentina Alexandrowna, die es sich zur Aufgabe gemacht hat, in ihrem Tun als Beispiel voranzugehen, und dabei „Frauen"- wie „Männer"-Krankheiten behandeln kann.

„Heute bin ich mit der Übersicht Ihrer Veröffentlichungen bis Januar 1995 fertig geworden. Ich habe erfahren, dass Sie Chemikerin sind und worin das Wesen Ihrer Arbeit besteht. Sie haben in allem vollkommen Recht. Wenn wir nur zusammen arbeiten könnten!?!

Während ich nach geeigneten Methoden zur Behandlung der Trichomoniasis suchte und die Ergebnisse der angewendeten Methoden analysierte, habe ich intuitiv verstanden, dass ich es nicht mit einer einfachen Trichomonadenkolpitis zu tun habe, sondern mit einer chronischen Trichomoniasis, d. h. mit dem Befall sämtlicher Systeme und Organe durch die Trichomonade. Dies ermöglichte mir Methoden zur aktiven Feststellung der Trichomonaden sowie zur Behandlung der chronischen Trichomoniasis bei gynäkologischen Patienten zu entwickeln. In Zusammenarbeit mit dem Lehrstuhl der Fakultät für Krankheitsbehandlung der staatlichen Hochschule für Medizin in Woronesh, explizit mit Professor A. I. Mazujev, habe ich 1989 methodische Richtlinien für Fachärzte der Geburtshilfe und Gynäkologie sowie der Geschlechtskrankheiten herausgegeben. Ohne diese Veröffentlichung konnte ich auf keinen Fall die Patienten mit meiner Methode behandeln, denn dafür wurde ich auf allen Ebenen unserer Gesundheitsbehörden gesteinigt – und vor allem hat mir mein Oberarzt die Anwendung meiner Methoden verboten. Die Leute gingen nämlich scharenweise zu ihm und in das zuständige Gesundheitsamt, um sich meinetwegen zu beschweren. Ich würde ihnen einreden, dass die Trichomonade im Gewebe sämtlicher Organe und Systeme unseres Körpers lebe und entlang der Blutbahnen von einem Herd in den anderen übertragen werde, das gleiche passiere entlang der Lymphwege, wobei sie Störungen des Magen-Darm-Trakts, der Atem- und Harnwege sowie Anämie (Blutarmut) und die koronare Herzkrankheit hervorrufe. Das waren die Jahre 1985 bis 1988. Von mir wurden Beweise verlangt: Auf Grund welcher Theorie würde ich dies behaupten. Damals wusste ich noch nicht, dass Sie in diese Richtung forschen.

Wenn ich allerdings den Patienten diese Sichtweise der Krankheit nicht nahe gelegt hätte, unter anderem auch den Infektionsweg über Vererbung (wenn sich die Frucht im Mutterleib ansteckt), dann würden nicht die meisten Patienten ihre Behandlung komplett abschließen, die aus drei Abschnitten Trichomonaden und Bakterien bekämpfender Therapien besteht, die sich eine nach der anderen in bestimmten Zeitabständen wiederholten, begleitet von Immuntherapie und von Resorption verbessernden Maßnahmen. Es ist bekannt (laut Angaben des Zentralen Wissenschaftlichen Forschungsinstituts für Haut- und Geschlechtskrankheiten in Moskau), dass sich innerhalb der Trichomonade weitere Erregerarten aufhalten: Viren, Candida-Pilze, Chlamydien, Gardnerellen, Mykoplasmen, Ureaplasmen, Gonokokken und andere. Auch das hat sich im Laufe der Behandlung meiner Patienten bestätigt.

Während des ersten Therapieabschnitts – das ist eine ausgedehnte Anwendung von Trichopol – verschlechtert sich schon am 6.-7. Tag der Zustand einer ganzen Reihe von Systemen und Organen. Diese Verschlechterung äußert sich auf unterschiedliche Arten: durch eine Nierenkolik, oder eine akute Blasenentzündung (dabei kommen sogar Steinchen oder Sand heraus, die von der Patientin nicht einmal vermutet wurden). Häufig werden diese Patienten mit dem Krankenwagen in die urologische Abteilung eingeliefert – bei ihnen hat sich nämlich eine chronische Nierenkrankheit in Form einer latenten Nierenbeckenentzündung verschärft, außerdem haben sich bereits Nierensteine gebildet. Bei anderen Patienten wird die chronische Bronchitis zu einer akuten oder sie bekommen Gliederschmerzen an den Stellen, wo sich Chlamydien befinden und die Synovialhüllen angreifen, oder die Darmfunktion wird gestört, die Gastritis oder das Magengeschwür wird akut. Manchmal erfährt die Patientin zum ersten Mal auf diese Art von ihrem Magengeschwür. Dies alles sind Zeichen dafür, dass eine Menge von Krankheitserregern in den Organismus freigelassen wird, nachdem die Hülle der Parasiten zerstört wurde und die darin enthaltenen Mikroben sich wieder aktivieren konnten.

Der größte Teil der Trichomonaden bleibt allerdings unversehrt, weil sie sich in den Narben aufhalten, die in allen Organen und Gewebeteilen vorhanden sind. Das gleiche passiert auch bei Männern. Aus diesem Grund folgt der zweite Behandlungsabschnitt dem ersten schon nach kurzer Zeit. Und in jedem Fall gehe ich individuell an den Patienten heran, in Anbetracht seiner Beschwerden, Untersuchungsergebnisse und Angaben über den Behandlungsfortschritt. Meine Methoden berücksichtigen, dass der menschliche Organismus nicht keimfrei ist, sondern dass in ihm außer den Trichomonaden – entweder innerhalb von ihnen oder in der Nachbarschaft – andere Arten von Erregern leben, die unvermeidlich zur Entstehung eines Krankheitsherdes führen.

Die gesamte Behandlungsdauer beträgt für Personen bis 40 Jahre 1,5-2 Monate. Bei älteren Menschen muss das Behandlungsschema abgeschwächt werden bezüglich der verordneten Dosen von Medikamenten. Nach Abschluss der Behandlung muss unbedingt eine Ruhepause von ein bis zwei Monaten eingelegt werden, gefolgt von einer Rehabilitationstherapie. Meine Methode der Krankheitsbehandlung sieht eine vollständige Liquidation der Krankheit vor – ohne Rückfälle!! Ich kann nicht nur Frauen auskurieren, sondern auch Kinder und Männer. In meinem Einzugsgebiet hat es seit zehn Jahren keine Fälle von Krebserkrankungen bei Personen gegeben, die zuvor eine Behandlung nach meiner Methode abgeschlossen hatten. Dafür lösten sich nach der Behandlung bei einigen Frauen ihre Brustmyome bzw. Gebärmutterfibrome auf oder wurden kleiner. Das fand ich rätselhaft, bis ich Ihren Rundfunkauftritt über die parasitäre Natur der Krebskrankheit gehört habe. Dadurch wurde einiges klar!

Wenn ich Schwangere behandle, hoffe ich darauf, dass sie Kinder gebären werden, die frei von Trichomonaden sind. Eine Behandlung bei Schwangeren nehme ich in Angriff, auch ohne im Abstrich Trichomona-

den gefunden zu haben (die Nachweisquote mit Hilfe von üblichen Methoden ist sehr niedrig, übersteigt nicht 5-7 %). Der Verdacht entsteht nämlich anhand einer Reihe von klinischen Äußerungen und aufgrund der Untersuchungen von Blut- und Urinproben. Übrigens habe ich gemerkt, dass die zuvor positive Komplementbindungsreaktion (KBR) auf Toxoplasmen (Gehirnparasiten) nach meiner Behandlung negativ wird. Diese Behandlung ist das Ergebnis angesammelter Erfahrung. Und ich beobachte, wie die Menschen zusehends wieder aufleben.

Mit der Suche nach Trichomonaden beschäftigte ich mich in den Jahren 1984-1988. Ausgerechnet zu jener Zeit entstand die Methode zur aktiven Feststellung dieser Parasiten bei Patienten mit chronischen, immer wiederkehrenden Erkrankungen der Harnwege und des Magen-Darm-Traktes. Diese Methode sieht vor, bei denjenigen Personen gezielt nach Trichomonaden zu suchen, bei denen diese Erreger jahrelang nicht festgestellt wurden. Neuerdings wurden die Trichomonaden nach 1-2 Wochen in 85 % der Fälle nachgewiesen. Wenn man sich noch sorgfältiger mit dem Problem befasst, wird die Trichomonade bei 100 % der Frauen in kürzester Zeit gefunden werden. Selbst wenn die Patientin keine Menstruation hat, kommen die Trichomonaden in die Abstriche, d. h. sie steigen aus den höher gelegenen Organen in die Scheide ab, wo sie dann gefunden werden.

Eigentlich habe ich mit der Labordiagnostik nichts zu tun; ich nehme das, was das Labor liefert. Die Kulturmethode wird ausschließlich in der städtischen Abteilung für Haut- und Geschlechtskrankheiten zur Diagnose angewandt, wohin die Proben aus sämtlichen Frauenarztpraxen der Stadt gelangen. Doch das dort verwendete Nährmedium taugt nichts, denn es ergibt nur eine Erfolgsquote von 5-7 % bei Anzucht von Trichomonaden. In dieser Angelegenheit habe ich im Laufe von mehreren Jahren Kritik an der Arbeit der genannten Abteilung geübt, und zwar auf allen Stufen unseres Gesundheitssystems.

Mit meiner Methode ist die aufwendige Kultivierung nicht nötig, weil die Trichomonaden in gefärbten Proben auf dem Laborglas nachgewiesen werden können. Dafür ist lediglich notwendig, dass die Trichomonaden aus den inneren Organen der Frau in ihren Geschlechtsbereich kommen. Aus diesem Grund ist die Methode der aktiven Feststellung der

Trichomonaden gleichzeitig die erste Stufe der Behandlung, da zu Beginn die Soor-Krankheiten bekämpft werden. Die Candida-Pilze unterdrücken nämlich die Trichomonaden in der Scheide der Frau und machen sie auf solche Art nicht nachweisbar. Bisweilen wird der Soor-Erreger ebenfalls nicht in den Scheidenabstrichen festgestellt, und zwar deshalb, weil vor dem Hintergrund der hohen Leukozytose der Verlauf der Pilzkrankheit verdeckt bleibt.

Meine mehrjährige Erfahrung zeigt, dass die Candida-Pilze praktisch bei allen vorhanden sind: Wenn sie mit Hilfe des Mikroskops nicht gefunden werden, dann auf jeden Fall mittels Anzucht. Deshalb basiert die Methode der gezielten Feststellung der Trichomonaden in erster Linie auf der Unterdrückung der Soor-Infektionen und der gleichzeitigen Resorptionstherapie. Diese wird mit Hilfe von biogenen Stimulatoren sowie mit Ultraschalltherapie durchgeführt, um die vermutlichen Mikroschwarten in den Organen bzw. die offensichtlichen Vernarbungen in den Genitalien (Gebärmutter, Eileiter) aufzulösen. Mikroschwarten kommen überall vor, wo es Trichomonaden gibt. Und wenn die Gewebeverdichtung gelöst wird, kommen die Trichomonaden frei.

Abstriche auf Trichomonaden sollen bei Frauen nicht am 5.-8. Tag oder später nach Ablauf der Menstruation genommen werden. Zu dieser Zeit sind die Lakunen und Drüsen, durch die die Parasiten in die Scheide eingedrungen waren, bereits geschlossen. Vielmehr ist dies am 4., 5., 6. und 7. Tag nach Beginn der Menstruation zu machen, wenn die tiefen Schichten der Gebärmutterdrüsen abgestoßen werden.

Die entwickelte Behandlungsmethode habe ich an mir selber getestet. Noch im Jahre 1984 erlitt ich einen Herzinfarkt. Ich hatte den 3. Behinderungsgrad, den ich nach einem Jahr abgelehnt habe. Ich entschloss mich sämtliche bei mir vorhandenen Wirkstoffe an meinem Organismus auszuprobieren. Vor allen versteckt und mit einer Menge von Krankheiten ausgestattet, wagte ich fünf Behandlungszyklen nacheinander durchzuführen – empfehlen tue ich nur drei. Jetzt bin ich gesund und leide nicht an Herzischämie. Geblieben sind nur die Folgen des Schädel-Hirn-Traumas: Im fünften Studienjahr bin ich während des Einstiegs in den Zug verunglückt, indem ich in die Lücke zwischen dem Bahnsteig und den Wagenrädern fiel. Doch mir sieht man dieses Unglück nicht mehr an. Und wenn ich schon damals meine Methode mit Ätiopathogenese angewendet hätte, dann hätte es weder die Folgen des Schädel-Hirn-Traumas gegeben noch den Herzinfarkt.

Ich arbeite überwiegend mit kranken Frauen. Der Behandlungsprozess ist meine Welt. Ich brauche eine größere Klinik. Ich habe schon immer in großen Institutskliniken gearbeitet. In den letzten fünf Jahren wurden die gynäkologischen Beratungsstellen von den Entbindungsstationen losgelöst und gehören nun zu regionalen medizinischen Großanstalten, die aus einer Hauptklinik, zwei Kinderkliniken und einer Frauenklinik bestehen ...

Die Wissenschaft und auch wir praktizierenden Ärzte benötigen tatsächlich Kriterien, anhand derer die Befreiung von Trichomonaden mittels Blutanalyse festgestellt werden kann. Ich habe schon zehn Proben gesammelt; wenn fünf weitere hinzukommen, werde ich sie Ihnen zuschicken.

Besuchen Sie mich oder schicken Sie jemanden vorbei, um sich mit mir und meinem Oberarzt zu unterhalten – dann wird sich alles von selbst klären. Selbst meine Hebamme versteht alles, die Führung unseres Gesundheitssystems ist jedoch nicht in der Lage mir eine Basis zu geben, damit ich nicht im Einzugsgebiet arbeite, sondern alle behandle, die es wollen. Kommen Sie, besuchen Sie unser Institut, vielleicht finden Sie etwas, was Sie interessiert ...

Mit Hochachtung,

V.A. Melnikowa. Am 16.07.96." Aus Woronesh.

Dieser Brief von der Frauenärztin V. Melnikowa ist nicht der erste und nicht der letzte. Wir haben nicht nur regen Schriftverkehr miteinander, sondern arbeiten auch zusammen, soweit es möglich ist. Valentina Melnikowa unterrichtet gerne, ohne etwas zu verheimlichen, über das Wesen der von ihr entwickelten und patentierten Methoden zur Diagnostik und Behandlung der Trichomoniasis, deren Erreger auch der Hauptverursacher zahlreicher Krankheiten und Leiden von Frauen und damit auch deren Familien ist. Mit ihrer freundlichen Genehmigung gebe ich ihre Methoden zur gezielten Feststellung der Trichomonaden und zur Behandlung wiederkehrender chronischer Krankheiten, die durch diesen Parasiten verursacht werden, an Sie weiter.

Doch zu Beginn stelle ich Ihnen zwei Krankheitsgeschichten von Frauen vor, die zufällig aus denen ausgewählt wurden, die ich über Frau Melnikowa kennen gelernt habe. Die Patientinnen hatten unterschiedliche Einstellungen zur verordneten Behandlung und erfuhren dementsprechend grundsätzlich verschiedene Ergebnisse. Denken Sie darüber nach!

Krankheitsgeschichte 1

„Patientin T., 46 Jahre alt. Sie wurde wegen eines Eierstocktumors operiert, wonach sie sich regelmäßig im Bezirkszentrum für Krebsmedizin beobachten ließ. Doch sie wurde von dumpfen Schmerzen im Unterleib sowie von einem regelmäßig auftretenden unangenehmen Gefühl beim Wasserlassen beunruhigt.

Der Patientin standen in den Behörden sämtliche Türen offen, Beobachtungen und jegliche Behandlungen ließ sie ausschließlich auf dem Niveau von Chefärzten, Abteilungsleitern und Gesundheitsämtern machen – sie war nämlich Kindergartenleiterin. Aus dem gleichen Grund wurden ihre Krankenbücher freundschaftlich abgezeichnet (Mitarbeiter von Kinderbetreuungseinrichtungen mussten zweimal jährlich medizinisch untersucht werden), ohne Abstriche aus dem urogenitalen Bereich, und zwar von Gynäkologen mit Doktortiteln, deren Kinder und Enkel den Kindergarten dieser Patientin besuchten.

Da die Patientin im Nachbareingang wohnte, wurde sie zur Stammbesucherin bei uns zu Hause. Sie interessierte sich für meine Arbeit und Behandlungsmethoden. Als T. das Wesentliche begriffen hatte, diskutierte sie mit mir darüber, dass die Trichomonade nicht bei allen vorhanden sein könne und dass es einen solchen Übertragungsweg der Trichomoniasis nicht geben könne. Und erst nachdem ich sie direkt gefragt habe, ob sie von sich selber spreche, willigte sie eine Untersuchung bei mir ein und wurde zu meiner Patientin.

Gleich nach dem ersten Abstrich wurden bei ihr Trichomonaden in der Harnröhre festgestellt. Ihre Verwunderung fand kein Ende. „Das gibt´s doch nicht!“, meinte sie. Sie fing an, den Zusammenhang mit einem gewissen Mann vom Militärdienst zu suchen, mit dem sie vor Jahren im Süden zusammen gewesen war. Ich sagte zu ihr: „Das ist der Erreger, der dich in die Krebsmedizin gebracht hat. Gerade wegen dieser chronischen Erkrankung entstand bei dir eine bösartige Eierstockzyste". Sie hat mich gebeten, eine Behandlung durchzuführen, war aber währenddessen zu widerspenstig und befolgte meine Behandlungshinweise nur teilweise. Und das trotz der Tatsache, dass die Wahrscheinlichkeit eines Erfolges von Anfang an deutlich niedriger als sonst war, und zwar wegen meiner Befürchtungen neuer Komplikationen, die durch die zu kurze Zeit nach der Operation (nur drei Jahre) und durch die Chemotherapie möglich waren. Gleichzeitig mit dem Befolgen von einem Teil meiner Empfehlungen unterzog sie sich dem gerade anstehenden Abschnitt der Chemotherapie. Weil sie Angst vor dem Sterben hatte, griff sie nach jeder Chance, die sich ihr bot.

Vor dem Hintergrund dieser „kombinierten Behandlung" kam es zur Verschärfung der chronischen Pyelonephritis (Nierenbeckenentzündung) und zur Blinddarmentzündung, was ein Zeichen für die Generalisierung irgendwelcher anderen Mikroflora war. Doch im Krankenhaus beschäftigte man sich nicht mit dem Herausfinden der Natur der Erkrankung, sondern operierte und entfernte den Blinddarm. Die Folge war: Die äußeren Nähte entzündeten sich und eiterten, es bildete sich eine Infiltration im Bauchraum, genau an der Stelle des entfernten Blinddarms. Trotz der Vorschriften der Krebsmedizin keine Physiotherapie anzuwenden wurde diese verordnet. Im Endeffekt entstanden Metastasen mit Infiltrationen, die das gesamte kleine Becken ausfüllten.

Im vergangenen Jahr, noch bevor die zur bösartigen Geschwulst mutierte Eierstockzyste entfernt worden war, wurde die Patientin lediglich mit üblichen entzündungshemmenden Mitteln behandelt: Antibiotika, Physiotherapie, Lydase, Kurmaßnahmen in Sanatorien. All das stellte sich als vergeblich heraus, weil die wirkliche Krankheitsursache nicht festgestellt wurde. Erst als der Zustand der Patientin hoffnungslos wurde, teilte sie mir mit, dass bereits vor 12-15 Jahren eine Ärztin ihr gesagt habe, ihre Abstriche ähnelten den Trichomonaden. Und als ich nach vielen Jahren einen richtigen Abstrich aus der Harnröhre nahm und Trichomonaden diagnostizierte, war schon alles zu spät.

Die Patientin T. war seit langer Zeit geschieden. Sie hatte einen Sohn, der studierte und heiraten wollte. Sie starb nach kurzer Zeit, obwohl sie mit 49 noch lange nicht alt war. Als letztes bat sie mich ihren Sohn und seine Frau auszukurieren. Die gleiche Anweisung vermachte sie auch ihnen. Doch sie haben sich nicht an mich gewandt, obwohl die Schwiegermutter des Sohnes ebenfalls eine Krebspatientin war."

Sehen Sie, liebe Leserinnen und Leser, wie schwierig die Arbeit der innovativen Ärzte ist? Sie müssen nicht nur die Verbote und Einschränkungen der behördlichen Obrigkeit überwinden, sondern auch die Skepsis und das Misstrauen der Patienten, in deren Behandlung sie von vornherein viel Arbeit investieren. Es ist an der Zeit, dass wir unser Verhältnis zur Trichomonade verändern, derer wir uns gegenwärtig schämen, weil die Mediziner ihr vor Jahren den „engspezialisierten" Ruf des Erregers der halb-venerischen Trichomoniasis verpassten. In Wirklichkeit aber ist die Trichomonade ein vollwertiger Gegner für die gesamte Menschheit, der die Rolle der Regulierung unserer Lebensqualität und unserer Fortpflanzung übernommen hat – für den Fall, dass die Medizin fahrlässig oder zu nachsichtig handelt. Gott sei dafür gedankt, dass es Ärzte gibt, die sich nicht nur der durch die Trichomonade entstehenden Gefahr bewusst sind, sondern den Parasiten auch bekämpfen können. Und wir, ihre Patienten, müssen unbedingt solchen Ärzten vertrauen, ihre Arbeit anerkennen und achten, denn sie ist auf unser Wohl und Gesundheit ausgerichtet. Das Wichtigste ist, dass wir die Empfehlungen dieser Ärzte genau befolgen. Dann wird der Sieg über ein scheinbar unheilbares Leiden unser sein. Urteilen Sie selbst.

Krankheitsgeschichte 2

„Patientin P., 29 Jahre alt. Sie kam zum ersten Mal im Februar 1994 zu mir mit der Bitte um Überweisung zur künstlichen Befruchtung nach Moskau (nach einer entsprechenden Vorabuntersuchung). Sie hatte einen ganzen Stapel von Papieren dabei, die die Ergebnisse von zahlreichen und auf unterschiedlichen Ebenen durchgeführten Untersuchungen von ihr selber und von ihrem Mann darstellten. Ihre Ehe war seit acht Jahren

kinderlos. Deshalb hatten sie sich zu dieser extremen Maßnahme entschieden. Ich untersuchte die Patientin: In den Abstrichen waren Trichomonaden vorhanden. Ich unterhielt mich kurz mit der Patientin und empfahl ihr, gemeinsam mit dem Ehemann eine Behandlungsmaßnahme nach meiner Methode zu absolvieren (es würde zwei bis drei Monate dauern). Als Voraussetzung für den Behandlungserfolg galt das Verzichten auf Geschlechtsverkehr bei beiden Partnern. Sie versprachen sich daran zu halten, befürchteten aber, dass sie auf diese Art nur Zeit verlieren würden. Als der vorgeschriebene Behandlungszeitraum abgelaufen war, erklärte ich dem Paar, dass im Laufe des Entzündungsprozesses die Produktion der weiblichen Geschlechtshormone abnehme. Deshalb schlug ich vor, dass die Frau weitere 3-4 Monate verhüten solle; anschließend könne sie ein normales Geschlechtsleben führen.

Auf solche Art galt in den Monaten März, April und Mai Enthaltsamkeit neben den Behandlungsmaßnahmen, von Juni bis September verhütete die Frau. Ab Oktober führten die Ehepartner ein normales Geschlechtsleben. Und im Dezember 1994 kam die ehemals Kranke zu mir und teilte mir mit, sie sei in der neunten Woche schwanger. Da sie ihrem Wohnort nach einer anderen Frauenarztpraxis zugeordnet war, stand sie bei einem anderen Arzt unter Beobachtung. Nach einem Jahr erfuhr ich, dass sie einen Sohn zur Welt gebracht hat: ihren eigenen Sohn!!“

Können Sie sich die Freude von Valentina Melnikowa vorstellen, als ihre ehemalige Patientin nicht mehr zur Behandlung kam, sondern um ihr mitzuteilen, dass sie endlich schwanger ist? Doch leider hat diese Frau wahrscheinlich nicht begriffen, dass man ihr nicht nur die Fähigkeit Kinder zu bekommen wiedergegeben hat, sondern auch ihre Gesundheit. Und ihrem Mann wurde auf solche Art die Frist aufgeschoben impotent zu werden. Vermutlich kam sie deshalb nach der Geburt des langersehnten Kindes nicht wieder in die Sprechstunde zu Valentina Melnikowa. Bedauerlich! Denn die erfahrene Ärztin hätte nun nicht als Gynäkologin, sondern auch als Geburtshelferin den jungen Eltern einige nützliche Ratschläge geben können. Und mehr noch: Was ist, wenn das Paar in einigen Jahren ein Geschwisterchen plant und es dabei erneut zu Problemen kommt? Wer wird ihnen helfen? Bis jetzt können dies nur wenige Ärzte, und V. Melnikowa ist eine von ihnen.

Wie jeder begabte Mensch gibt Frau Melnikowa gerne die „Geheimnisse“ ihrer Erfindungen preis. Das Ziel lautet klar: den Ärzten Methoden nahe zu bringen, die es erlauben, die Trichomonaden effektiv festzustellen und die Krankheiten, die durch diese Parasiten und ihre begleitende Mikroflora erzeugt werden, erfolgreich zu behandeln. Das gleiche versucht sie auch in Bezug auf ihre Patienten. Doch diese sind schon seit langem an möglichst kurze Besuche beim Arzt gewöhnt. Sie wollen nicht lange und erst recht nicht hartnäckig an der Behandlung dran bleiben. Sie verstehen nicht, dass sie den Arzt nach einer Stippvisite mit einem Rezept für Medikamente verlassen, die nicht die Erreger bekämpfen, sondern die Symptome der Krankheiten unterdrücken. Solche „Behandlung“ treibt die Krankheit für einige Zeit in den Körper hinein, doch schon bald kommt es zu einem Rückfall und zwar in einer komplizierteren Form. Deshalb gehen die Leute auch zum Vorgesetzten und zu anderen höheren Instanzen mit ihren Beschwerden über die Ärztin, die sich nicht mittels Rezepten von ihren Patienten frei schreibt, sondern tatsächlich bemüht ist sie zu heilen. Doch aus der Sicht von Frau Melnikowa bedeutet heilen – den Körper des Patienten von den schädlichen Parasiten, Bakterien und Viren zu befreien. Sie weiß auch, dass diese Wesen nicht nur frei im gesamten Organismus herumwandern, sondern auch Tausende von „Sarkophagen“ gebaut haben, d. h. große und kleine Vernarbungen, in denen sie sich auf kurz oder lang wie Zeitbomben verschanzen.

Valentina Melnikowa ist eine Einzelkämpferin. Trotz all ihrer unerschöpflichen Energie, des enormen praktischen Erfahrungspotentials und des unendlichen Bestrebens zu helfen wird sie ihre Aufgabe vor den Menschen nicht erfüllen können, wenn wir ihr dabei nicht behilflich sein werden. Von uns wird nur das eine erwartet: zu verstehen, dass die Trichomonade eine Gefahr ist, und zwar in jedem Menschen. Noch ist sie es! Erstmals werden viele von uns mit diesem Parasiten im Mutterleib oder während der Geburt angesteckt. Danach setzt sich die Ansteckung auf dem Haushaltswege und über Geschlechtsverkehr fort. Die Mehrheit der Menschen lebt ohne nachzudenken, welchen Schaden ihre Gesundheit in einem bestimmten Augenblick nimmt. Und währenddessen wird unser Körper durch kleinste Lebewesen unablässig und nachdrücklich geschwächt: Es findet ein endloser grausamer Krieg statt, in dem die Trichomonaden bisher die Überhand haben. Darüber muss sich unsere Generation endlich im Klaren sein, denn nach uns kommen unsere Kinder, Enkel und Urenkel. Und wenn man es begriffen hat, dann wird jeder für sich selber entscheiden: entweder weiterhin auf die gleiche Art zu leben und die Vielfalt seiner Krankheiten zu erweitern – oder zu versuchen, die Parasiten auszuleiten. Wenn diese zweite Gruppe in der Überzahl sein wird, dann werden in der Medizin zwangsläufig solche Veränderungen stattfinden, infolge derer Ärzte wie Melnikowa in den Vordergrund werden treten können. Und diese Veränderungen werden nicht von der Führung herab verordnet sein, sondern sie werden von unten, also von uns, den Versicherungsnehmern der Krankenkassen, Patienten und Steuerzahlern gefordert.

Ich wiederhole mich: Unsere Generation und vielleicht noch die danach wird es nicht leicht haben, wenn sie den Kampf mit der Trichomonade und anderen Infektionen auf sich nimmt. Dafür werden aber unsere Nachkommen frei von Parasiten leben können! Fast möchte man meinen, dass dabei nicht nur ihre Körper, sondern auch ihre Seelen gesund werden, sodass der menschliche Intellekt sich wird frei entfalten können. Aber das ist die Zukunft. Und jetzt unternehmen wir zunächst die erste Erkundung, indem wir die Methoden der Diagnostik und der Behandlung von Trichomonadenkrankheiten kennenlernen, die von V. Melnikowa entwickelt worden sind.

Die Methode zur aktiven Feststellung der Trichomonaden

Selbst bei chronischen Entzündungen in den weiblichen Geschlechtsorganen werden die Trichomonaden meistens nicht entdeckt, obwohl sie die Hauptverursacher dieser Frauenkrankheiten sind. Im Scheidensekret sind unter dem Mikroskop üblicherweise Candida-Pilze, Bakterien und – in großen Mengen – Leukozyten zu sehen. Bei hoher Leukozytose entsteht beim Gynäkologen der Verdacht auf Gonorrhoe. Für den Nachweis der Gonokokken (wobei auch Trichomonaden gefunden werden können) verpflichtet der Arzt die Patientin, innerhalb einer bestimmten Zeit 15-16 Mal in die Klinik zu kommen zwecks einer Reihe von Abstrichentnahmen. Dabei leidet die gesamte körperliche Verfassung der Patientin, und zwar wegen der zwecks Provokation eingeführten pyrogenen Stoffe, die stets schwere Begleiterscheinungen haben, vor allem in Form von hohem Fieber (38 °C und höher) und auch allgemeiner Abgeschlagenheit. In den Abstrichen, die unter diesen Umständen genommen werden, werden die Trichomonaden lediglich in 5-7 % der Fälle festgestellt. Die Leukozytose verschwindet nämlich nicht und die Candidomykose verschlimmert sich.

Frau Melnikowa hat die pathologischen Prozesse, die im Körper der Patienten ablaufen, gedanklich verfolgen können: Die Trichomonaden, die sich in tiefen, geschlossenen Herden der Harn- und Geschlechtsorgane, darunter auch in den vernarbten Gewebeteilen befinden, lösen verschiedene Krankheiten aus. Die Parasiten selbst bleiben dabei aber unsichtbar, sodass das Ziel der Ärztin war diese zu „stellen“. Sie musste dazu mit der Patientin „etwas“ anstellen, was die „verschanzten“ Trichomonaden dazu zwingen würde nach außen, d. h. in die Scheide oder in die Harnröhre zu kommen. In diesen Bereichen können sie mit Hilfe korrekt entnommener Proben und Abstriche nachgewiesen werden.

Auf dieser Grundlage entwickelte Valentina Melnikowa die Methode der schonenden Provokation, die eigentlich einen eher behandelnden denn provokativen Charakter aufweist. Praktisch ist es auch der erste Abschnitt der Behandlung, weil dabei Maßnahmen zur Bekämpfung in erster Linie von Candida-Pilzen ergriffen werden. Infolgedessen wird der Hintergrund der Abstriche klarer und die Trichomonaden werden sichtbarer, außerdem werden Anwendungen möglich, die eine Resorption der Vernarbungsprozesse im kleinen Becken bewirken.

Die empfohlene Methode besteht darin, dass den Patientinnen ab Mitte des Menstruationszyklus für die Dauer von 12-14 Tagen die Einnahme von Polyen-Antibiotika verordnet wird, z. B. von Nystatin zu 500.000 Einheiten viermal täglich (oder Levorin zu 500.000 Einheiten dreimal täglich). Gleichzeitig mit der Einnahme muss aus einem Zerstäuber eine 2%ige Soda-Lösung gespritzt werden, die wie folgt zubereitet wird: 2 g Natriumbikarbonat auf 100 g abgekochtes Wasser; außerdem folgt der Einnahme ein Einpinseln der Scheidenwände mit Levorinsalbe. Zusätzlich wird unbedingt Aloe-2,0 als intramuskuläre Injektion einmal täglich, insgesamt 15 Anwendungen, verordnet sowie Elektrophorese mit 1%iger Lösung von Zinksulfat, ebenfalls bis zu 15 Anwendungen. Wenn im kleinen Becken Adhäsionsprozesse auftreten, wird anstelle der Elektrophorese die Anwendung von Ultraschall auf den Unterleib nach der Starzewa-Methode empfohlen. In den Tagen, wenn die Menstruation erwartet wird, werden sämtliche Anwendungen unterbrochen.

Die Abstriche werden beginnend vom vierten und bis zum siebten Tag nach Beginn der Menstruation genommen, und zwar unbedingt an drei Stellen: in der Harnröhre, im Gebärmutterhals und in der Scheide (hier sollte man das Sekret aus dem hinteren Gewölbe entnehmen). Die Abstriche müssen unbedingt an vier aufeinanderfolgenden Tagen genommen werden, weil es passieren kann, dass die Trichomonaden nur in einem der Abstriche festgestellt werden. Einen Abstrich an einem späteren Zyklustag zu nehmen ist nicht sinnvoll, denn die Trichomonaden wandern wieder in ihre tiefen Herde ab.

Die oben beschriebene Methode der schonenden Provokation empfehlen Melnikowa und ihre Kollegen bei Patienten, die lange andauernde, oft rezidivierende Entzündungserkrankungen der Geschlechts- und Harnwege haben. Diese Krankheiten sprechen außerdem schlecht oder gar nicht auf die traditionellen Therapiemethoden an, dazu gehören Harnblasenentzündung, Nierenbeckenentzündung, Kolpitis, Erosion bzw. Leukoplakie des Muttermundes, unerklärbare Unfruchtbarkeit und ähnliche. Diese Methode erlaubt es die Erfolgsquote bei der Feststellung der Trichomonaden auf 55 % zu erhöhen. Wenn die Analyse noch sorgfältiger durchgeführt wird, werden es sogar 85-90 %. Diese Angaben bestätigen übrigens, dass der Anteil der mit diesem Parasiten infizierten Bevölkerung weitaus höher ist, als die Medizin es heutzutage diagnostiziert. Deshalb ist es sehr wichtig sich daran zu halten: Erst nach einer schonenden Provokation, die in gewisser Weise die Trichomonaden „entblößt", darf die eigentliche Behandlung der Trichomoniasis in Angriff genommen werden.

Die Behandlung der chronischen Trichomoniasis

Sobald bei der Patientin eine chronische Trichomoniasis oder die Tatsache, dass sie Trägerin von Trichomonaden ist, festgestellt wird, empfiehlt Doktor Melnikowa absolute sexuelle Enthaltsamkeit, eingehende Untersuchungen mit anschließender Behandlung, denen sie sich gemeinsam mit ihrem Partner unterziehen sollte.

Die erste Behandlungsreihe beginnt mit der intramuskulären Injektion von Aloe an jedem zweiten Tag, insgesamt 8-10 Injektionen. Abwechselnd mit Aloe werden intramuskuläre Injektionen mit Gonokokken-Vakzinen zu 0,25-1,25 ml gemacht, insgesamt 4-5 Injektionen. Die Dosis wird wie folgt geändert: erstes Mal 0,25 ml, zweites 0,50 ml, drittes 0,75 ml, viertes 1,0 ml, fünftes 1,25 ml des Präparats.

Die Behandlung kann ebenfalls mit der intramuskulären Injektion von ausschließlich Pyrogenal begonnen werden, und zwar nach der allgemein gültigen Methode, die von M. D. Maschkovskij empfohlen worden ist (in seinem Buch „Die Arzneimittelpräparate", Verlag „Medizina", Moskau, 1978). Gleichzeitig wird Physiotherapie verordnet – in Form von Elektrophorese mit 1%iger Lösung von Zinksulfat auf den Unterleib, insgesamt bis zu 15 Anwendungen.

Zur gleichen Zeit werden trichomonazide Medikamente aus der Imidazol-Gruppe – vor allem Trichopol – dreimal täglich je eine Tablette (0,25 g) nach dem Essen im Laufe von 10 Tagen eingenommen (insgesamt 7,5 g pro Behandlungsreihe). Parallel dazu wird zur oralen Einnahme Nystatin verordnet, viermal pro Tag zu 500.000 Einheiten (oder Levorin dreimal pro Tag zu 500.000 Einheiten), für die Dauer von bis zu 14 Tagen.

Neben der umfassenden wird auch eine lokale Behandlung durchgeführt: In die Scheide werden tief, bis zum äußeren Muttermund hinein, für die ganze Nacht Acetarsol-Zäpfchen eingeführt, und am Morgen danach wird die Scheide mit einer warmen 2%igen Lösung von Natriumhydrokarbonat bestäubt, anschließend wird Levorinsalbe auf die Scheidenwände und die Schamlippen aufgetragen. Die lokale Behandlung dauert 14 Tage. Um die Salbe in der Scheide aufzutragen, kann ein Wattetampon am Faden verwendet werden, indem man ihn in der Salbe tränkt, so tief wie möglich einführt und nach einigen Stunden am Faden herauszieht.

An Tagen der Menstruation werden die Injektionen und die Physiotherapie unterbrochen. Nach Beendigung der Behandlung findet die obligatorische Kontrolluntersuchung und Probenentnahme statt.

Im Falle, dass der Zustand sich während der gerade stattfindenden Behandlung oder kurz nach ihrer Beendigung verschlechtert, ist dies ein Zeichen dafür, dass die Trichomonaden nicht die einzigen im Körper agierenden Erreger sind, sondern eine gemischte Infektion vorliegt – z. B. unter Mitwirkung von Gonokokken, Mykoplasmen, Ureaplasmen, Gardnerellen, Chlamydien, Staphylokokken, Streptokokken, hefeartigen Pilzen, Viren und anderen Mikroorganismen. Unter einer Verschlechterung sind zu verstehen: Auftreten von eiternden Ausscheidungen aus den Geschlechtsorganen, Störung der Harnwegsfunktionen, schmerzhafte Empfindungen im Bereich der Nieren, der Eileiter und beim Abtasten der Gebärmutter, Schmerzen im Bereich der Gallenblase, der Bauchspeicheldrüse, Auftreten von Kolitis und so weiter.

In diesem Fall ist eine Kultivierung der Absonderungen aus dem Gebärmutterhals notwendig, zwecks einer genauen Bestimmung der verursachenden Mikroflora und einer darauf abgestimmten antibakteriellen Therapie. Die Bekämpfung dieser Mikroorganismen ist sofort nach Erhalt der oben genannten Laborergebnisse zu beginnen, sie kann auch mit dem Beginn der zweiten großen Behandlungsreihe zusammenfallen. Wenn sich die Mikroflora auf die beschriebene Weise nicht feststellen lässt bzw. sich nicht einmal durch akutes Auftreten von ausgeprägten Krankheitssymptomen äußert, ist es trotzdem ratsam eine Behandlungsfolge mit Breitband-Antibiotika zu absolvieren, beispielsweise mit einem aus der Reihe der Tetracycline.

Die zweite Einheit der antitrichomonaden Behandlung wird allen Patienten verordnet, unabhängig davon, ob in ihren Kontrollabstrichen Trichomonaden gefunden worden sind oder nicht. Sie beginnt am ersten Tag der nächstfälligen Menstruation. Eingenommen wird Tinidasol je vier Tabletten pro Einnahme im Laufe von zwei bis drei Tagen sowie Nystatin je 500.000 Einheiten viermal täglich (bzw. Levorin je 500.000 Einheiten dreimal täglich) im Laufe von 10 bis 14 Tagen.

Sobald die Menstruation abgeklungen ist, wird eine lokale Behandlung der Scheide und des unteren Bereichs des Mastdarms vorgenommen, die 14 Tage dauern sollte. Hierzu wird eine Bestäubung der Scheide mit einer 2%igen Kochsalzlösung empfohlen (ein Teelöffel Salz auf 1/2 Liter abgekochtes Wasser). Zusätzlich werden die Scheidenwände für die Nacht so weit wie möglich mit 3%iger Lösung von Oktilin beträufelt. Die Schleimhaut des Mastdarms wird ebenfalls mit dieser Lösung bearbeitet, und zwar der innere und äußere Bereich des Afters. Die Bearbeitung erfolgt mit einem in Mullbinde gewickelten Finger oder mit Hilfe eines in der Lösung getränkten Tampons am Faden. Der Tampon wird für eine gewisse Zeit in die Scheide eingeführt und dann mit Hilfe des Fadens herausgezogen. Am Morgen bearbeitet die Patientin die Scheidenwände und die Schamlippen mit Levorinsalbe.

Die antibakterielle Behandlung ist in der zweiten Behandlungsreihe ebenfalls notwendig. Sie wird auf die Ergebnisse der Untersuchung (mittels Kultivierung) von Absonderungen aus dem Gebärmutterhals sowie von den aus der Ellenbogenvene entnommenen Blutproben abgestimmt. Wenn die Krankheitserreger nicht bestimmt werden konnten, so sollte trotzdem eine Zeit lang ein

Antibiotikum mit breitem Wirkungsspektrum angewendet werden, etwa Kanamycin, Monomycin oder Tetraolean. Die Anwendungen werden intramuskulär zweimal täglich verabreicht, und zwar in folgenden Dosen: Monomycin bzw. Kanamycin wird mit 500.000 Einheiten pro Injektion 6-7 Tage lang angewendet, Tetraolean zu 0,1 Gramm 10 Tage lang.

Wenn die Verhältnisse eine intramuskuläre Anwendung der Antibiotika nicht erlauben, werden diese oral verabreicht, allerdings muss deren Dosis an diese Art der Behandlung angepasst werden. Was die Auswahl des Medikaments betrifft, so sollte den Antibiotika aus der Reihe der Tetracycline oder den Makrolid-Antibiotika Vorzug gegeben werden, denn diese Gruppen zeigen die besten Ergebnisse hinsichtlich der Bekämpfung von Chlamydien, Ureaplasmen und ähnlichen Erregern. Die empfohlene Dosis und Häufigkeit der Anwendung: Tetracyclin viermal täglich zu 250.000 Einheiten 10 Tage lang bzw. Doxycyclin (Vibramycin) zweimal täglich zu 0,1 Gramm 10 Tage lang bzw. Ericyclin viermal täglich zu 0,5 Gramm 5-7 Tage lang. Den beschriebenen Anwendungen von Antibiotika müssen resorbierende, pilzbekämpfende und vitamin-mineralische unterstützende Therapien vorangehen, mit gleichzeitiger Einnahme von insgesamt 8-12 Tabletten Tinidasol.

Wenn der zweite Behandlungsabschnitt abgeschlossen ist, erfolgt die obligatorische Kontrolluntersuchung mit Abstrichentnahme. Die Patientin gilt bei Erfüllung folgender Kriterien als auskuriert: Fehlen von Trichomonaden in den Abstrichen, Auftreten von normalen Absonderungen aus der Scheide, klare Schleimhäute im Gebärmutterhals, Ausbleiben von Schmerzempfindungen in der Gebärmutter und in den Eileitern während des Abtastens dieser Organe, Schmerzfreiheit im Nierenbereich. Wenn mindestens eins dieser Kriterien nicht erfüllt bleibt, wird eine dritte Behandlungsreihe in Angriff genommen.

Die dritte Behandlungsreihe beginnt mit dem ersten Tag der dritten Menstruation.

Die Behandlung besteht aus der Einnahme von Tinidasol: einmal täglich 4 Tabletten 2-3 Tage lang. Sie hat zum Ziel, die Trichomonaden aus den weit entfernten Herden zu eliminieren. Gleichzeitig wird Nystatin verordnet: viermal täglich je 500.000 Einheiten 10 Tage lang. Nach dem Abklingen der Menstruation wird 7-10 Tage lang die lokale Behandlung durchgeführt: Die Scheide und die Enddarmschleimhaut werden abends mit 3%iger Lösung von Oktilin beträufelt und morgens mit Levorinsalbe bearbeitet. Im Falle von Schwartenbildung im kleinen Becken wird nach Ende der Menstruation 15-mal Ultraschall auf den Unterleib nach der Starzeva-Methode verordnet.

Behandlung von Patienten mit Myomen

Wenn die mit Trichomonaden infizierten Patientinnen Myome in der Größe eines Fötusses in der zwölften Schwangerschaftswoche haben, kann die Behandlung nach dem oben beschriebenen Schema erfolgen. Sie wird nur insofern modifiziert, dass anstelle der abwechselnden Anwendung von biologischen Stimulatoren (Aloe) und dem Gonorrhoe-Impfstoff, in diesem Fall Pyrogenal, nach der allgemeinen Methode (von M. D. Maschkowkij) angewandt wird, insgesamt bis zu 15-mal. Zuvor müssen jedoch spezifische Untersuchungen durchgeführt worden sein, die folgende Zusatzprobleme ausschließen sollen: das submuköse Myom sowie Gebärmutterschleimhaut-, Eierstock- bzw. Eileiterkrebs.

Bei chronischen, rückfallgefährdeten Erkrankungen des Magen-Darm-Trakts wird empfohlen die Trichopol-Dosis auf zweimal täglich je eine Tablette (10 Tage lang) zu senken. Anstelle von Aloe und Gonorrhoe-Impfstoff wird Plasmol zu 1,0 Gramm jeden oder jeden zweiten Tag verordnet, insgesamt 10 Injektionen. Parallel dazu werden die resorbierende und die symptombekämpfende Therapie durchgeführt.

Zwischen der zweiten und der dritten Behandlungsreihen kann eine einmonatige Pause eingelegt werden. Sollten die trichomonaziden Wirkstoffe schlecht vertragen werden, kann diese Pause auch zwei bis drei Monate dauern.

Wenn bei der Patientin ein Eingriff im Bauchraum geplant ist, ist es empfehlenswert die erste Behandlungsreihe der Operation zeitlich vorzuziehen und die zweite Reihe zwei bis drei Wochen nach der Operation zu beginnen. Mit der letzteren Maßnahme wird die Wahrscheinlichkeit von durch die Operation bedingten Komplikationen gesenkt.

Behandlungsschema für die chronische Prostatitis und andere Männerkrankheiten

Da Doktor Melnikowa nicht ausschließlich weibliche Patienten hatte, entwickelte sie auch Methoden zur Ausheilung von Männerleiden. Sie behandelt Krankheiten wie Prostatitis, Impotenz, chronische Nierenbeckenentzündung, die stets der Nierensteinkrankheit vorausgeht und mit dieser parallel verläuft. Sie geht an jeden Patienten individuell heran. Die Kombination aus Kenntnissen, Erfahrung, großer Einsatzbereitschaft, Intuition und dem Willen zu helfen führt zu hohen Erfolgsquoten. Im Weiteren wird das Behandlungsschema vorgestellt. Es kann als Grundlage für die Methoden von Urologen verwendet werden, die gemeinsam mit dem Patienten ein Ziel verfolgen, nämlich die Liquidierung seiner Krankheit und einen allgemein besseren Gesundheitszustand. Wichtig ist auch, dass beide Beteiligten – Arzt und Patient – bereit sind hart zu arbeiten, um dieses Ziel zu erreichen.

Die wichtigste Bedingung überhaupt: Während der Behandlung ist Geschlechtsverkehr auszuschließen!

Erste Behandlungsreihe. Der Behandlung sollte eine 10 Tage dauernde antimykose Therapie mittels Nystatin oder Levorin vorangehen. Anschließend werden durchgeführt:

- Resorbierende Therapie: Aloe, FiBS-Präparat, Glaskörper-Präparat und andere, intramuskulär an jedem zweiten Tag. Abwechselnd damit wird Immunmodulation durchgeführt (nach M. D. Maschkowskij).

- Immunmodulation: Taktivin, Timolin und andere Medikamente. Die Injektionen finden abwechselnd mit der Resorptionstherapie statt, insgesamt 10 Anwendungen. Dem folgt die Immunstimulierung.
- Immunstimulierung: täglich im Laufe von 10 Tagen immunstimulierende Mittel einführen (nach M. D. Maschkowskij).
- Antitrichimonade Behandlung: Nach dem 3-4-maligen Wechsel zwischen Resorptionstherapie und Immunmodulation wird mit der Einnahme von Trichopol begonnen, und zwar wie folgt: 0,5 g pro Tag (entspricht zweimal je 2 Tabletten) 10 Tage lang. Das ergibt 10 g des Medikaments für diese Behandlungsreihe.
- Gleichzeitig mit dem Trichopol werden Antimykotika eingenommen: Nystatin zweimal am Tag zu 1 Mio. Einheiten bzw. Levorin dreimal am Tag zu 500.000 Einheiten, die Einnahmedauer beträgt bei beiden Medikamenten 10 Tage.
- Lokale Anwendungen von Physiotherapie: Hierbei verwendet man Präparate, die eine kreislaufunterstützende und eine auflösende Wirkung haben. Das wären beispielsweise Lipase, Trypsin, Chemotrypsin oder Kalium-Jodid als 3-5%ige Lösung (bei Patienten unter 40 Jahre) bzw. als 10%ige Lösung (bei Patienten über 45 Jahre).

Im Laufe der Behandlung kann es zu akuten Erscheinungen in allen möglichen Organen kommen. Beispiele hierfür sind Mandelentzündung, akute Bronchitis, Nierenkolik und andere Herdinfektionen. Dies passiert, weil die begleitende Mikroflora nach dem Absterben der Trichomonaden aus dem Gleichgewicht kommt. Das heißt, es werden Candida-Pilze, Bakterien, aber auch Viren, die besonders akute Symptome hervorrufen können, freigesetzt. In solchen Fällen von akuten Erscheinungen wird eine Kultur der Absonderungen aus den Harnwegen und nach Möglichkeit des Blutes aus der Ellenbogenvene gemacht. Anhand dessen wird die Infektion in ihrer Natur bestimmt und entsprechend medikamentös bekämpft. Wenn die Krankheitserreger weder bestimmbar sind noch sich über ein akutes Auftreten von charakteristischen Symptomen bemerkbar machen, wird trotzdem empfohlen Antibiotika einzunehmen. Dabei sind etwa Wirkstoffe aus der Gruppe der Tetracycline oder Makrolid-Antibiotika (in diesen Fällen ist die Einnahme oral) bzw. Präparate mit breitem Wirkungsspektrum intramuskulär gemeint, Dauer der Anwendung mindestens 10 Tage.

Die erste Behandlungsreihe dauert somit einen Monat. Nach einer einwöchigen Pause wird dann die zweite Behandlungsreihe in Angriff genommen.

Die zweite Behandlungsreihe. Hier steht die antitrichomonade Behandlung gleich zu Beginn an.

- Die Bekämpfung der Trichomonaden mit Trichopol dauert 5 Tage und verläuft nach folgendem Schema:
  1. Tag: morgens, mittags und abends je 2 Tabletten
  2. Tag: morgens 2 Tabl., mittags 1 Tabl., abends 2 Tabl.
  3. Tag: morgens und abends je 2 Tabletten
  4. Tag: morgens 1 Tabl, mittags 1 Tabl., abends 1 Tabl.
  5. Tag: morgens und abends je 1 Tablette

  Anstelle von Trichopol kann auch Tinidasol eingenommen werden. Die Dosisverteilung ist dann einfacher: einmal am Tag 4 Tabletten, 2-3 Tage lang.
- Die Anwendung der Antibiotika wird in Abhängigkeit von den Ergebnissen bei der Bakterienkultur von Proben durchgeführt und dauert 8-10 Tage.
- Die Behandlung mit Pyrogenal. Wenn der Patient unter 40 Jahre alt ist, kann der Wechsel zwischen immunmodulierenden und immunstimulierenden Präparaten durch die Anwendung von nur Pyrogenal ersetzt werden. Die Anwendung erfolgt in Form von intramuskulären Injektionen an jedem zweiten Tag mit einer Anfangsdosis von 2,5 μg, die allmählich auf bis zu 5,0 μg gesteigert wird. Wenn der allgemeine Gesundheitszustand des Patienten dies erlaubt, kann die Dosis von Pyrogenal auch auf den Grenzwert erhöht werden, nämlich auf 100 μg, jedoch keineswegs mehr. Diese Dosis wird zweimal wöchentlich eingeführt.

Unabhängig von der gewählten Dosis werden von diesem Medikament insgesamt 15-20 Injektionen gemacht. Man sollte auch umsichtig mit der Dosissteigerung umgehen, damit beim Patienten keine schlimmen Empfindungen entstehen. Bezüglich der Tageszeit ist für die Injektion am besten der Abend vor dem Schlafengehen zu empfehlen – selbstverständlich, wenn eine Möglichkeit dazu gegeben ist.

- Nach drei bis vier Injektionen von Pyrogenal werden parallel dazu die oben genannten Therapien hinzugenommen, nämlich die resorbierende, die immunmodulierende, die immunstimulierende, die physikalische und die trichomonazide.

Es ist zu beachten, dass Pyrogenal in Form von Lösungen mit unterschiedlicher Konzentration angeboten wird. Die Packungsgröße des Medikaments beträgt stets 2 ml, die unterschiedliche Konzentration wird durch Variieren der Wirkstoffmenge erreicht: 10 μg, 25 μg, 50 μg bzw. 100 μg Pyrogenal (1μg entspricht einer Wirkungseinheit). Es ist mit den Verpackungen zu beginnen, die weniger Wirkstoff enthalten, um dann allmählich auf die Ampullen mit höheren Konzentrationen umzusteigen. Wenn die Dosis 100 μg erreicht hat, ist es ratsam, die Packung mit dieser Wirkstoffmenge zu verwenden, anstatt 10 Ampullen je 10 μg zu nehmen.

Meine persönliche Sicht oder Auflistung der Meinungsverschiedenheiten

Bisher haben Sie die Behandlungsmethoden von Frau V. A. Melnikowa kennen gelernt. Sie garantiert eine Ausheilung der Krankheit, wenn ihre Anweisungen bezüglich der Anwendungen streng befolgt werden. (Fälle, bei denen die Krankheit sehr weit fortgeschritten ist, sind allerdings von dieser Garantie ausgeschlossen.) Sie behauptet also: „Zwei Monate nach Beginn der Behandlung müsste der Patient gesund sein“. Wie wirkungsvoll die Behandlung gewesen ist, bestimmt sie nach folgenden Kriterien:

Schmerzfreiheit, Abwesenheit von pathologischem Ausfluss aus den Geschlechtsorganen, Abwesenheit von Trichomonaden und sonstigen Krankheitserregern in den Abstrichen und schließlich Wiederherstellung der Potenz bzw. der Fähigkeit Kinder zu zeugen bzw. zu gebären.

Ich würde eine weitere obligatorische Untersuchung hinzunehmen, und zwar die Blutuntersuchung bei Entnahme aus der Ellenbogenvene oder zumindest aus dem Finger. Es ist nämlich erforderlich, die quantitative und qualitative Blutzusammensetzung bezüglich der roten und weißen Blutkörperchen sowie den Anteil der Trichomonaden im Blut vor, während und nach der Behandlung zu kennen. Eine vollständige Keimfreiheit des Blutes wird unsere Generation wohl nicht erlangen können, doch die Anzahl der Trichomonaden zu senken und die, die noch übrig bleiben, in das zystoide Stadium zu zwingen, in dem die Knospung nicht möglich ist, das können wir mittels richtiger medizinischer Behandlung, ausgewogener Ernährung und gesunder Lebensart erreichen.

Fazit: Wenn Sie sich entschieden haben, eine Behandlung nach Melnikowa zu beginnen, überstürzen Sie nichts. Haben Sie mit den Trichomonaden und anderen Mikroorganismen Jahrzehnte lang gelebt? Dann können Sie diese auch ein paar Wochen länger dulden! Denn nach meiner Überzeugung muss die trichomonazide Behandlung die dritte Etappe des gesamten Heilungsprozesses bilden. Der Organismus der Patienten ist nämlich geschwächt und dazu auch noch mit den Stoffwechselprodukten dieser Parasiten vergiftet. Währenddessen sieht die beschriebene Behandlung vor, in kurzer Zeit eine beträchtliche Anzahl von Trichomonaden, Pilzen und anderen Mikroben absterben zu lassen. Dabei ist das Freisetzen einer großen Menge von Toxinen zu erwarten. Das kann eine weitere Intoxikation und Schwächung des betroffenen Organismus bewirken.

Demzufolge sollte die erste Heilungsphase die Entschlackung des Organismus sein. Zunächst wird sie mit Hilfe natürlicher Methoden durchgeführt. Hierzu gehören beispielsweise das Saugen von pflanzlichem Öl (anschließend sorgfältige Mundspülung) und die häufige Einnahme von Leinsamenbrühe und ungeschrotetem Hafer sowie von salzfrei auf Dampf zubereiteten Breien. Die Behandlung wird effektiver, wenn nach der allgemeinen Körperentschlackung eine gezielte Reinigung folgender Organe stattfindet: des Darmsystems, der Gelenke, der Leber, der Nieren, der Lymphe und des Blutes (nach den Methoden von G. Malachow und N. Semjonowa, wie in Band I. der Reihe beschrieben).

Wenn die erste Etappe der Heilung begonnen wurde, kann auch die zweite parallel dazu in Angriff genommen werden. Diese besteht in der Versorgung des Körpers mit Makro- und Spurenelementen. Außerdem gehören hierzu bei Bedarf eine Jodtherapie, Anämie widerstehende Mittel, Hormone und Vitamine pflanzlicher Herkunft, rote Pigmentstoffe, Enzyme und Phytonzide. Die dritte Etappe ist nun die Behandlung nach V. Melnikowa. Dabei möchte ich mich zunächst bei der ehrenhaften Ärztin entschuldigen. Es ist nicht ihre Schuld, sondern ihr Schicksal, dass sie eine Patientin, die gerade zu ihr gekommen ist, sofort zu behandeln hat; darin besteht ihre Pflicht. Den Patienten und der Obrigkeit passt schon die Tatsache nicht, dass Frau Melnikowa die Grenzen überschreitet, die den Ärzten von den oberen Verwaltungsebenen der Medizin hinsichtlich der zu verwendenden Behandlungsmethoden gesetzt wurden. Daher ist meine Ergänzung der Behandlung an diejenigen gerichtet, die aus eigener Initiative beschlossen haben ihre Gesundheit in Ordnung zu bringen. In diesem Fall sollte man seinen Körper zunächst auf die Behandlung vorbereiten, und zwar entsprechend den Empfehlungen aus meinem ersten Buch „Krebserreger entdeckt!“. Anschließend kann bei einem guten Arzt die Behandlung nach der Melnikowa-Methode erfolgen. Dabei wollen wir hoffen, dass die individuelle Abstimmung der Behandlung auf den Patienten und ihr umfassender Charakter auch für staatlich geführte Einrichtungen nicht länger Zukunft bleibt. Und wenn diese Vorgehensweise sowohl für Ärzte als auch für uns Patienten zur Normalität wird, wird auch das Zeitalter der prophylaktischen Medizin nicht mehr weit sein.

Auf den ersten Blick kommt einem die Behandlungsmethode von Melnikowa langwierig und belastend vor. Doch nach einigen Monaten „Plagen“ wird der Patient seine Gesundheit, seine sexuelle Potenz wiederhergestellt haben und damit sein Leben um einiges verlängern können. Bedauerlicherweise kann die ganze Mühe umsonst gewesen sein, wenn nicht gleichzeitig mit den Patienten auch ihre Partner an der Behandlung teilnehmen. Wenn nämlich ein auskurierter Patient in Geschlechtskontakt mit einer Trichomonaden-Trägerin tritt, wird er wieder angesteckt, da man gegen Trichomonaden nicht immun werden kann. Es kommt erschwerend hinzu, dass wenn der Betroffene sich nun wieder behandeln lässt, diese zweite Behandlung weniger erfolgreich sein wird, da „seine" Trichomonaden jetzt resistent gegen die verwendeten Medikamente geworden sind. Dies alles dürfen sowohl die Ärzte als auch die Patienten nicht außer Acht lassen.

Nun haben Sie die grundlegenden Prinzipien der Behandlungsmethoden bei Erkrankungen der Harn- und Geschlechtsorgane kennen gelernt, die durch die Trichomonade verursacht werden. Eine auf dieser Grundlage durchgeführte Behandlung trägt nicht nur zur allgemeinen Genesung des Körpers bei, sondern dient auch als vorbeugende Maßnahme bei solchen unheilbaren Krankheiten wie Krebs, Herzinfarkt, Diabetes mellitus, Schlaganfall und anderen, die, wie wir bereits wissen, das letzte Stadium der Trichomoniasis sind. Wenn die heutigen Ärzte diese Prinzipien als Grundlage für ihre Arbeit nehmen würden, könnten sie die beschriebenen Methoden mit neuen Therapiemaßnahmen, Arzneimitteln, Überwachungsmethoden bereichern und schließlich auch mit einem Teil ihrer eigenen Persönlichkeit ganz individuell beleben.

Nur Mut, verehrte Gynäkologen und Urologen! Denn von Ihnen in erster Linie hängt nun die Gesundheit der Bevölkerung ab: Wenn Sie die Trichomoniasis in den ersten Stadien aufhalten und auskurieren werden, dann wird diese Krankheit in der weiteren Entwicklung ihr schreckliches Endstadium nicht erreichen, gemeint sind Krebs und Herzinfarkt. An diesen Krankheiten forscht die heutige Medizin. Doch bedauerlicherweise ohne Erfolg, weil die Trichomoniasis bei Patienten von Kardiologen und Onkologen einen generalisierten Charakter angenommen hat. Anders ausgedrückt, die Trichomonaden haben bei diesen Patienten die Abwehrkräfte besiegt, sämtliche im Körper ablaufenden Prozesse aus dem Gleichgewicht gebracht und somit den menschlichen Organismus für sich und Myriaden ihresgleichen zu einem bequemen Domizil gemacht. Sie können sich sicher selbst vorstellen, wie schwierig es ist sie von dort zu vertreiben, wenn die Krebsfachärzte sich auf das operative Entfernen eines der festgestellten Tumoren beschränken und die Herzpatienten sich mit der Verordnung von Gefäß erweiternden Medikamenten zufrieden geben müssen. Auf solche Art werden die Trichomonaden häufig sogar mit Hormonpräparaten „zugefüttert", die die Vermehrung der Parasiten noch steigern, oder sie werden mittels Strahlentherapie aktiviert, während die verbliebenen Abwehrkräfte des Patienten mit Immunsuppressiva ausgeschaltet werden.

Leider werden die Urologen und Gynäkologen schon seit längerer Zeit als Ärzte der untersten Stufe in der medizinischen Hierarchie angesehen. Besondere Ehre gilt heute den Krebs- und den Herzmedizinern und nur aus dem Grund, dass sie „ihre" Krankheiten zum Kult gemacht haben, da gegen diese nur die härtesten Maßnahmen ergriffen werden, nämlich Skalpell, Chemikalien und Strahlenkanone. Dabei sind diese besonderen Krankheiten nichts anderes als letzte Stadien einer „banalen" Trichomoniasis. Für die Unkenntnis dieser Tatsache werden wir, die Patienten, büßen müssen. Ist es nicht an der Zeit sich in diesen Problemen zurechtzufinden, bevor die halbe Menschheit ausartet oder ausgestorben ist? Eins steht fest: Es ist notwendig die Traditionen der alten Medizin wieder aufleben zu lassen, diese mit neuen Erkenntnissen und modernen technischen Möglichkeiten zu bereichern und in den Dienst der Menschheit zu stellen.

Und Sie, liebe Patientinnen und Patienten, und solche, die noch das Glück haben gesund zu sein, sollten bereits heute eine wichtige Entscheidung treffen: ob Sie eine Kur nach der Behandlungsmethode von Melnikowa absolvieren oder alles beim Alten lassen und riskieren, in der krebsmedizinischen Abteilung zu landen. Es ist Ihre Wahl!

Kapitel 6

Beim Gynäkologen zu Besuch

„Die eigentliche Aufgabe der Medizin lautet schlicht: die Krankheitsursache zu finden, also den genauen Namen des Erregers zu bestimmen, und anschließend die Krankheit entsprechend der Pathogenese zu behandeln. Doch in letzter Zeit ist dies bei den Vertretern der medizinischen Praxis in Vergessenheit geraten, worauf die zunehmende Auslastung unserer Kollegen aus der Chirurgie hindeutet. Ich bin nicht grundsätzlich gegen Operationen. Doch früher wurden die geplanten Operationen stets an „sauberen" Organismen durchgeführt, d. h. zuerst wurde der Infekt bekämpft". Dies sagte einmal die Gynäkologin Samojlowa, die zahlreiche Patienten hat, die zwar ihre Organe (Gebärmutter, Eileiter, Eierstöcke), aber nicht ihre Krankheit (den Infekt) losgeworden waren. Man darf ja nicht vergessen, dass in einem durch den radikalen Eingriff geschwächten Organismus, der alle Kräfte auf die Heilung der Wunde verwendet, die krankheitserregenden Mikroorganismen aggressiver werden und schwieriger zu bekämpfen sind. Unter diesen Umständen übernimmt die Ärztin Samojlowa solche Patienten, die andere Mediziner bereits aufgegeben haben (oder ihr Möglichstes getan zu haben glauben). Und wenn sie sie nicht übernimmt? Dann ist der Ausgang bekannt, das belegt die gnadenlose Statistik, deren Angaben zufolge die Heilungsquote bei Krebspatienten nach einer operativen Lösung bei 25-27 % liegt (diese Angaben stammen aus Amerika). Frau Samojlowa hat nicht die Zulassung, Krebs zu behandeln, aber sie behandelt auch keine Krebspatienten als solche, sie befreit sie nur von den Trichomonaden und anderen Infekten und verbessert auf diese Art den gesamten Gesundheitszustand.

Ella Stepanowna Samojlowa wohnt in der Stadt Kolomna. Dort hat sie eine private Arztpraxis eröffnet. Dies lässt sich leicht sagen, doch der Weg dahin war lang und schwierig. Zu Beginn ihrer Tätigkeit wusste sie noch nicht von meiner Entdeckung der parasitären Herkunft von Krebs und ging ihren eigenen Weg in der Forschung, der meistens intuitiv durch Ausprobieren gewählt wurde. Der wichtigste Unterschied zwischen ihrer Behandlungsmethode und der ihrer Kollegen besteht darin, dass sie den gesamten Organismus behandelt. Sie betrachtet jeden Patienten als Ganzes – mit all seinen Krankheiten (vergangenen und gegenwärtigen), mit dem gegebenen Zustand des Immunsystems und den vorhandenen Krankheitserregern. Die genannten Details für ein Gesamtbild des Patienten ermittelt sie während des persönlichen Gesprächs mit ihm sowie anhand von Untersuchungen, bei denen sie unter anderem ein Fluoreszenzmikroskop sowie die Methoden der Iridodiagnostik (Irisdiagnose) zur Hilfe nimmt. Bei der anschließenden Behandlung der Patienten verwendet sie eine Kombination von Methoden der Schulmedizin und solchen aus der unkonventionellen Therapie.

Da sie Gynäkologin ist, hat Frau Samojlowa während der Bestimmung der Infektion sowie während der Behandlung mehrfach beobachten können, wie sich Gebärmutterfibromyomen zurückbildeten oder Zysten verschwanden. Deshalb waren meine Forschungsergebnisse, die zunächst als Veröffentlichungen in der Presse und später als Buch erschienen, für sie wie eine Offenbarung. Sie hat die Texte „in einem Zug“ durchgelesen und in den Ausführungen über meine wissenschaftlichen Analysen und experimentellen Untersuchungen ihre Gedanken bestätigt gesehen sowie eine Erklärung für die Beobachtungen gefunden, die sie an den Organismen ihrer Patienten im Zuge der Behandlung machte. Das Besondere an der Sache war, dass die große praktische Erfahrung dieser Ärztin sich vollständig mit meiner theoretischen Konzeption der Krebsentstehung deckte.

In der Regel geht dem Krebsprozess ein Jahre andauernder, langwieriger chronischer Krankheitsprozess mit unterschiedlicher Lokalisation voraus, der ab und zu akute Schübe hatte, jedoch nie richtig behandelt bzw. vollständig auskuriert wurde. In den meisten Fällen war die Behandlung nicht pathogenetisch, also nicht krankheitsbezogen, sondern Symptom bekämpfend. Die Gynäkologen führen schon seit einigen Jahren zu einfache und veraltete Untersuchungen auf Trichomoniasis und Gonorrhoe durch. Dabei wird außer Acht gelassen, dass die Chlamydien-Infektion in den letzten Jahren drei- bis viermal häufiger als Gonorrhoe vorkommt, Tendenz weiter steigend. Die begeißelten Trichomonaden sind ebenfalls selten in den gefärbten Abstrichen nachweisbar, weil die Parasiten unter Einfluss der zahlreichen Mikroben ihre Form bis zur Unkenntlichkeit verändern können. Laborärzte beachten bei den Untersuchungen der Abstriche weder die große Anzahl von Leukozyten, die ein Zeichen für eine Entzündung im betroffenen Geschlechtsorgan darstellen, noch die Anwesenheit von Kokken. Aber gerade diese Anzeichen sollten die Ärzte aufmerken lassen und sie zu gründlicheren Untersuchungen der betroffenen Patientinnen bewegen. Andere ergänzende Untersuchungsmethoden bleiben ebenfalls häufig ungenutzt, obwohl mit deren Hilfe weitere indirekte Merkmale für eine Infektion im Körper nachweisbar wären. Dazu gehört beispielsweise die Kolposkopie, die es möglich macht den Gebärmutterhals mit einer 25-fachen Vergrößerung zu sehen. Einerseits ist Tatsache, dass heute Chlamydien, Ureaplasmen und Mykoplasmen die häufigsten Mikroorganismen sind, die zu Infektionen bei Frauen im gebärfähigen Alter führen und gleichwohl mit Hilfe eines üblichen optischen Mikroskops nicht feststellbar sind. Andererseits ist unübersehbar, dass Kliniken ausgerechnet mit diesen einfachen Mikroskopen ausgestattet sind. Wenn man diesen Widerspruch berücksichtigt, wird man auch die Hintergründe für die Diskrepanz in der Anzahl der tatsächlichen und der diagnostizierten Infektionsfälle verstehen können. Infolge der unvollständigen Diagnose wird auch nur Symptom bezogen behandelt. Und zwar werden die Frauen allein einer Behandlung unterzogen ohne ihre Geschlechtspartner. Demzufolge geht es den Krankheitserregern bestens, sie vermehren sich und unterdrücken zielstrebig die Abwehrkräfte des Menschen. Wenn diese Kräfte schließlich kapitulieren, „übernehmen die Mikroben die Macht“ und führen den Tod des Wirts herbei.

Die Mikroben von heute

Die Ärztin Ella Samojlowa ist sich stets der Tatsache bewusst, dass Mykoplasmen, Ureaplasmen und in gewisser Hinsicht auch Chlamydien intrazelluläre Parasiten sind, d. h. innerhalb von Zellen parasitieren. Die Wirte dieser Mikroorganismen sind oft Trichomonaden, aus deren Sicht dieses Zusammenleben allerdings nicht wünschenswert ist. Weil sie sich von diesem Parasitismus nicht befreien können, werden sie zu noch aggressiveren Parasiten des menschlichen Körpers. Wenn man wiederum berücksichtigt, dass Trichomonaden die Krebskrankheit auslösen, wird man nachvollziehen können, welches Gefühl bei Dr. Samojlowa und ihren Kollegen aufkommt, wenn sich bei einem ihrer Patienten ein gefährlicher präkanzeroser Prozess auflöst (z. B. eine schwere Gebärmutterhalsdysplasie) – und zwar unter Einwirkung der Behandlung, die auf die Bekämpfung der gesamten entdeckten Infektion ausgerichtet ist.

Der Nachweis der Krankheitserreger wird in der Praxis von Samojlowa mit Hilfe eines Fluoreszenzmikroskops durchgeführt, das einstellbar ist und sich somit zum konventionellen optischen Mikroskop umfunktionieren lässt. Damit ist es für die Ärztin möglich sowohl die kleinsten Mikroben festzustellen als auch die größeren, z. B. Pilze, Gardnerellen und Staphylokokken, die ebenfalls neben den Trichomonaden vorkommen. Übrigens ist diese Art von Mikroorganismen für die erfahrene Ärztin nicht von großem Interesse. Aber nicht weil sie gewisse Infektionen vernachlässigen will und in ihnen eine geringere Gefahr für die menschliche Gesundheit sieht. Nein, vielmehr ist ihre Methode so konzipiert, dass während der Behandlung zusammen mit den Trichomonaden auch die begleitende pathogene Mikroflora abstirbt.

Eine Mitarbeiterin von Frau Samojlowa (die gleichzeitig ihre Tochter ist) sagt, dass nicht nur die Existenz von Chlamydien, Mykoplasmen, Ureaplasmen von Bedeutung ist, sondern auch deren Anzahl zu berücksichtigen ist. Die praktische Erfahrung hat nämlich gezeigt, dass, wenn die körperliche Immunabwehr am Ende ist (dies kann bei Krebsverdacht der Fall sein), die Anzahl der Krankheitserreger im menschlichen Organismus drastisch ansteigt. Wenn man in solchen Fällen einen Abstrich unter dem Mikroskop untersucht, füllen die Mikroorganismen das gesamte Sichtfeld. Da die Zusammensetzung dieser Infekte unterschiedlich ausfällt, ist es notwendig bei jedem Patienten einen individuellen Ansatz zu finden. Das Grundprinzip ist jedoch immer das gleiche: Bei schwerer Pathologie der bei dieser Ärztin Rat suchenden Patienten weiß man sehr wohl, dass die Hauptursache für das Leiden bei den Trichomonaden liegt, doch man sucht ganz gezielt nicht nur nach ihnen, sondern auch nach den kleinsten Keimen. Diese sind zwar mit Hilfe eines optischen Mikroskops nicht einmal sichtbar, können aber in kürzester Zeit eine latent (unauffällig) verlaufende Trichomoniasis in eine schwere und bösartige Krankheit verwandeln.

In jeder Ära in der Geschichte der Menschheit gab und gibt es eine eigene „Pest“. Jetzt sind neben den Trichomonaden die Chlamydien, Mykoplasmen und Ureaplasmen in den Vordergrund getreten. Die zahlreichen Mediziner täuschen sich grundlegend, wenn sie meinen, dass diese Mikroorganismen, die hauptsächlich auf geschlechtlichem Wege übertragen werden, lediglich Erkrankungen im Genitalbereich hervorrufen. Die Trichomonade ist allgegenwärtig, sodass die begleitenden Krankheitserreger gemeinsam mit ihr aus den Geschlechtswegen in die höher gelegenen Organe gelangen, darunter in die Gebärmutter bei Frauen, ins Blut und in die Lymphe. Obwohl in der Hämatologie die Meinung herrscht – oder zumindest bis vor kurzem noch herrschte –, dass das menschliche Blut steril ist, erscheinen in der Presse Berichte von ausländischen Wissenschaftlern, denen zufolge Krebs eine Infektionskrankheit ist. Außerdem wurden in der Blutbahn Chlamydien und Herpesviren entdeckt, was aber gar nicht verwunderlich ist. Wahrscheinlich hat man das Blut schon seit Jahrzehnten nicht auf Infektionen untersucht, da es für steril gehalten wurde. Unsere Parasitologen aber stellten seit langem und mehrmals Trichomonaden in den aus der Ellenbogenvene entnommenen Blutproben fest. Sie berichteten außerdem, dass Trichomonaden die Eigenschaft besitzen, Bakterien als Schutz vor dem Immunsystem zu benutzen und dass die Trichomonaden ihrerseits den gleichen Dienst für die Viren erfüllen. Wenn Parasiten in die Blutbahn gelangen, bringen sie auf oben beschriebene Weise „auf sich“ bakterielle und „in sich“ verschiedene virale Infekte mit, zum Beispiel Chlamydien. Ich persönlich würde dem hinzufügen, dass meine zahlreichen mikroskopischen Untersuchungen von Blutproben aus venösen und peripheren Bahnen, die sowohl von kranken als auch von praktisch gesunden Personen stammten, ebenfalls die Anwesenheit nicht nur von Trichomonaden in allen ihren Existenzstadien (begeißelt, amöboid und zystoid) nachgewiesen haben, sondern auch von Staphylokokken, Streptokokken oder sonstigen bakteriellen Krankheitserregern. Leider ist die Auflösung eines optischen Mikroskops zu gering, um Chlamydien, Mykoplasmen, Ureaplasmen und ähnliche kleine Erreger festzustellen.

Deshalb ist es um so bedauerlicher für eine Ärztegruppe aus dem wissenschaftlichen Forschungsinstitut für Gynäkologie und Geburtshilfe in St.-Petersburg, wo mir 1990-1991 die Möglichkeit für Experimente auf Zellebene eingeräumt wurde. Hier ist mir mit Hilfe der Mitarbeiter des Mikrobiologischen Labors, geleitet von Professor M. A. Baschmakowa, die Transformation so genannter Tumorzellen in amöboide und begeißelte Formen gelungen. Das war der Beweis für die Abstammung der Krebskrankheiten von den Trichomonaden. Es hat sich aber herausgestellt, dass führende Spezialisten dieses Instituts, darunter die geachtete Frau Professorin, die Rolle dieser einzelligen Parasiten in der gleichen Chlamydien-Infektion vollständig ignorierten. In der von diesen Wissenschaftlern erstellten Richtliniensammlung „Chlamydien in der Geburtshilfe und in der Perinatalmedizin – Diagnostik, Prophylaxe, Behandlung“ wird die Chlamydien-Infektion ausschließlich als eine Erkrankung der Genitalien betrachtet und zu ihrer Behandlung eine Methode ohne Berücksichtigung der Trichomonaden verordnet. Ihnen ist jedoch ganz bestimmt bekannt, dass die Häufigkeit dieser Krankheit unter Frauen bei 40 % liegt und dass bei 6-7 % der Kinder schon bei der Geburt eine Chlamydien-Infektion festgestellt wird. Als Folge dessen bekommen solche Kinder weitere unterschiedliche Krankheiten. Zum Beispiel entstehen bei 40 % der Kinder Augenkrankheiten (Konjunktivitis), bei 15-20 % HNO-Erkrankungen, bei 10-20 % Lungenkrankheiten (wie Pneumonie) und bei 15 % Erkrankungen des Magen-Darm-Trakts (Gastroenteritis, Proktitis) sowie der Harn- und Geschlechtsorgane (Vulvitis, Urethritis). Sind denn diese Beispiele unterschiedlicher Erkrankungen bei Kindern und die Feststellung von Chlamydien im Blut erwachsener Personen kein Anzeichen dafür, dass diese Mikroorganismen nicht nur Erreger von lokal verlaufenden Geschlechtskrankheiten sind, sondern auch Verursacher für eine allgemeine Erkrankung des menschlichen Organismus? Dies wird in einem nicht geringen Maße durch die Trichomonaden begünstigt, die ja den Aufenthaltsort für die Chlamydien während ihres reproduktiven Lebensabschnitts darstellen. Aus diesem Grund wird selbst eine gemeinsame Behandlung der beiden Partner, die langfristig ausgelegt ist und große Dosen von Tetracyclin, Doxycyclin oder Erythromycin vorsieht, eine vollständige Heilung nicht garantieren können. Die in den Trichomonaden verschanzten Chlamydien werden früher oder später zu einem Krankheitsrückfall führen. Es kommt erschwerend hinzu, dass sie bei einer Zweitbehandlung eine größere Resistenz gegen Medikamente aufweisen können.

Dies alles zeigt, dass nicht die eng ausgerichtete Behandlung von Chlamydien, wie sie von der Schulmedizin vorgesehen ist, sondern eine umfassende Heilung, wie sie Dr. Samojlowa in ihrer privaten Praxis durchführt, zum Erfolg führen kann. Sie wird sowohl eine Befreiung des Körpers von diesen und anderen pathogenen Mikroben als auch die Genesung des gesamten Organismus bewirken. Mit einer ihrer Patientinnen z. B. ereignete sich nach der ersten Behandlungsreihe ein überraschender Zwischenfall: Aus ihr löste sich ein Tumor, den bei ihr keiner zuvor vermutet hat. Das vom wiederhergestellten Immunsystem abgestoßene und aus dem Gebärmutterhals herausgekommene blutige Teil einer Wucherung wurde sofort in Spiritus eingelegt und zwecks Untersuchung an die Kollegen aus der Histologie und der Krebsmedizin weitergegeben.

Hausbesuch bei einer Ärztin

Es war so, dass ich meinen letzten Geburtstag, der mit dem Tag der Weltraumfahrt zusammentraf und damals auch noch auf ein Wochenende fiel, auf einer „Dienstreise“ verbrachte. Das war eine Reise auf Einladung von Ella Samojlowa in ihre Praxis, die gleichzeitig auch ihre Wohnung ist. Man muss sich nämlich voll der Sache widmen und praktisch ohne Ruhetage arbeiten, sich vom Privatleben verabschieden, um solche Erfolge in der Patientenbehandlung aufweisen zu können, wie sie diese Gynäkologin jetzt hat.

Ihr Schicksal hat es so entschieden, dass sie seinerzeit Diätologie studierte, einen Lehrgang zu Iridodiagnostik bei dem Moskauer Biologen Dr. Kotljarewskij absolvierte sowie als wissenschaftliche Mitarbeiterin am Lehrstuhl für pathologische Anatomie tätig war. Diese vielseitigen Kenntnisse kamen Frau Samojlowa sehr zugute, sodass sie im Gegensatz zu den meisten ihrer Kollegen als Ärztin nicht nur einen eng spezialisierten Fachbereich vertritt. Sie lernt auch jetzt noch dazu, indem sie stets an unterschiedlichen Weiterbildungsseminaren teilnimmt, die am Zentrum für Geburtshilfe und Perinatalmedizin in Moskau stattfinden. Laut der bescheidenen Aussage von Frau Samojlowa sei die Methode, die sie bei der Behandlung ihrer Patienten verwendet, nicht eigens von ihr entwickelt worden. Sie sei von der offiziellen Medizin allgemein anerkannt, sie modifiziere sie lediglich, indem sie die bei den Weiterqualifikationen erworbenen Kenntnisse anwende. Das ist eine erfreuliche Tatsache, weil es davon zeugt, dass die Methodik in der Gynäkologie eigentlich einen fortschrittlichen Entwicklungsstand hat. Es lässt uns auf bessere Zeiten hoffen.

Ella Samojlowa weiß, was sie zu tun hat. Sie glaubt an Gott und achtet ihre Patienten. Während der Behandlung bleibt die Ärztin unbedingt im Gespräch mit dem Patienten, lernt seine geistige Welt kennen. Dies kann sowohl vom Standpunkt des christlichen Glaubens als auch aus der Sicht der Philosophie gewertet werden. Da sie bestrebt ist, ihren Patienten möglichst umfassend zu helfen, versteht diese Ärztin sehr wohl einen einfachen Zusammenhang: Damit die Behandlung eine gute Aussicht haben kann, muss der Patient zunächst in ein seelisches Gleichgewicht kommen. Denn Erbitterung, Wut, Neid und andere negative Emotionen stehen dem Behandlungserfolg im Wege, selbst wenn dabei die neuesten wissenschaftlichen Entwicklungen angewandt werden und der Arzt von noch so hoher Qualifikation ist.

Ihre ärztliche Qualifikation ergänzt Frau Samojlowa erstens mit Kenntnissen aus der Mikrobiologie, die die Beziehungen der Mikroorganismen untereinander und gegenüber dem Menschen aufdecken, und zweitens mit modernster technischer Ausrüstung, die sie für die Diagnosestellung bei ihren Patienten benutzt. Hierzu gehört in erster Linie das Fluoreszenzmikroskop, das selbst in den regionalen Kliniken kaum anzutreffen sein wird, sowie eine mit Videokamera ausgestattete optische Einrichtung, die zur Untersuchung der Regenbogenhaut der Patienten verwendet wird.

An jenem denkwürdigen Tag arbeiteten wir tüchtig und untersuchten aufmerksam die Blutpräparate von Patienten sowie von Mitarbeitern. Das ist ebenso ein bemerkenswertes Detail, denn es ist bekannt, dass die Vertreter der konservativen Medizin zwar behaupten, das menschliche Blut sei steril, aber nie einen Tropfen eigenen Blutes zum Beweis dieses „Axioms" zur Verfügung stellen würden. Ferner hat sich Dr. Samojlowa Folgendes zur Regel gemacht: Sie verordnet ihren Patienten nicht nur bestimmte Diäten, sondern hält sich auch selbst an diese Ernährungsvorschriften. Also nahmen wir damals am 12. April, am Tag des Großen Fastens vor dem Osterfest, ein sehr lecker zubereitetes, aber absolut vegetarisches Essen zu uns. Um 17 Uhr reiste ich ab, und Samojlowa wandte sich ihren Patienten zu, die für diese Uhrzeit bestellt waren.

Heilung von „unheilbaren" Krankheiten

Nach einer eingehenden Untersuchung der Patienten (Dr. Samojlowa behandelt sowohl Männer als auch Frauen) wird ihnen eine ausgewogene Ernährung unter Berücksichtigung ihrer Leiden verordnet. Für die Zeit der Behandlung soll die Kost möglichst salzarm sein und viel Flüssigkeit enthalten, besonders empfehlenswert ist Hagebuttentee mit Honig. Außerdem werden Darmspülungen verordnet. Die Ärztin bringt den Patienten die Handhabung eines Klistiers bei, wobei sie Kräuterzusätze empfiehlt, die eine Entschlackung begünstigen, die Darmtätigkeit regulieren, Bakterien entfernen bzw. Infektionen vorbeugen.

Nach der allgemeinen Entschlackung des Organismus wird diese Ernährungsweise beibehalten und durch Vitamine und Spurenelemente angereichert. Währenddessen wird eine antibakterielle Therapie durchgeführt, die auf jeden Patienten speziell abgestimmt ist: in Abhängigkeit von der Natur und der Menge der bei ihm festgestellten Krankheitserreger, von der Dauer und dem Charakter der Erkrankung, vom Zustand des Immunsystems, des Patientenalters und so weiter.

Die große praktische Erfahrung von Frau Samojlowa zeigt, dass heute nicht ein bis zwei Erregerarten, sondern vielmehr eine vielfältige Zusammensetzung von Mikroorganismen die Grundlage für vernachlässigte chronische Krankheiten bilden, mit denen sich die Patienten an sie wenden, nachdem sie dies ohne Erfolg in offiziellen Einrichtungen versucht haben. Neben Candida-Pilzen und Trichomonaden, die praktisch bei allen Patienten entdeckt werden, findet man bei denselben Personen Chlamydien, Ureaplasmen, Mykoplasmen, Gardnerellen, Zytomegalie-Viren, Herpesviren und andere Infektionen. Da die Candida-Pilze anaerob sind, bilden sie ihre Plantagen vorzugsweise auf den Schleimhäuten der Hohlräume (in der Mundhöhle, im Darm, in der Vagina) und kaschieren damit quasi die übrige Infektion, die gezwungen ist in die darunter liegenden Gewebeschichten einzudringen. Aus diesem Grund wird die Behandlung mit einer Pilzbekämpfung begonnen, unterstützt mit immunstimulierenden Maßnahmen. Anschließend wird die antitrichomonade Therapie durchgeführt und schließlich die antibakterielle und die antivirale. Bei der medikamentösen Behandlung verwendet Ella Samojlowa die effektivsten Präparate (die leider aus dem Ausland kommen), von denen sie in Seminaren erfährt. Zur Immunstimulation nimmt sie allerdings das herkömmliche Pyrogenal. Dieses Mittel „sprengt“ den Körper sozusagen von innen. Unter Einwirkung erhöhter Temperatur und der sich aktivierenden Immunabwehr kommen nämlich aus den weitesten Ecken Mikroben „gekrochen“, die Tumorknoten in der Gebärmutter, die Eierstockzysten sowie Schwarten lösen sich auf und die Zellmembran der Chlamydien weicht auf, wodurch sie mittels Antibiotika angreifbar werden.

Die Behandlung läuft nach folgendem Schema ab:

- Pyrogenal: 10 Injektionen nach der üblichen Vorschrift (jeden zweiten oder dritten Tag), die Dosierung wird individuell angepasst.
- Diflucan, ein Antimykotikum, wird einmalig mit einer Dosis von 150 mg eingeführt.
- Atrican, eine synthetische Verbindung mit doppelter Wirkung (trichomonazider und antimykoser) wird vier Tage lang, beginnend mit dem zweiten Behandlungstag, zweimal täglich je eine Kapsel eingenommen.
- Das erste Antibiotikum (Doxycyclin, Rulid) wird parallel zu Pyrogenal und Atrican vom dritten oder vierten Behandlungstag an eingenommen. Der Zeitabstand rührt daher, dass nach dem Absterben der Trichomonaden Chlamydien, Mykoplasmen, Ureaplasmen frei werden. Das Medikament wird 10 Tage lang eingenommen, die Dosis entspricht der Vorschrift auf der Packunsgbeilage.
- Atrican wird parallel zu Pyrogenal eingenommen, sofort im Anschluss an die Antibiotika-Einnahme, und zwar vier Tage lang zweimal täglich je eine Kapsel.
- Das zweite Antibiotikum (Rovamycin, Maxaquin, Klacid) wird parallel zu Atrican eingenommen sofort im Anschluss an das erste Antibiotikum; Dauer der Einnahme: 10 Tage, die Dosis entsprechend der Verpackungsbeilage.

- Diflucan, einmalige Einnahme von einer 150 mg Dosis. Zweck ist die Bekämpfung von Pilzen, die nach dem Absterben der Trichomonaden und anderer Parasiten wieder aktiv werden.
- Eubiotika (Bifidum Bakterin, Acydophyllus, Acylact) zur Unterstützung der „verbündeten" Mikroben, die während der massiven Infektionsbekämpfung ebenfalls in ihrer Funktionstätigkeit verletzt worden sein können.

Die umfassende Behandlung des Organismus wird von lokalen Sanierungsmaßnahmen begleitet: Instillation der Urethra (Einträufelung von Medikamenten), Scheidenspülungen und Einführen von antimykosen, prozystoziden und antibakteriellen Globulinen (McMirror, Polyjinax und andere). Und das Wichtigste: Während des gesamten Behandlungsprozesses muss absolute geschlechtliche Enthaltsamkeit zwischen den Ehe- bzw. Lebenspartnern eingehalten werden. Sie werden außerdem über die Wahrscheinlichkeit eines Rückfalls oder einer wiederholten Infektion unterrichtet, falls einer von ihnen die Behandlung nicht vollständig absolviert oder nach der Ausheilung mit einem anderen Infektionsträger ein sexuelles Verhältnis aufnimmt.

Nach der ersten Behandlungsreihe wird eine Pause von einem Monat eingelegt. Diese Zeit wird genutzt, um die Abwehrkräfte des Körpers zu festigen und zu stärken. Dies wird nach den Empfehlungen von Doktor Samojlowa durch eine abgestimmte Ernährung in Verbindung mit einer Kräuterbehandlung erreicht, deren Bestandteile von der Firma „Inreach" stammen und entsprechend den Leiden der Patienten dosiert werden. Außerdem ist es empfehlenswert, dass der Patient sich an einen Fachmann zur Rehabilitation im Bereich der Wirbelsäule wendet, jedoch nicht an einen Neurologen, sondern entweder an einen Spezialisten der manuellen Therapie oder an einen Orthopäden.

Einen Monat später kommen die Patienten wieder in die Sprechstunde, zwecks wiederholter Probenentnahme auf Clamydien, Ureaplasmen, Mykoplasmen. Bei der Untersuchung der Abstriche aus den Geschlechtsorganen unter dem Fluoreszenzmikroskop werden wenige bis gar keine Mikroben festgestellt. In Abhängigkeit von den Ergebnissen der Immunfluoreszenz-Analyse wird eine zweite Behandlungsreihe verordnet. Üblicherweise sind dies eine 10 Tage dauernde Monotherapie oder Rehabilitationsmaßnahmen wegen der chronischen Entzündungsprozesse, bei denen spezifische, auf die Besonderheiten der gynäkologischen Erkrankung abgestimmte Medikamente verordnet werden, sowie Physiotherapie und andere Anwendungen.

Die Ergebnisse der Infektionsbehandlung

Abgesehen von der Infektionsgefahr, der Dr. Samojlowa bei ihrer Arbeit ausgesetzt ist, ist es für sie insgesamt nicht einfach: die Arbeit erfordert eine ausgeprägte Nervenstärke. Denn die Menschen, die zu ihr kommen, sind sehr krank, verzweifelt nach den erfolglosen Behandlungsversuchen in anderen medizinischen Einrichtungen und manchmal ohne jeden Glauben an eine Heilungsmöglichkeit. Daher muss Ella S. Samojlowa zuerst die Barriere der Entfremdung zwischen Arzt und Patient überwinden. Dann muss sie Überzeugungsarbeit leisten, damit der Patient die vorgeschlagene Methode akzeptiert. Und schließlich muss sie den Patienten für die Beteiligung am Kampf um seine Gesundheit motivieren.

Der Betroffene ist zwar bei seinem Hausarzt zur ambulanten Beobachtung gemeldet, dessen Tätigkeit beschränkt sich aber auf das Verschreiben neuer Immunsuppressiva, d. h. schmerzlindernder Betäubungsmittel. Der Patient verlässt sich also gänzlich auf die Mediziner, vertraut ihnen seine Gesundheit und sein Leben an – und bemerkt eines Tages mit Entsetzen, wie ihn seine Kräfte verlassen, seine Haare ausfallen, die Leistungsfähigkeit sinkt, das Selbstbewusstsein schwindet, das Denkvermögen nachlässt. Frau Samojlowa ist eine Ärztin im wahrsten Sinne des Wortes schon allein deshalb, weil sie den Sinn der Krankheitsbehandlung bei einem jeden Menschen begriffen hat. Dieser Sinn besteht nämlich in der

Kombination zweier Faktoren: Erstens wird die Infektion eliminiert, zweitens werden parallel dazu die Abwehrkräfte des Patienten gesteigert.

Wahrscheinlich ist das der Grund für ihre Äußerung: *„Die Forschungen von T. Lebedewa lassen sich in der Praxis bestätigen. Alles entspricht vollkommen ihrer Beschreibung des Lebens der Mikroben. Wir, die praktischen Ärzte, beobachten, wie sich auf der Basis von Hormonen, Bestrahlungen und Chemotherapie Infektionskrankheiten entwickeln. Die Krebspatienten sterben an Intoxikation, denn sie werden durch die Absonderungen der Parasiten vergiftet. Wenn dies nicht nur praktische Ärzte sehen und nachvollziehen würden, sondern auch Wissenschaftler, dann wären die Probleme vieler unheilbarer Krankheiten schon längst gelöst gewesen."*

Von meiner Seite möchte ich hinzufügen, dass der wichtigste Krankheitserreger bei Krebspatienten die Trichomonade ist (die übrigen Mikroben begünstigen nämlich die Beschleunigung des Krebsfortschritts). Deshalb wurde sie ja auch Tumorzelle genannt, weil die Fachärzte in ihr nicht den einzelligen Parasiten erkannt haben. Man sagt, dass die Unkenntnis der Gesetze denjenigen, der sie verletzt, nicht von der Verantwortung entbindet. Ob das auch auf die Krebsfachärzte übertragen werden kann? Kann die Unkenntnis der Natur der Krebskrankheiten die Verantwortung für die falsche Behandlung schmälern, die dem Menschen einen offensichtlichen Schaden zufügt?

Doch eine noch größere Verantwortung sollte bei denjenigen Ärzten liegen, die von der parasitären Krebsnatur zwar erfahren haben, jedoch nicht daran interessiert sind diese Entdeckung zu überprüfen, sondern sich hartnäckig an die noch mehr Schaden anrichtenden Methoden halten, ja ihre dramatische Auswirkung sogar verdreifachen. Mir wurde z. B. von einer Krebskranken aus Moskau erzählt, die in einem staatlichen Krankenhaus operiert wurde (aus irgendeinem Grund hat es Geld gekostet) und sich nach der Operation besser fühlte. Doch ihr wurde zusätzlich eine Bestrahlung angeboten, anschließend eine Chemotherapie (und wieder musste sie bezahlen). Sofort nach der ersten Bestrahlungsreihe verschlechterte sich ihr Zustand drastisch. Die Verwandten waren entrüstet. Und ich frage mich bloß: Warum senkt man absichtlich die Genesungschance der Patientin? Denn den Krebsmedizinern ist bekannt, dass sogar in den USA der Anteil der ausgeheilten Patienten nach einer operativen Lösung bei nur 25-27 % liegt, nach der Strahlentherapie ist es weniger mit 13-15 %, nach der Chemotherapie sind es überhaupt nur 5-7 %. Demzufolge senken die Fachärzte die Genesungschancen dieser Patienten auf das Minimum, fast gegen Null, indem sie eine Art von schädigender Behandlung auf eine andere draufsetzen. Sehen Sie doch selber: Die Chemotherapie überleben lediglich 5-7 % der Krebskranken, und für diese Patientin, die nach den anderen vorangegangenen „Behandlungen" völlig erschöpft sein dürfte, wird die Chemotherapie zum dritten und wahrscheinlich letzten Kreis der Hölle auf dieser Welt ...

Doch zurück zu unserer Dr. Samojlowa, die nicht gegen den menschlichen Körper kämpft, sondern gegen seine mikroskopisch kleinen, aber zahlreichen Feinde. Dieser Kampf beschränkt sich nicht auf wenige Stunden, die die Chirurgen benötigen, um einen entdeckten Tumor herauszuschneiden, obwohl dieser Tumor Jahre gebraucht hat, um sich zu entwickeln. Frau Samojlowa ist sich dessen bewusst und widmet sich dem Auskurieren der Patienten nicht nur einen Monat lang. Außerdem werden die Patienten selbst in die langfristige und harte Arbeit der Genesung einbezogen und lassen sich zu positiven Veränderungen in ihrem Lebensstil motivieren. Nach der Genesung bei Ella Samojlowa machen sich die ehemaligen Patienten bestimmt Gedanken über die durchgestandene Krankheit und wie es dazu kommen konnte. Deshalb gibt es gute Gründe zu hoffen, dass infolge der körperlichen Genesung auch die Seelen der Patienten geheilt werden. Als Zeugnis dafür, wie erfolgreich Dr. Samojlowa ihre Patienten behandelt, dienen folgende Beispiele aus ihrer Patientenkartei:

Patientin N. S. N., 39 Jahre alt. Am 23.12.1996 wurde ihr anhand von Ergebnissen der Kolposkopie die Diagnose gestellt: Verdacht auf Gebärmutterhalskrebs. Die Krebsfachärzte stellten nämlich schwere

Dysplasie fest. Bei der Untersuchung in meiner Praxis wurden mittels der Immunfluoreszenzmethode in großer Anzahl nachgewiesen: Chlamydien, Ureaplasmen, Mykoplasmen. Der Ehemann der Patientin wurde ebenfalls untersucht – die gleichen Parasiten wurden bei ihm ebenfalls gefunden. Es wurde eine komplette Behandlung beider Eheleute durchgeführt. Am 27.02.1997 wurden Kontrollproben abgenommen. Die Kolposkopie zeigte: keine Pathologie. Die Krebszelldiagnostik: ohne Pathologie. Am 15.05.1997 zeigte die Wiederholungsuntersuchung, dass bei der Patientin keine Pathologie vorlag.

Patientin K. T. N., 23 Jahre alt. Ein Jahr lang ließ sie sich in staatlichen medizinischen Einrichtungen wegen einer Muttermunderosion behandeln. Die Analysen und die Untersuchungen mittels Kolposkopie und Zelldiagnostik zeigten eine schwere Dysplasie an. Bei der Untersuchung mittels der Immunfluoreszenzmethode in meiner Praxis wurden Chlamydien, Ureaplasmen, Mykoplasmen gefunden. Nach der absolvierten Behandlung war das Plattenepithel am Muttermund vollständig. Laut Kontrolluntersuchungen liegt keine Pathologie vor.

Patientin K. T. I., 33 Jahre alt. Sie hatte Beschwerden wegen langwieriger Entzündungsprozesse in den Eileitern, die in eine Entzündung der Gebärmutterschleimhaut und eine Eierstockzyste übergingen. Die Patientin bereitete sich auf eine Operation vor, der Termin für den Eingriff stand schon fest. Doch durch das Schicksal (oder vielleicht angeregt durch ehemalige Patienten von Frau Samojlowa) kam sie in die private Praxis. Mittels Provokation wurde eine Untersuchung auf Chlamydien, Ureaplasmen und Mykoplasmen durchgeführt. Per Immunfluoreszenzanalyse wurde eine große Anzahl dieser Mikroben nachgewiesen. Die Immunabwehr der Patientin stand vor dem Aus. Schon nach der ersten Behandlungsfolge hatte die Patientin erstmals seit mehreren Jahren eine schmerzfreie Menstruation. Außerdem wurde bei der Untersuchung durch zwei Gynäkologen keine Zyste festgestellt. Zur Zeit wird eine zusätzliche resorbierende Therapie angewandt und eine Behandlung mit Präparaten, die speziell bei einer Endometriose verwendet werden.

Solche Fälle mit glücklichem Ausgang gibt es bei Dr. Samojlowa viele. Dabei ist sie der Meinung, dass sie persönlich nichts Neues oder Besonderes erfunden hat. Sie predigt lediglich den wichtigsten Leitsatz der Medizin, der leider bei vielen ihrer Kollegen in Vergessenheit geraten ist: Finde die Ursache der Krankheit (den Erreger) und kuriere den Menschen, nicht die Krankheit, denn sie ist lediglich die Reaktion des Organismus auf den Infekt.

Die Ärztin Samojlowa beschränkt sich in ihrer Tätigkeit nicht auf die private Praxis. Sie arbeitet parallel in einer Schwangerschafts-Beratungsstelle. Auf solche Art hat sich herausgestellt, dass im Jahr 1996 in ihrem Einzugsgebiet bei 90 % der untersuchten Frauen Chlamydien, Ureaplasmen oder Mykoplasmen oder eine Kombination von ihnen festgestellt wurde. Diese Infektionen bewirken häufig Fehlgeburtsrisiken, Gestosen (Schwellungen, hohen Blutdruck, Übergewicht), Anämie oder eine andere Pathologie. 70 % dieser Schwangeren absolvierten gemeinsam mit ihren Ehemännern eine Behandlungsfolge ohne zusätzliche Therapie, d. h. ohne Spasmolytika (krampflösende Mittel, z. B. Papaverin) bei bestehender Gefahr für eine vorzeitige Schwangerschaftsbeendigung. Stattdessen wurde ausgewogene Kost empfohlen. Als Folge der Behandlung, die ab der 12. Schwangerschaftswoche begonnen wurde, verschwanden sämtliche pathologischen Erscheinungen, und die auskurierten Schwangeren entbanden termingerecht ihre gesunden Kinder.

„Kabale und Liebe“ – diesmal anders

Unter dieser Überschrift ist in Kolomna in der wöchentlichen Werbe- und Informationszeitung „Jat-Reklama“ Nr. 8 vom 24. April 1997 ein Artikel über Dr. Samojlowa erschienen. Auf die Fragen des Reporters sagte die Ärztin: *„Die Krankheiten, die auf dem Geschlechtsweg übertragen werden, streiten mit AIDS um den Titel der „Pest des 20. Jahrhunderts“. Chlamydien-, Ureaplasmen-, Mykoplasmen-Infektionen und andere ähnliche Krankheiten (insgesamt sind es um die 40 Arten) sind in letzter Zeit äußerst verbreitet. Dies ist vor allem mit der beim größten Teil der Bevölkerung schwächer gewordenen körpereigenen Immunabwehr verbunden sowie mit der bei uns angekommenen*

Welle der sexuellen Revolution mit ihren wahllosen und verfrühten Geschlechtskontakten. Die Genitalien sind doch das Tor für alle möglichen Infektionen. Betrachten wir als Beispiel die Chlamydien. Sie können jahrelang im menschlichen Organismus „schlafen" – und plötzlich aktiv werden. Dann entstehen aus einer Chlamydie ein- bis zweitausend ihresgleichen. Die Expansion von Parasiten (Trichomonaden) geschieht nach der gleichen geometrischen Progression.

Wir bekommen es häufig mit Personen zu tun, die Beschwerden wegen Juckreiz, Schmerzen im Genitalbereich, Ausfluss und sonstiger unangenehmer Erscheinungen haben. Doch bevor diese Patienten zu uns kommen, wird bei ihnen im Rahmen der Untersuchungen in anderen Einrichtungen keine Pathologie festgestellt. Es gibt auch solche, die unsere Diagnose anderswo überprüfen lassen. Es passiert, dass dort nichts gefunden wird. Dann kommen sie zu uns zurück, um uns zu beschuldigen. Darauf erwidere ich, dass es ihr gutes Recht sei sich für gesund zu halten. Doch diese „Optimisten" tun mir aufrichtig Leid! Denn in der Regel lassen die hinterlistigen Parasiten diese Personen nicht lange in glücklicher Unwissenheit verweilen. Dies hat wegen der verspäteten Behandlung oft ein trauriges oder sogar tragisches Ende."

Laut E. Samojlowa hätten sehr viele Fälle von chronischer Prostatitis, verminderter Potenz, Erosionen und Tumoren der Gebärmutter und Eierstöcke sowie andere schwere Folgen von auf dem Geschlechtsweg übertragbarer Krankheiten vermieden werden können, wenn die Infektionen rechtzeitig erkannt und behandelt worden wären. Doch es sieht danach aus, dass die Menschen begonnen haben sich selber ernsthaft mit ihrer Gesundheit zu beschäftigen. Und obwohl es die private Praxis in der Umanskaja-Straße erst seit einigen Monaten gibt, ist hier schon ungefähr 100 Patienten geholfen worden.

Kapitel 7

Die Erkrankung der Prostata

Die offizielle Version

Adenom scheint vom Klang her einem Myom ähnlich zu sein, ist aber eine Krankheit, die vorzugsweise bei Männern auftritt. In der gängigen Erklärung des Wortes ist das Adenom eine gutartige Drüsengeschwulst. Üblicherweise stellt es einen klar umrissenen, durch eine Kapsel eingegrenzten Knoten dar, der sich in der massiven Organschicht befindet. Die einen Knoten sehen wie ein Polyp auf einem Bein aus, die anderen scheinen auf einem breiten Gestell zu sitzen.

Adenome können einzeln oder in Gruppen auftreten. Sie entstehen in den Speicheldrüsen, sowohl in denen im Mund als auch hinterm Ohr, in der Schilddrüse und in der Prostata, in den Talgdrüsen der Haut, ferner in den Nieren und im Darmkanal. Man unterscheidet angeborene Adenome, wenn sie während der Embryonalentwicklung entstehen, und Onkozytome, wenn sie im erwachsenen Alter entstehen. Der überwiegende Teil der Adenome ist gutartig, doch es kommt eine krebsige Entartung vor.

Die am meisten verbreitete und bekannte Art dieser Erkrankung ist das Adenom der Vorsteherdrüse, der Prostata. An Prostata-Adenom leiden Männer fortgeschrittenen Alters: Mit 50-60 Jahren sind 25 % der männlichen Bevölkerung von der Krankheit betroffen, bei den 70jährigen sind es schon 52 %. Diese Krankheit ist stark in Indien, Ägypten, Nordamerika und England verbreitet, dagegen äußerst selten in Japan und China anzutreffen. Manchmal sind beim selben Patienten sowohl Krebs als auch ein Adenom an der Prostata festzustellen. Ein Adenom entwickelt sich über einen langen Zeitraum, zunächst unauffällig für den Menschen, doch mit der Zeit mehren sich die Symptome. Nach diesen Symptomen wird die Krankheit von der Wissenschaft in vier Stadien eingeteilt.

Das erste Stadium entsteht bei Männern, die zuvor eine Kreislaufstörung in den Harn- und Geschlechtsorganen erlitten hatten, beispielsweise als Folge einer Infektionserkrankung. Die Statistik zeigt, dass bei einem Drittel der Männer über 35 in der Prostata und in den Samenbläschen Stauungen und Infektionen festgestellt werden. Die über 50jährigen bemerken dann geringfügige Störungen beim Harnlassen. Es kommt zu unangenehmen Empfindungen in der Leiste, im Unterleib, im hinteren Teil der Harnröhre. Ein frühes Anzeichen der Krankheit kann ferner ein vorzeitiger Samenerguss im Alter über 50 sein. Wenn sich jedoch die Hämospermie, d. h. Blut in der Samenflüssigkeit, feststellen lässt, kann dies auch ein Zeichen für eine entstehende Krebskrankheit sein, was sofort überprüft werden sollte.

Das zweite Stadium ist die Dysurie, d. h. häufiges Wasserlassen. Zunächst kommt es dazu in der Nacht, später auch am Tag. Der Harndrang beim Adenom unterscheidet sich von dem bei einer Blasenentzündung bzw. bei der hinteren Urethritis dadurch, dass er nicht schmerzhaft ist und keine Harntrübung mit sich zieht, dafür aber sehr intensiv sein kann. Harninkontinenz im Alter über 50 ist ein deutliches Zeichen für das Prostata-Adenom. Zunächst treten die dysuretischen Symptome in regelmäßigen Abständen auf, mit der Zeit werden sie intensiver. Dies wird von einer eventuell hinzukommenden Infektion weiter begünstigt. Das Harnlassen nach dem Schlaf, nach längerem Sitzen, bei überfüllter Blase wird erschwert. Der allgemeine Zustand des Patienten ist noch befriedigend, doch die Krankheit schreitet fort.

Das dritte Stadium ist die Harnverhaltung, wobei die Menge des Restharns stets größer wird. Gleichzeitig finden Veränderungen in den inneren Organen statt, vor allem in den Harnwegen. Die Vorsteherdrüse, die sich durch die Neubildungen vergrößert, verhindert den Harnabgang. Das nach oben und nach hinten wachsende Adenom hebt die Harnleiter hakenähnlich an und drückt sie zusammen. Der unvollständige Harnabgang beeinträchtigt die Nierenfunktion. Zunächst verliert die Niere die Fähigkeit den Harn zu konzentrieren, wodurch sie mehr Flüssigkeit zur Entschlackung benötigt, danach wird die Auflösungsfähigkeit gestört. Das dritte Stadium dauert Jahre, sodass der Patient sich mit seinem Zustand abfindet. Er hat kein Gefühl mehr für die Erhöhung der Restharnmenge, denn die Empfindlichkeit der Harnblase nimmt durch ihre schlechtere Kontraktionsfähigkeit ab. Allmählich dehnt sich die Blase so aus, dass sie 1,5-2 Liter Harn zurückhalten kann. Die Flüssigkeitsspannung in der Blase übersteigt die Spannung der Schließmuskeln, sodass der Urin beginnt unwillkürlich zu träufeln. Damit findet der Übergang in das nächste Krankheitsstadium statt.

Das vierte Stadium ist Harnverhalten mit gleichzeitiger Inkontinenz. In diesem Abschnitt kommt es zu Nierenstörungen mit Erscheinungen von Intoxikation; es entsteht eine Magen-Darm-Enterokolitis, manchmal entwickelt sich Magenkrebs. Außerdem hat der Patient ständig Durst, da sein Organismus ausgetrocknet ist, wodurch er auch stark abgemagert aussieht. Die toxische Unterdrückung der Leberfunktion führt zu Gelbsucht. Diese Arten von Pathologie – Austrocknung, toxische Unterdrückung der Leberfunktion, Störung des Magen-Darm-Kanals, Nahrungsabneigung sowie Herz-Kreislaufstörungen – tarnen die Symptome einer Harnobstruktion.

Das Prostata-Adenom ist keine Krankheit ausschließlich unserer Zeit, an ihr litten auch unsere männlichen Vorfahren. Bereits im 19. Jahrhundert versuchte man sie zu behandeln. Zum Beispiel sah F. Sinizyn 1892-93 den Zusammenhang zwischen der Hodenentwicklung und der Entstehung eines Adenoms und behandelte die Patienten mittels Kastration. Später haben Wissenschaftler, darunter der bekannte Krebsforscher L. Schabad, bei einer Pathologie der Geschlechtsdrüsen endokrine Störungen festgestellt. Demzufolge wurde eine Behandlung mit Androgen vorgeschlagen, d. h. mit männlichen Geschlechtshormonen. Doch die Erfahrung mit der hormonellen Therapie zeigte, dass hohe Dosen an Östrogen Störungen im Herz-Kreislaufsystem bewirken.

Bei der Behandlung des Adenoms wird ebenso die konservative Therapie angewandt, die strenge Hygienevorschriften, Diät, medikamentöse Therapie und lokale therapeutische Anwendungen beinhaltet. Um die Regeln einzuhalten, muss der Patient Unterkühlungen, besonders im Fußbereich, sowie längeres Sitzen vermeiden, außerdem den Harn nicht zurückhalten und mit Hilfe von Abführmitteln Verstopfungen vermeiden, da diese die Dysurie verstärken. Bei der Ernährung sind Pfeffer, Senf und Gepökeltes ausgeschlossen, empfohlen werden Milchprodukte (außer der Milch selber), Fleisch ist in der ersten Tageshälfte und die Milch im Tee erlaubt. Vom zweiten Krankheitsstadium an ist dem Patienten der Genuss von Alkohol, einschließlich Bier, untersagt. Die medikamentöse Behandlung beinhaltet die Anwendung von Antibiotika und Sulfanilamiden im Falle einer eventuellen Blasen- bzw. Nierenbeckenentzündung. Zudem wird eine Kultur der Urinprobe auf Infektion gemacht und dementsprechend behandelt. Die lokalen therapeutischen Anwendungen beinhalten schließlich die Massage der Prostata, Papaverinzäpfchen und Mikroklistiere.

Doch alle diese Maßnahmen befreien den Patienten nicht von seinem Adenom. Die radikale Methode ist nur die operative Behandlung. Bedauerlicherweise haben die Operationen in vielen Fällen tödlichen Ausgang. Die Patienten sterben an einer Thrombose, Verstopfung von Gehirn- und Lungengefäßen sowie an Herz-Kreislaufstörungen. Die Ärzte halten die Sterblichkeit niedrig, indem sie geschickt den Zeitpunkt und die Methode für die Operation wählen sowie den Patienten auf den Eingriff extra vorbereiten und danach eine besondere Pflege vorsehen.

Der Schmerz der Kriegsveteranen

Die Medizin ist oft nicht in der Lage die Patienten von ihren Adenomen zu befreien, sodass diese versuchen sich selbst zu helfen oder Hilfe bei anderen suchen. Einige Briefe von Patienten haben auch mich erreicht. Ich bin ganz sicher, dass sich damit nur ein verschwindend kleiner Teil der Menschen gemeldet hat, die eine Lösung für ihre „ausweglose“ Situation suchen. Der Schmerz der Veteranen, die unser Land verteidigt haben, ist auch unser Schmerz; wir müssen daran teilhaben, die Ursachen dafür klären und möglicherweise in irgendeiner Form behilflich sein.

Der erste Brief.

„Verehrte Tamara!

Entschuldigen Sie bitte, dass ich Sie so familiär anrede, ich kenne Ihren vollen Namen nicht und kann Sie deshalb nicht mit Vor- und Vatersnamen ansprechen.

Warum schreibe ich Ihnen? Ich habe nämlich Ihren Artikel in der Zeitung gelesen. Er wurde für mich zum „wegweisenden Stern“ (entschuldigen Sie diese großen Worte). In meinem Alter (82 Jahre) ist nämlich, wie bei vielen anderen älteren Herren, wegen eines Prostata-Adenoms das Harnlassen stark erschwert. Ihr Artikel hat mir den Ausweg aus diesem furchtbaren Zustand angedeutet. Nach Ihrem Rat habe ich Fichte gesammelt, aufgebrüht und getrunken. Die Ergebnisse lassen sich schon nach relativ kurzer Anwendung des Aufgusses sehen. Was ich von Ihnen genauer erfahren wollte: Welche Konzentration soll der Aufguss haben? Wie viel Fichte soll auf welche Menge Wasser angebrüht werden? Soll es gekocht werden oder in der Thermoskanne ziehen? Welche Dosis soll wie lange eingenommen werden usw.?

Ähnlich wie Sie mache ich kein Geheimnis aus dem, was ich aus Ihrem Artikel erfahren habe. Ich tauschte mich mit Leidensgenossen aus, ebenfalls älteren Männern. Sie alle schließen sich der Bitte an, uns zu antworten und damit eine Hoffnung zu geben, die Gesundheit zu verbessern und noch ein paar Jahre ohne Schmerzen leben zu können! Denn eine Operation würden wir nicht überleben, davon haben wir genug während des Krieges ertragen.

Verehrte, liebe Tamara Lebedewa, ich bitte Sie sehr im Namen mehrerer älterer Männer: Beantworten Sie unser Anliegen. Wir wären Ihnen sehr dankbar. Wir warten gespannt auf eine Antwort und hoffen auf Ihre Anteilnahme.

Im Namen einer Gruppe von Veteranen

Oberstleutnant a. D. N. J., Stadt Serpuchow.“

Der zweite Brief.

„Guten Tag!

… In Ihrer Zeitung wird über Forschungen von Tamara Lebedewa berichtet. Mich interessiert besonders die Methode der Behandlung eines Adenoms ohne Operation, mit Hilfe von Fichtenwasser und Fichtenöl. Im Artikel wurde nicht erwahnt, wie man die Anwendung durchführen soll, deshalb bitte ich T. Lebedewa mir dies ausführlich zu erklären.

Das Adenom befindet sich im Mastdarm 10 cm vom Ausgang entfernt. Ich versuchte das Adenom mit Hilfe eines Schlauchs zu erreichen, der mit einem im Fichtennadelöl getränkten Mullstück umwickelt wurde. Diesen Tampon ließ ich 20 Minuten im Darm zum Einwirken. Diese Zeit war natürlich willkürlich gewählt, da ich einfach eine Verätzung des Darms vermeiden wollte.

Mit dieser Frage wandte ich mich an einen Urologen, doch bekam keine Antwort. Er fügte nur hinzu, diese Methode werde in Kliniken nicht angewendet. Aus diesem Grund habe ich mich entschieden bei Ihnen nach Hilfe zu fragen: Wie soll ich Ihre Methode korrekt anwenden, um das Adenom loszuwerden? Fichtenspitzen werde ich wohl in St.-Petersburg nicht finden können. Vielleicht kann man anstatt des Fichtenwassers in kleinen Mengen Fichtennadelöl einführen? Nach dem Krieg habe ich sechs Operationen überstanden, sodass ich genug davon habe. Daher griff ich zu Ihrer Methode und bitte Sie, mir bei ihrer Anwendung behilflich zu sein.

Mit Hochachtung, W. F. P., St.-Petersburg.“

Der dritte Brief.

„Liebe Redaktion!

… Ich bin schon über 70 und leide stark an einer weit verbreiteten Alterskrankheit. Eine Operation, wie mir empfohlen wird, werde ich nicht überstehen – das Herz wird es nicht schaffen. Ich hoffe, dass Tamara Lebedewa einen alten Soldaten beraten wird. Wie die Ultraschalluntersuchung im Krankenhaus für Kriegsveteranen in der Stadt Samara gezeigt hat, wurde bei mir ein Adenom der Vorsteherdrüse festgestellt.

Um einen fatalen Ausgang dieser Krankheit zu vermeiden, suchte ich nach einer neuen Behandlungsmethode. Gott sei Dank, stieß ich auf den Artikel von T. Lebedewa, mit deren Hilfe ich mein Leiden besiegen möchte.

Doch wie so oft im Leben ist nicht alles so einfach, wie man denkt. Ich (und nicht nur ich) weiß zum Beispiel nicht, wie das erwähnte „Fichtenwasser" zubereitet wird. Oder kann es vielleicht von einem Arzt bezogen werden? Ich möchte sehr bitten, dass die hochgeachtete Chemikerin Frau T. Lebedewa mir dies mitteilen könnte, wobei ich in ihrer Person einen wohl überlegenden und heilenden Arzt sehe. Verzeihen Sie diese Redewendung. Und weiter zu den Anwendungen: Wie wird das gemacht? Zu welcher Tageszeit? Wie lange? Welche Nebenwirkungen können auftreten? Wie geht man mit ihnen zu Hause um? Ich bin Kriegsinvalide zweiten Grades – meine Auszeichnungen werde ich nicht auflisten – und möchte die Redaktion dringend bitten sich mit Frau Lebedewa in Verbindung zu setzen, damit sie meine Fragen beantworten kann. Ich halte sie nämlich für eine Expertin, die mir durch Beratung helfen kann gesund zu werden. Dafür werde ich Tamara Jakowlewna für die große Menschlichkeit sehr dankbar sein.

Mit Hochachtung, Kriegsinvalide zweiten Grades W. W., Stadt Tschapajewsk."

Sämtliche erhaltenen Briefe habe ich beantwortet und hoffe sehr, dass damit den verehrten Kriegsveteranen etwas geholfen wurde. Diese Menschen, die es im Leben überhaupt nicht leicht hatten, haben gerade einmal einige Zeilen über Fichtenwasser und Fichtennadelöl gelesen, die beim Adenom helfen könnten, und ergriffen sofort diesen Strohhalm. Dank ihrer reichen Lebenserfahrung erkannten sie sofort die heilende Kraft der Nadelbäume. Der Rahmen des Zeitungsartikels reichte nicht aus, um ausführlich das Thema der Behandlung eines Adenoms zu schildern, doch die Verfasser der Briefe versuchen ihre eigenen Methoden zu entwickeln. Und wie wir sehen, war einer von ihnen erfolgreich und teilte seine Erfahrung mit seinen Leidensgenossen. Dies will ich auch versuchen. Doch zunächst werfen wir einen „nichtoffiziellen" Blick auf das Adenom.

Allein gegen das Adenom

Wir wissen bereits, dass die Medizin das Adenom für eine gutartige Geschwulst hält. Das bedeutet gemäß der geltenden Theorie, dass sie durch Umwandlung von normalen Drüsenzellen in Tumorzellen entsteht. Doch wie diese „transformierten" Zellen zu bekämpfen sind, weiß keiner. Die konservative Therapie ist in der Lage die Entwicklungszeit des Adenoms auszudehnen, aber nicht die Krankheit umzukehren. Die radikale Chirurgie lässt das Problem des Auskurierens ebenfalls ungelöst. Denn die Begleiterscheinungen des Adenomwachstums bleiben: die Austrocknung und die Unterernährung des Körpers, toxische Unterdrückung der Leberfunktion, Magen-Darm-Störungen, Herz-Kreislauf-Störungen und möglicherweise sogar Magenkrebs. Außerdem werden die Kräfte des Körpers nach der Operation für die Wundheilung mobilisiert, wodurch die Kontrolle über die anderen Bereiche des Organismus nachlässt. Die Folge ist der Tod wegen einer Thrombose ... Das alles macht ziemlich wenig Hoffnung, nicht wahr? Junge Männer, die voller Kraft und Lebenswille sind, ahnen gar nicht, dass bei ihnen schon während des Höhepunkts ihres Geschlechtslebens still und heimlich ein Adenom entsteht, und mit 35 Jahren wird man in den Geschlechtsorganen Stauungen und andere pathologische Erscheinungen feststellen können.

Ferner bleiben viele der pathologischen Prozesse ungeklärt, die während des Adenomwachstums ablaufen. Nehmen wir an, dass unter Einfluss gewisser Faktoren sich ein Teil der Prostatazellen transformiert hat und sich nun verstärkt vermehrt, wodurch die Harnleiter zusammengedrückt werden. Aber wieso ruft dieses Zusammendrücken der Harnleiter, bei dem das langsamere Abfließen des Harns durch ein häufigeres Harnlassen kompensiert wird, eine Magen-Darm-Enterokolitis, einen Magenkrebs, Abmagerung des gesamten Körpers, Leberkrankheiten und schließlich Herz-Kreislaufstörungen hervor? Und völlig schleierhaft ist für die Mediziner, dass die Todesursache nach einer Operation zur Entfernung eines Adenoms, die bekanntlich im Urogenitaltrakt stattfindet, eine Thrombose in den Blutgefäßen des Gehirns oder der Lungen ist. Die Wissenschaft schildert diese Fakten, doch den Zusammenhang zwischen denen oder deren Ätiologie festzustellen ist sie nicht in der Lage. Wenn man jedoch von der parasitären Natur des Adenoms ausgeht, sind diese Erscheinungen und deren Abhängigkeit voneinander einfach nachzuvollziehen.

Bereits im ersten Krankheitsstadium werden in der Prostata und in den Samenbläschen Infektionserreger entdeckt. Auf welche Art konnten sie in das wichtigste Organ der Männer, das für die Stammerhaltung zuständig ist, gelangen? Nur indem sie einen größeren Parasiten „besteigen" oder in ihn eindringen, der in der Lage ist entlang der Harnleiter in die höher gelegenen Organe aufzusteigen und durch die Gefäßwände hindurch in die Blutbahn zu gelangen. Ein solcher Parasit ist die Trichomonade. Viele Menschen in Russland wissen bereits von meinen Forschungen auf der Zell-, der Molekül- und der genetischen Ebene, die einen Nachweis dafür bieten, dass eine Tumorzelle keine transformierte Körperzelle ist, sondern das Geißeltierchen Trichomonade in einer ihrer unbegeißelten Existenzformen. Dabei sind die Neubildungen im menschlichen Körper Kolonien von Trichomonaden. Die Kolonien, die in der Prostata und anderen Drüsen entstehen, haben die Mediziner Adenom genannt, die in den Organen heißen Krebs und die in den Gefäßwänden Thromben. Da haben wir den Zusammenhang zwischen dem Prostata-Adenom, Magenkrebs, Thrombose in den Gehirnblutgefäßen und dem Herzinfarkt – all das ist nämlich die Folge der Kolonisierung unseres Organismus durch die Trichomonaden. Sie, und nicht der zurückgebliebene Harn, vergiften mittels ihrer Toxine Leber, Nieren, im Endeffekt den gesamten Organismus – und setzen diesen außer Betrieb. Die Parasiten sind es, die unsere Körperzellen vernichten und selbst an ihre Stellen treten.

Das Adenom wächst häufig aufwärts, hakenartig. Ähnliches habe ich während meiner Untersuchungen beobachtet: Die Kultur der Trichomonaden und der Tumorzellen in den Retorten stiegen vom Boden empor, und zwar in Form eines Konus, dessen Spitze wohl durch das eigene Gewicht nach unten knickte. Wir wissen bereits, dass Männer an einem Adenom erkranken, dies allerdings nicht bemerken. Abgesehen davon, dass diese Krankheit am Anfang ohne äußere Erscheinungen verläuft, sind die Symptome auch später undeutlich. Wir wissen auch, dass die Krankheit, wenn sie vernachlässigt wurde, praktisch nicht mehr zu bezwingen ist. Folglich muss man die Krankheit in ihrem frühen Stadium bekämpfen. Dafür ist es notwendig nicht nur die eigentliche Krankheit zu diagnostizieren, sondern auch die Möglichkeiten ihrer Entstehung zu untersuchen. Dabei wird uns die gleiche Trichomonade, der Erreger des Adenoms, behilflich sein. Denn sie ist allgegenwärtig. Das bedeutet, dass die Parasiten, wenn sie ihr dunkles Werk in der Vorsteherdrüse begonnen haben, auch in der Blutbahn anwesend sein dürften, wo sie mit der Bildung von Thromben beginnen. Demzufolge braucht der Patient nicht mit Untersuchungen der Prostata, anderen Drüsen oder Organen geplagt werden; es ist ausreichend einen Tropfen Blut zu untersuchen. Wenn sich die Parasiten in den Blutbahnen befinden, die durch den gesamten Körper verlaufen, dann können sie in einer beliebigen Drüse bzw. in einem beliebigen Organ auftauchen. Hierbei ist es für den Patienten von geringer Bedeutung zu wissen, an welcher Stelle eine Neubildung entstehen wird. Lebenswichtig ist vielmehr ihre Entstehung als solche zu verhindern. Dafür gibt es nur eine Lösung, nämlich den Organismus von den Trichomonaden zu befreien.

Scheinbar wäre das Problem des Adenoms und sonstiger unheilbarer Krankheiten einfach zu lösen, nachdem deren Erreger entdeckt worden sind. Dem ist aber nicht so, wofür die allgemeine Infiziertheit mit Trichomonaden ein deutliches Zeichen ist. Und selbst wenn es einem gelingt sich auszukurieren, wird er so oft wieder angesteckt, wie er in Kontakt mit Überträgern der Parasiten kommen wird. Die Folgebehandlungen werden allerdings weniger erfolgreich sein, weil die Erreger resistent werden. Deshalb ist nur die offizielle Medizin dank ihres riesigen wissenschaftlich-technischen Potenzials stark genug dieses globale Problem in den Griff zu bekommen. Doch dazu muss sie von ihrer Theorie von Zellumwandlungen Abstand nehmen und das folgende biologische Axiom anerkennen: Wenn eine Krankheit vorliegt, dann wird es auch einen Erreger geben. Der wichtigste Erreger des Adenoms ist die Trichomonade, die auch begleitende Infektionen mit sich bringen kann. Genau diese Erreger müssen die Ärzte bekämpfen und parallel dazu die Körperabwehr des Patienten verbessern.

Das Adenom ist eine gutartige Geschwulst, weil sie unter Kontrolle der Abwehrkräfte steht, die ihr Wachstum verhindern und sie selbst durch eine Bindegewebekapsel abgrenzen. Sagen Sie, wozu verbraucht ein wohl funktionierender Organismus so viel Kraft, um einige seiner Zellen einzugrenzen? Er macht es sicher nicht ohne wichtigen Grund, denn er „weiß", dass er mit dem Bindegewebe eine Kolonie von grausamen Parasiten von den eigenen Zellen abgrenzt. Dieser Schutz bleibt lange Zeit sicher, bis die Trichomonaden sich auch im Blut, in den Organen und im Gewebe mobilisieren und mit vereinten Kräften den Organismus geschwächt haben werden. Dann beginnt der Tumor, die Kapsel zu durchwachsen und nach außen zu gelangen. So mutiert eine gutartige Geschwulst zu einer bösartigen.

Was sollen nun die Patienten tun, die mit ihrem Adenom allein gelassen wurden? Sie haben die Wahl: Entweder sie verlassen sich auf die Ärzte, die allerdings das Adenom relativ erfolglos bekämpfen, oder sie gehen der Medizin voran, indem sie die parasitäre Natur ihrer Erkrankung anerkennen. Das wird ihnen helfen, den Kampf gegen den biologischen Erreger des Adenoms und die begleitenden Infektionen zu eröffnen sowie zahlreiche pathologische Prozesse zu liquidieren. Sollten Sie, liebe Leser, den zweiten Weg wählen, werde ich mein Bestes tun ihn mit einem – noch sehr schwachen – Lichtschimmer zu beleuchten.

Wenigstens aufhalten...

Das Adenom lässt von sich wissen, und das geschieht in der Regel ziemlich heftig, wenn der Mann seine 50 Jahre überschritten hat. In diesem Alter ist seine Gesundheit schon deutlich angeschlagen, nicht ohne Beteiligung von Parasiten. Deshalb ist es praktisch unmöglich mit der Krankheit fertig zu werden, ohne die fachliche Unterstützung der Ärzte in Anspruch zu nehmen, ohne regelmäßige Blut- und Urinuntersuchungen durchzuführen, anhand derer der Genesungsfortschritt verfolgt wird. Doch die Hoffnung gibt man nie auf. Deshalb sollte man fest glauben, dass man in jedem Alter und in verschiedenen Krankheitsstadien dazu fähig ist das Adenom, wenn nicht zu besiegen, dann wenigstens dessen Entwicklung aufzuhalten. Dann wird sich der Gesundheitszustand der Männer verbessern, ihre täglichen Plagen werden gelindert, ihr Leben wird um Jahre oder Jahrzehnte verlängert.

Die Behandlung eines Adenoms ist wie bei allen krebsartigen Erkrankungen ein langer Prozess. Darauf muss man sich einstellen. Immerhin verbrachten diese Menschen Jahrzehnte lang unbekümmert, während in ihrem Körper ein Häufchen Trichomonaden seine mühselige Arbeit zur Zerstörung der Gesundheit begonnen hat und sich zum Schluss so vermehrt hat, dass der gesamte Organismus kolonisiert wurde. Deshalb bedarf es auch einer gewissen Anstrengung, um die Gesundheit wiederherzustellen, nachdem man von seiner Krankheit erfahren hat. Zuallererst sollte man nicht vergessen, dass Sauberkeit die Grundvoraussetzung für gesundes Leben ist. Das betrifft nicht nur das Gesicht und den Mundraum, mit denen wir uns jeden Morgen und Abend beschäftigen, sondern auch die Geschlechtsorgane. Deshalb sollte man sie mindestens einmal pro Tag mit einer guten Seife und mit reichlich Schaum waschen, anstatt einfach mit Wasser abzuspülen. Dies sollte man sein ganzes Leben lang tun, sowohl als vorbeugende Maßnahme als auch während der Behandlung.

Der Behandlungsprozess für ein Adenom, das als eine gutartige Geschwulst gilt, hat aus mehreren Abschnitten zu bestehen, so wie sie in meinem ersten Buch *Krebserreger entdeckt!* genauer beschrieben sind. Der erste Abschnitt beinhaltet die Entgiftung und Entschlackung des Organismus, die mit Hilfe von natürlichen resorbierenden Mitteln, wie Brühen aus Leinsamen und ungeschrotetem Hafer, vonstatten geht. Anschließend erfolgt die Reinigung von einzelnen Organen und Systemen: Magen-Darm-Trakt, Gelenke, Leber, Lymphe und Blut werden nacheinander bearbeitet. Der zweite Abschnitt ist die Versorgung des Körpers mit Vitaminen sowie mit Spuren- und Makroelementen. Der dritte Abschnitt ist die Eliminierung von Pilzen, Trichomonaden und sonstigen Infekten aus dem Körper. Der vierte Abschnitt beinhaltet die Stimulation der körpereigenen Abwehrkräfte mit Hilfe von schwach konzentrierten Lösungen von Sublimat oder des Präparats ASD-2 (Antiseptikum-Stimulator nach Dorogov). Dieser Teil dauert bis zum Ende der Behandlung.

Den ersten Behandlungsabschnitt und den Anfang des zweiten (nämlich die Reinigung des Magen-Darm-Trakts) können die Patienten selbstständig durchführen; der übrige Teil darf ausschließlich unter fachmännischer Beobachtung und bei guten Blutwerten gemacht werden. Meine Empfehlungen zur Vorbeugung und Behandlung von Krebs wurden mehrfach veröffentlicht. Deshalb möchte ich hier, im Abschnitt über das Adenom, mehr über die Mittel schreiben, die sich eben bei der Behandlung dieser Krankheit bewährt haben. Ich werde sowohl die Behandlung mit Fichtenwasser als auch die mit Fichtennadelöl beschreiben und somit die obigen Fragen öffentlich beantworten. Möglicherweise wird dies auch vielen anderen Patienten von Nutzen sein, die außer dieser einen Krankheit auch andere Leiden haben.

Die moderne Medizin glaubt bedingungslos daran, dass mit Hilfe der Chemotherapie alles zu bewältigen ist. So werden für jede Krankheit jeweils eigene Präparate entwickelt. Doch die zahlreichen Antibiotika und sonstige Medikamente, die nur die Symptome der Krankheiten bekämpfen, machen das eine heil und schaden andernorts. Dabei hatten die Mediziner schon immer eine reservierte Haltung gegenüber den universellen Mitteln pflanzlicher Natur, die

die Heilpraktiker jedoch zu schätzen wissen und erfolgreich bei der Behandlung einsetzen. Die Lebensabläufe in der Pflanzen- und in der Tierwelt sind in vielem ähnlich. Der indische Biologe Chandra Bose hat diesen Zusammenhang wie folgt formuliert: „Pflanzen beinhalten das tierische Leben in seiner undifferenzierten Form, die Lebensprozesse von Pflanzen und Tieren laufen derweilen nach gleichen Gesetzen ab." Demzufolge können Abwehrstoffe, die sich im Laufe der Evolutionsgeschichte in den Pflanzen entwickelt haben, erfolgreich vom Menschen eingesetzt werden. Zum Beispiel sind Nadelbäume wie Fichte, Zeder, Kiefer, Tanne die ältesten höheren Pflanzen auf der Erde. Sie produzieren eigene pflanzliche Antibiotika: Phytonzide, die ein Analog zu den Antikörpern in unserem Blut darstellen. Mit deren Hilfe überlebten sie in Millionen von Jahren sämtliche klimatischen und biologischen Katastrophen und auch die Entstehung der Menschheit. Deshalb wäre es für die Menschen sehr hilfreich von der Erfahrung der Überlebensstrategie unserer „grünen" Verwandten zu lernen.

Die ätherischen Öle der Nadelbäume sind eine komplizierte natürliche phytonzide Zusammensetzung, die viele Krankheiten bekämpfen kann, weil sie antibakterielle Eigenschaften besitzen. Von welchem Feind der Baum auch befallen wird: ob von mehrzelligen Parasiten, ob von Pilzen oder Einzellern, er muss sie alle abwehren. Das ist die Grundlage für die allheilende Kraft seiner Abwehrstoffe. Aus dem gleichen Grund ist es andererseits nicht möglich eine Krankheit zu bezwingen, wenn man sie mit Chemopräparaten behandelt, die auf die Bekämpfung von Symptomen oder auf die Unterdrückung der Immunreaktion des Patienten ausgerichtet sind. Hingegen lässt sich die Krankheit erfolgreich mit pflanzlichen Mitteln behandeln, die einerseits das Abwehrsystem stimulieren, andererseits die Infektion bekämpfen und auf diese Art die Ursache der Krankheit beseitigen. Als effektive Mittel kann man Fichtenwasser, Fichtennadelöl, Kieferknospen und Zederzipfel verwenden.

Tiere haben die heilende Kraft der Phytonzide seit langer Zeit erkannt. Der Bär z. B. füllt seinen Magen vor dem Winterschlaf mit Nadeln und Fichtenzapfen, der ussurische Tiger hat großes Gefallen an der Rinde der weißen Fichte. Der bekannte Krebsforscher N. N. Petrov, nach dem das Wissenschaftliche Institut für Krebsforschung in St.-Petersburg benannt wurde, hatte in den 1950er Jahren mithilfe von aus der Edeltanne gewonnenen Präparaten das Wachstum von bösartigen Wucherungen aufhalten können. In Japan verwendet man das ätherische Öl der Fünfblattkiefer (koreanischen Zeder) zur Wiederherstellung von Blutkörperchen bei einer Leukose.

Woher kommen die Heilungseigenschaften der Nadelbäume? In der Fichte hat man 35 aktive biologische Stoffe festgestellt und beschrieben, in der Tanne sogar 45. Der Chromatograph zeigt in ätherischen Ölen über 100 biologisch aktive Stoffe an. Bei der Herstellung von Fichtennadelöl entsteht ein Nebenprodukt, das Fichtenwasser. Darin sind biologisch aktive Stoffe, Vitamine und Spurenelemente enthalten, außerdem besitzt es immununterstützende Eigenschaften, stellt die Blutwerte wieder her und steigert die Leistungsfähigkeit besser als die Gingseng-Wurzel.

Wenn man eine Behandlung mit Fichtenpräparaten beginnt, sollte man berücksichtigen, dass der größte Effekt durch die Kombination der umfassenden und der lokalen Behandlung erzielt wird. Zum Beispiel sollte man bei der Behandlung einer Prostatitis ein bis zwei Monate lang auf nüchternen Magen, etwa 10-20 Minuten vor dem Essen Fichtenwasser einnehmen, dabei täglich auch den Mastdarm beträufeln. Außerdem sollte man sich der Unvereinbarkeit dieser Behandlung mit Alkoholgenuss (inklusive Bier) bewusst sein, besonders bei Erkrankungen im Urogenitalbereich sowie im Magen-Darm-Trakt. Der Alkohol wird nicht nur die ganze Mühe zunichte machen, sondern auch eine höchst unangenehme Reaktion bewirken.

Das Fichtenwasser aus der Apotheke nimmt man in den ersten drei bis fünf Tagen zu 50-60 Gramm vor dem Frühstück ein. Wenn es gut vertragen wird, wird die Dosis auf bis zu 100 Gramm bei dreimaliger Anwendung gesteigert (ebenfalls auf nüchternen Magen). Die beste Zeit wäre um 7-9 Uhr früh, um 12-13 Uhr mittags und abends um 18-20 Uhr. Zur Beträufelung des Darms nimmt man 50 ml 40 °C warmen Fichtenwassers. Das Fichtenwasser wird in den After nach dem Stuhlgang bzw. nach dem Klistier eingeführt, danach sollte man 7-10 Minuten lang auf dem Bauch liegen. Anschließend sollte der Damm mit Fichtennadelöl eingerieben werden, ohne dabei den Hodensack und den Anus zu berühren. Die Beträufelung wird 50 Tage lang durchgeführt. Nach einer drei Monate dauernden Pause wiederholt man diese Behandlungsserie. Für die Dammmassage ist anstelle von purem Fichtennadelöl dessen Verdünnung (5-10 Tropfen mit abgekochtem Wasser oder Kamillentee) besser geeignet. Zur Einführung in den After kann auch Fichtennadelöl verwendet werden. Hierzu werden einige Tropfen Öl mit Sanddorn-, Pfirsich oder Sonnenblumenöl im Verhältnis 1:1 vermischt, ein Wattebausch darin getränkt und möglichst tief in den Mastdarm eingeführt. Der Tampon sollte bis zum nächsten Stuhlgang nicht herausgenommen werden. Diese Behandlungsserie dauert mindestens 20-30 Tage, nach zwei Monaten sollte sie wiederholt werden.

Wenn man diese Präparate anwendet, sollte man auch über deren Lagerung Bescheid wissen. Das Fichtenwasser wird in einem dicht verschlossenen Behälter aufbewahrt, der zuvor gründlich ausgespült wurde. Der Kontakt mit Luft, Weinpilz und Zucker sowie Sonnenlichteinstrahlung und Wärme sind zu vermeiden. Nadelöl wird ebenfalls an einem dunklen Ort in einem mit einem elastischen Deckel verschlossenen Glasbehälter aufbewahrt, denn es zerfällt unter Lichteinwirkung und oxidiert bei Sauerstoffkontakt. Um den Hauptbehälter seltener öffnen zu müssen, kann ein Teil des Öls in kleinere Fläschchen verteilt werden. Unter solchen Bedingungen hält sich das Nadelöl über ein Jahr lang. Um die Tropfen abzumessen, kann ein geeignetes gebrauchtes Fläschchen benutzt werden.

Während es das Fichtennadelöl in den Apotheken frei zu erwerben gibt, sieht es mit dem Fichtenwasser deutlich schlechter aus. Jedoch kann dieses Mittel aus Fichte, Kiefer oder Tanne auch selbst hergestellt werden. Hierzu werden fünf Esslöffel fein gehackter Nadeln mit 0,7 Liter Wasser zum Kochen gebracht und zehn Minuten bei schwacher Hitze gekocht. Die Brühe lässt man über Nacht warm verpackt ziehen. Am Morgen wird die Brühe gefiltert und statt Wasser zum Trinken verwendet. Die Tagesdosis liegt bei ½ - 1½ Litern. Die Einnahmedauer beträgt mindestens vier Monate. Um die Heilkraft des Nadelwassers zu steigern, können ihm 2-3 Esslöffel fein gehackter Hagebuttefrüchte und 2 Esslöffel Zwiebelschale hinzugefügt werden. Die Zwiebelschale ist bei der Nierenbeckenentzündung erforderlich. Im Fall von Schlaganfall und Gefäßverstopfungen im Gehirn sind bis zu zwei Zitronen pro Tag zu essen, nämlich eine halbe Zitrone pro Einnahme. Hierzu wird das Zitronenfleisch fein zerkleinert mit der Nadelbrühe übergossen und auf einmal getrunken.

Die Wirkungsspannbreite durch die Substanzen aus Nadelbäumen ist sehr groß. Damit lassen sich folgende Krankheiten effektiv behandeln: Parodontose, Kolpitis, Prostatitis, Adenome, Psoriasis, Zysten, Magen-Darm-Erkrankungen, Arteriosklerose, Multiple Sklerose, Nierenstörungen, Netzhautablösung und Krampfzustände. Die Nadelpräparate wirken umhüllend, sie bewirken die Bereinigung des Körpers von Radionukliden und beugen einer Zellvergiftung vor. Einige Bestandteile des Nadelöls begünstigen die Durchlässigkeit des Gewebes, wodurch Phytonzide und andere im Öl enthaltene biologisch aktive Stoffe in den Organismus gelangen können. Dies fördert den Stoffwechsel, indem der Blutzufluss zum Krankheitsherd verstärkt wird. Deshalb kann bei Nichtverfügbarkeit von Fichtenwasser an dessen Stelle auch Fichtennadelöl verwendet werden.

Wenn man jedoch das Öl benutzt, sollte man beachten, dass es im Verdauungstrakt nicht zersetzt und aus dem Organismus nach zwei Tagen wieder ausgeschieden wird. Demzufolge darf der Organismus nicht mit Fichtennadelöl übersättigt werden, die Tagesdosis also höchstens 30 Tropfen betragen. Und zuvor muss unbedingt die Verträglichkeit des Öls durch den Körper getestet werden. Dies geschieht wie folgt: Auf die Außenseite der Hand werden 10-15 Tropfen Öl aufgetragen und eingerieben. Wenn am darauf folgenden Tag an der Stelle kein roter Fleck entsteht, kann die Behandlung beginnen. Zu Beginn sind dreimal pro Tag je drei Tropfen Öl einzunehmen. Die Dosis wird jeden zweiten Tag um einen Tropfen pro Einnahme erhöht, wobei die Endmenge persönlich berechnet wird, in Abhängigkeit von der Herzschlagfrequenz vor der Einnahme und 2,5 Stunden nach der Einnahme. Wenn die Differenz mehr als zehn Schläge pro Minute beträgt, dann ergibt sich die maximale Dosis durch Minderung der gerade verwendeten um einen Tropfen. Diese Behandlung dauert zwei bis drei Monate. Nach einer Pause wird sie wiederholt.

Die Nadeln sind so heilkräftig, dass sie selbst bei einer völlig unfachmännischen Aufbereitung eine wunderbare Wirkung auf den menschlichen Körper haben. Von einem solchen Fall, wobei der Mensch seine Gesundheit zurückgewonnen hatte, lohnt es sich zu erzählen. Eines Tages verstauchte sich der Journalist B. den Fuß. Merkwürdigerweise waren die Folgen viel ernster als die Ursache. In der Leiste entstand ein unangenehmes, bohrendes Gefühl in Verbindung mit Juckreiz. Die darauf folgenden Gefäßveränderungen endeten mit einem Schlaganfall, einer Deformierung der linken Wange und Gedächtnisproblemen. Die Ärzte konnten dem Patienten nicht helfen, sodass er zur Selbsthilfe greifen musste. Zuerst bereitete er die Rohmaterialien vor: Fichten- und Tannennadeln, die er in einer Kunststofftüte aufbewahrte, die wiederum in einer Gemüsedose im Kühlschrank lag. Jeden Abend entnahm er eine bis zwei Handvoll Nadeln, wusch sie unter fließendem heißen Wasser ab und kochte sie in einem emaillierten Kochtopf mit einem Liter Wasser auf. Er ließ es drei Minuten auf schwacher Flamme kochen und entschäumte regelmäßig. Am Morgen wurde die gebildete Haut mit einem Papiertuch abgetupft, die Brühe auf 70 °C erwärmt. Davon trank er 1-1½ Gläser voll, der Rest kam in die Thermoskanne. Dies setzte er im Laufe von sieben Monaten fort und wurde gesund.

Hoffnung auf ärztliche Hilfe

Alles, was bisher gesagt wurde, ist für die Genesung durch Selbsthilfe erforderlich. Die Mühe, die Sie in Ihre eigene Gesundheit investieren, wird nicht umsonst sein. Aber es besteht schon die Hoffnung, dass die Ärzte in Kürze zu Ihren Betreuern im Kampf gegen die Krankheit werden. Hier haben Sie ein Beispiel: Die Moskauer Ärztin Olga Iwanowna Jelissejewa, Autorin des Buches „Praxis der Reinigung und Wiederherstellung des Organismus“, teilte mir mit, wie es ihr gelang einen 46-jährigen Patienten von einem Adenom zweiten bis dritten Stadiums, der Prostatitis und der Impotenz zu befreien. Sie diagnostizierte ihn mit Hilfe der Imedis-Methode auf einem Computer und stellte folgendes Behandlungsschema auf:

1. Das Antimykotikum Diflucan 7 Tage lang (Einnahme gemäß Beipackzettel, 30 Minuten vor dem Essen).
2. Das Antimykotikum Lamisil zweimal täglich je eine Tablette. Gleichzeitig wird Trichopol dreimal täglich je eine Tablette eingenommen. Dies wird 10 Tage fortgesetzt. Das Diflucan mit Trichopol zu verbinden wird nicht empfohlen, wegen der starken Reaktion des Körpers.
3. Die Entschlackungskur, starkwirkend (Gegenanzeigen: Magen- oder Zwölffingerdarmgeschwür im akuten Stadium, Diabetes, Hypotonie mit Werten unter 100, hormongesteuertes bronchiales Asthma, Herzarrhythmie, Herzischämie dritten Grades. Wird Personen über 60 grundsätzlich nicht empfohlen):

Durchführungsschema

Tag	Uhrzeit	Inhalt der Anwendung
im Vorfeld	16.00 Uhr	letzte Mahlzeit
	18.00 Uhr	eine Lösung von Magnesiumsulfat trinken (oder ein anderes abführendes Salz): 3 Teelöffel auf ein Glas Wasser,

		mit ½-1 Glas kalten Wassers hinunterspülen
	20.00 Uhr	Klistier mit 6 Litern Wasser machen
1. Tag		den ganzen Tag nicht essen
	6.00 Uhr	eine Abführlösung trinken (3 TL Glaubersalz auf ein Glas Wasser), mit ½-1 Glas kalten Wassers hinunterspülen
	7.00 Uhr	Klistier mit 6 Litern Wasser machen
	11.00 Uhr	eine Lösung von Magnesiumsulfit trinken (3 Teelöffel auf ein Glas Wasser), mit ½-1 Glas kalten Wassers hinunterspülen. Im Tagesverlauf Wasser trinken, ohne sich einzuschränken.
	19.00 Uhr	Klistier mit 6 Litern Wasser machen
2. Tag	19.00 Uhr	den ganzen Tag nicht essen
	6.00, 8.00, 10.00, und 12.00 Uhr	je ein halbes Glas vom Kräuteraufguss trinken (die Zusammensetzung und Zubereitung werden am Ende des Kapitels angegeben). An diesem Tag möglichst weniger Wasser trinken (höchstens 100-200 ml).
	19.00 Uhr	100 ml Olivenöl austrinken (man kann auch ein anderes pflanzliches Öl verwenden), mit 50 ml Zitronensaft hinunterspülen. Die angegebene Menge von Öl und Saft kann auf 3 Einnahmen verteilt werden (18.00, 18.30, 19.00 Uhr). Eine heiße Wärmflasche in der Gegend der Leber für zwei Stunden anbringen.

	21.00 Uhr	75 ml Olivenöl (oder ein anderes pflanzliches Öl) austrinken, mit 50 ml Zitronensaft hinunterspülen. Eine heiße Wärmflasche in der Gegend der Leber für zwei Stunden anbringen.
	23.00 Uhr	50 ml Olivenöl (oder ein anderes pflanzliches Öl) austrinken, mit 50 ml Zitronensaft hinunterspülen. Eine heiße Wärmflasche in der Gegend der Leber für zwei Stunden anbringen.
	24.00 Uhr	Die Wärmflasche abnehmen und ins Bett gehen. Wenn Übelkeit aufkommt, Knoblauch riechen und den Punkt in der Mitte der Ohrmuschel massieren, der die Projektion des Magens bildet.
3. Tag	6.00 Uhr	Klistier mit 6 Litern Wasser machen. Anschließend aus dem Entschlackungsprozess laut der am Ende des Kapitels angegebenen Empfehlungen aussteigen.

4. Eine zweite Behandlungsserie mit Lamisil in Verbindung mit Trichopol entsprechend des Schemas in Punkt 2.
5. Reinigung der Lymphe und der Leber (Gegenanzeigen: bei geschwächten Patienten, bei Allergien auf Zitrusfrüchte und bei Diabetes):

Durchführungsschema

Im Vorfeld	19.00 Uhr	Eine Lösung von Natriumsulfat (Glaubersalz) (ein Esslöffel auf ein Glas Wasser) oder von Magnesiumsalz (3 Teelöffel auf ein Glas Wasser) trinken. Auf das Salz kann auch verzichtet werden.
	20.00 Uhr	Klistier mit 4-6 Litern Wasser machen

1. Tag	8.00 Uhr	Zwei Liter einer Mischung von Zitrusfrüchtesaft mit Wasser zubereiten (die Zubereitungsempfehlung finden Sie im Anschluss an diese Tabelle). Ein Glas voll von der Mischung austrinken, danach jede halbe Stunde je ein halbes Glas der Mischung trinken, bis sie aufgebraucht ist. Den ganzen Tag nicht essen.
	22.00 Uhr	Klistier mit 2 Litern Wasser und Saft von 1-2 Zitronen machen.
2. Tag		Bis 19.00 Uhr das gesamte Programm des ersten Tages wiederholen (mit Ausnahme des Klistiers um 22.00 Uhr).
	20.00 Uhr	Zwei Tabletten Allochol zerkleinern, in 30 ml Wasser auflösen und austrinken.
	21.00 Uhr	50 ml Olivenöl (oder eines anderen pflanzlichen Öls) austrinken, mit 30 ml Zitronensaft hinunterspülen. Eine heiße Wärmflasche (in ein Handtuch eingewickelt) in der Gegend der Leber anbringen, sich auf die rechte Seite legen und zwei Stunden lang mit angezogenen Knien liegen.
	23.00 Uhr	Die Wärmflasche abnehmen und ins Bett gehen.
3. Tag	6.00 Uhr	Klistier mit 6 Litern Wasser machen, Gemüsesäfte trinken, Gemüse, Obst in rohem Zustand essen, ohne Ölzugabe.
4. Tag		Ernährungsempfehlungen für die Zeit nach der Reinigung finden Sie am Ende des Kapitels.

6. Gleichzeitig zur Entschlackung ist eine Bioresonance-Therapie in der Projektion der Prostata erforderlich. Oder es wird die Entschlackungskur bis zum Punkt 3 wiederholt.

Nach Absolvierung aller dieser Anwendungen wurde vom Urologen die Abwesenheit des Adenoms diagnostiziert. Die Prostatitis war ebenfalls weg und mit ihr auch das Harnstottern, die Schmerzen beim Wasserlassen, die Absonderungen hörten auf. Und schließlich war die Potenz wiederhergestellt.

Es ist leicht nachvollziehbar, wie zufrieden Arzt und Patient mit dieser erfolgreichen Zusammenarbeit waren. Wir können uns mit ihnen freuen. Doch man muss berücksichtigen, dass bei jedem Menschen ein individueller Ansatz bei der Behandlung notwendig ist. Häufig kann nur eine mehrstufige Behandlung, wie ich sie in meinem ersten Buch *Krebserreger entdeckt!* geschildert habe, zu guten Ergebnissen führen (in Fällen, wenn das Adenom in einem fortgeschrittenen Zustand ist und sich dazu in einem durch andere Krankheiten geschwächten Organismus befindet). Doch Sie sollten nicht an Zeit und Arbeit, die mühevoll und manchmal nicht sehr angenehm ist, sparen – zugunsten Ihrer eigenen Gesundheit. Ich hoffe außerdem, dass meine Bücher Ihnen auch dabei behilflich sein werden Mitstreiter unter den Ärzten zu finden, die zu ihren Familienärzten werden und bei der Wiederherstellung Ihrer Gesundheit und der Ihrer Angehörigen praktisch helfen können.

Kräuterzusammenstellung für die Entschlackungskur

Mischung Nr. 1

A. Gallentreibende Kräuter (4 Teile)
- Immortelle (Strohblume, Helichrisum arenarium)
- Maisgriffel (Zea mays)
- Rainfarn (Tanacetum vulgare)
- Mutterkorn (Polygonum aviculare L.)

B. Abführende Kräuter (3 Teile)

- Rhabarberwurzel
- Faulbaumrinde (Cortex frangulae alni)
- Senneblätter (Folia sennae)
- Kreuzdorn (Rhamnus cathartica)
- Leinsamen

C. Harntreibende Kräuter (2 Teile)

- Bärentraube (Arctostaphylos uva-ursi)
- Ackerschachtelhalm (Equisetum arvence)
- Birkenknospen
- Nierentee

D. Beruhigende Kräuter (1 Teil)

- Herzgespann (Leonurus cordiaca)
- Minze
- Kamille

Sämtliche Kräuter einer jeden Gruppe müssen in gleichen Proportionen genommen werden. Wenn sie jedoch nur eine Kräuterart aus einer Gruppe finden, stellen Sie die Mischung trotzdem zusammen und behalten Sie unbedingt das Verhältnis 4:3:2:1 bei.

Die Zubereitungsempfehlung: 1 Teelöffel der Mischung wird mit einem ½ Glas kochenden Wassers aufgebrüht, 1-2 Minuten gekocht, 20 Minuten lang ziehen lassen und warm entsprechend der Vorschrift trinken.

Mischung Nr. 2 (die reduzierte Variante)

A. Gallentreibende Kräuter (4 Teile)

- Immortelle (Strohblume)
- Maisgriffel

B. Abführende Kräuter (3 Teile)

- Senneblätter

C. Harntreibende Kräuter (2 Teile)

- Bärentraube oder
- Ackerschachtelhalm

D. Beruhigende Kräuter (1 Teil)

- Herzgespann oder
- Kamille

Zubereitet wird nach der gleichen Vorschrift wie die erste Kräutermischung.

Die Kost in der letzten Phase der Entschlackungskur

Tag	Uhrzeit	Inhalt der Anwendung
1. Tag	9.00 - 17.00 Uhr 19.00 Uhr	im Laufe des Tages alle zwei Stunden wie folgt trinken: je 20 ml heißes Wasser mit dem Saft einer Zitrone, 30 Minuten danach ein Glas Saft (3 Teile Karotte mit 1 Teil rote Bete) oder ein Glas Gemüsebrühe (die Zubereitung siehe am Ende des Kapitels) 3 Klistiere mit je 2 Liter
2. Tag		In der ersten Tageshälfte Säfte, in der zweiten Tageshälfte Säfte sowie Salate ohne Öl und ohne Salz (bis zur Sättigung)
3. Tag		Säfte, Salate, gekochte rote Bete, schwach gesalzene Gemüsesuppe mit einer kleinen Menge Öl
4. Tag		das gleiche wie oben, Zitronenmolke (den Saft einer Zitrone mit einem Glas Milch auf kleiner Flamme bis zur Gerinnung erwärmen); Kräutertee mit Honig (½ Teelöffel auf ein Glas Tee)
5. Tag		das gleiche wie am 4. Tag, zusätzlich Zitronenquark, gedünstetes Gemüse, Obst, Trockenobst

6. Tag		das gleiche, wie am 5. Tag, zusätzlich Nüsse
7. Tag		das gleiche wie am 6. Tag, zusätzlich Käse

Während des Ausstiegs aus der Reinigung sind 50 g Faulbaumrindenbrühe beim Essen einzunehmen (1 Teelöffel auf ein Glas kochendes Wasser in einem Wasserbad 15 Minuten lang erwärmen, abkühlen lassen, abseihen). Wenn keine Faulbaumrinde vorhanden ist, kann ½ Teelöffel Senneblätter auf ein Glas Kochwasser genommen werden. Das Ganze wird im Laufe des Tages getrunken.

Wenn ein sehr starker Hunger aufkommt, kann am fünften oder am sechsten Tag eine Diätpause eingelegt werden (ein Fastentag). Es wäre empfehlenswert, zuvor den Darm mit Hilfe von 1-2 Klistieren gereinigt zu haben. Ferner wird die Diät ab dem vierten Tag fortgesetzt. Eine Woche später sollte die eintägige Fastenkur wiederholt werden.

Kräutertees in der letzten Phase der Entschlackungskur

Die Zusammenstellung: Fenchel, Minze und Baldrianwurzel in gleichen Proportionen.

Einen Esslöffel der Mischung lässt man in 300 ml kochendem Wasser 2 Stunden lang ziehen (nach Möglichkeit in einer Thermoskanne). Es wird dreimal am Tag 20-30 Minuten vor dem Essen je ein ½ Glas warm getrunken.

Dieser Tee wird außerdem bei Blähungen und Winden empfohlen.

Die empfohlene Tageskostzusammenstellung im Anschluss an die Entschlackung des Organismus

8.00, 9.00, 12.00, 13.00 Uhr	Obst, Kompott aus Trockenobst, Rohkostsalate, Pflanzenöl.
15.00, 16.00, 18.00, 19.00 Uhr	Kräutertee mit Honig, Gemüsebrühe, hausgemachter Quark, Nüsse, Käse, Fisch.

Besonderheiten bei der Zubereitung der Nahrung

Frühstück (8-9 Uhr): Das Obst ist gründlich zu waschen, unter fließendem Wasser abzuspülen und mit kochendem Wasser abzuschrecken. Das feste Trockenobst zuvor waschen, mit heißem Wasser zugießen und über Nacht stehen lassen. Nicht kochen und kein Zucker zugeben. Beim Essen sorgfältig kauen.

Mittag (12-13 Uhr): Rohes Gemüse: Karotten, Gurken, Kohl, Kürbis, Steckrübe, Rote Bete usw. sorgfältig waschen, reiben, Gewürze zugeben, mischen. Man kann mit Pflanzenöl oder mit Sauerrahm abschmecken. Zitronen- oder Apfelsaft wird hinzugefügt, gründlich umgerührt, erwärmt und nochmals umgerührt. Die Kartoffeln werden nur gebacken oder auf Dampf zubereitet gegessen.

Vesper (15-16 Uhr): Der Kräutertee (Melisse und/oder Minze) wird wie folgt zubereitet: Die Kräuter mit kaltem Wasser übergießen, zum Kochen bringen, vom Herd nehmen und stehen lassen. Beim Trinken Honig dazu essen.

Abendbrot (18-19 Uhr): Eine Gemüsebrühe wird wie folgt zubereitet. Rohes Gemüse reiben: Rote Bete und Karotten, dann Rübe, Steckrübe, süßen Paprika, Sellerie untermischen, Gewürze hinzufügen. Kaltes Wasser hinzugießen, aufkochen, den Herd abstellen und die Brühe über Nacht ziehen lassen. Am Morgen wird die Brühe durch ein Sieb gelassen. Der Brühe wird geriebenes rohes Gemüse hinzugefügt, außerdem Küchenkräuter und Gewürze. Nach Wunsch kann mit selbstgemachtem Quark oder Sauerrahm abgeschmeckt werden.

Zubereitung von selbstgemachtem Quark: Milch erwärmen, nicht kochen, und eine der folgenden Komponenten hinzufügen: 1) 1-2 Esslöffel Kalziumchlorid aus der Apotheke (auf einen Liter Milch), 2) 10 Tabletten Pepsin, die zuvor in einer kleinen Menge Wasser aufgelöst wurden, 3) Saft einer Zitrone, einer Grapefruit oder eines Apfels. Nachdem die Milch geronnen ist, durch ein engmaschiges Sieb passieren lassen, anschließend in einem Mullsack aufhängen, damit die Molke abfließt. Dabei darf nicht vergessen werden, dass die Molke mit Pepsin bzw. mit Kalziumchlorid als Bestandteilen nicht getrunken werden darf, die mit einem der Fruchtsäfte hingegen schon. Letztere kann auch für die Zubereitung von Okroschka-Suppe verwendet werden, wozu in die Molke rohes Gemüse hineingerieben wird und Küchenkräuter, Gewürze sowie Nüsse hinzugefügt werden.

Salziger Käse – z. B. Schafskäse, Suluguni – wird gerieben, in Mull gewickelt und gründlich im kalten abgekochten Wasser gespült oder in schmale Scheiben geschnitten und ausgedrückt.

Gefrorener Fisch – z. B. Kabeljau, Dorsch, Sternhausen oder Stör – wird im Ofen gar gedünstet. Gebratener Fisch ist nicht empfehlenswert, dagegen aber gedämpfter.

Zum Trinken können alle möglichen Gemüse- und Obstsäfte roh zubereitet werden. Sehr nützlich ist die Karotten-Apfel-Rote-Bete-Mischung im Verhältnis 5:4:1 oder die Karotten-Rote-Bete-Gurken-Mischung im Verhältnis 6:1:3.

Empfohlene Einschränkungen

Fleisch: Wenn es in der ersten Zeit schwer fällt darauf zu verzichten, dann sollte vorwiegend Rindfleisch verwendet werden, das wie folgt zubereitet wird: eine große Menge Wasser mit Gewürzen (Lorbeerblatt, Petersilie, Sellerie, Kümmel) aufkochen, in das kochende

Wasser für genau zwei Minuten eine Portion Fleisch hineinlegen, das wie für Beef-Stroganoff geschnitten ist. Das Fleisch wird mit frischem Gemüse und Kräutern serviert. Keine Fleisch- oder Fischsuppen essen, keine Fleischbrühen, weder aus Hühner- noch aus Rindfleisch. Wünschenswert ist, tierisches Eiweiß und Fleischkonserven allmählich aus der Ernährung zu streichen.

Gärungsprodukte: a) Brot und Broterzeugnisse, Zucker und sämtliche Produkte, in denen er enthalten ist, wie Eis, Gebäck, Waffeln und sonstiges Gebäck; b) sämtliche Sauermilchprodukte: Sauerrahm, Quark, Kefir, Buttermilch, Joghurt, Butter, Kinderschmelzkäse, Schimmelkäse; c) sämtliche Fleisch-, Fisch-, Gemüse- und Obstkonserven, industriell erzeugte Säfte und Kompotts, sowie Sauerkraut, eingelegte Gurken und Eingemachtes. Der Genuss dieser Lebensmittel sollte ebenfalls nach Möglichkeit eingeschränkt werden.

Kochsalz. Es wäre gut bei der Nahrungszubereitung auf das NaCl zu verzichten, anstelle dessen ist Meersalz aus der Apotheke zu verwenden, das zuvor in einer Pfanne geröstet und zerkleinert wird.

Kapitel 8

Die Geheimnisse des Diabetes

Die offizielle Version

„Diabetes mellitus" ist die wissenschaftliche Bezeichnung für Zuckerharnruhr oder Zuckerkrankheit, eine Krankheit, die durch Mangel an Insulin – dem Hormon der Bauchspeicheldrüse – im Körper bedingt wird. Diese Mangelerscheinung beeinträchtigt den Kohlenhydratstoffwechsel im Körper. Diabetes mellitus ist keine Krankheit der Neuzeit. Eine Krankheit, die mit großen Harnmengen verbunden ist, wird im Papyrus Ebers erwähnt, das aus dem 17. Jahrhundert v. Chr. stammt. Erst 35 Jahrhunderte später, im Jahre 1756, gelang es M. Dobson im Urin der Zuckerharnruhr-Kranken Zucker festzustellen. Die Experimente an Hunden, die von J. Mering und O. Minkowskij 1889 durchgeführt wurden, haben einen direkten Zusammenhang zwischen der Diabetes-Krankheit und der Bauchspeicheldrüse nachgewiesen. Bei Tieren wurde die Krankheit künstlich ausgelöst, indem ihnen die Bauchspeicheldrüse entfernt wurde. Der russische Wissenschaftler L. W. Sobolew zeigte 1901, dass bestimmte Bereiche der Drüse, die Langerhans-Inseln genannt werden, gewisse antidiabetische Stoffe produzieren, die später die Bezeichnung Insulin bekommen haben. Schließlich wurde 1921 erstmals das Medikament Insulin hergestellt, das dann in die medizinische Praxis eingeführt wurde.

In der Schulmedizin herrscht die Meinung, dass in der Entwicklung von Diabetes, wie auch im Fall von Krebs, die erbliche Veranlagung eine große Rolle spielt. Die Natur des angeborenen Defekts sowie der Charakter der Vererbung sind jedoch nicht genau festgestellt. Es wird die Möglichkeit einer multikausalen Vererbung angenommen, bei der die Veranlagung zum Diabetes von bestimmten

Genkombinationen abhängt. Doch da die erbliche Veranlagung sehr häufig vorkommt und die Berücksichtigung der Verbreitung des genetischen Fehlers nicht möglich ist, kann auch der jeweilige Beitrag dieser Faktoren zur Entwicklung einer Zuckerkrankheit nicht bestimmt werden. Mit anderen Worten ist die Ätiologie, also die Ursache des Diabetes, unbekannt. Trotzdem zählen die Mediziner Tatsachen auf, die einen Diabetes provozieren können. Dazu gehören: Infektionskrankheiten, besonders bei Kindern und Jugendlichen, psychische und körperliche Verletzungen, überhöhter Konsum von kohlenhydrat- und cholesterinreichen Lebensmitteln sowie die Zerstörung der Bauspeicheldrüse durch eine Geschwulst und schließlich Anämie (Blutarmut). Ferner wird die Zuckerkrankheit am häufigsten bei Personen diagnostiziert, die gleichwohl an erhöhtem Blutdruck leiden, sowie in Fällen von Atherosklerose von Gefäßen, die die Bauchspeicheldrüse versorgen. Ein Übergewicht von mehr als 20 % erhöht das Erkrankungsrisiko um das zehnfache. Der Krankheitsbeginn (der Prädiabetes) hat einen asymptomatischen Charakter.

Es werden folgende Stadien des Diabetes mellitus definiert: das potenzielle, das latente (versteckte) sowie das klinisch-manifeste (offene) Stadium der Krankheit. Den potentiellen Diabetes haben nach Meinung der Wissenschaftler alle Kinder, deren Eltern Diabetiker sind, wobei die Krankheit anfangs ohne klinische Erscheinungen verlaufen soll. Der latente Diabetes kann nur mit Hilfe von speziellen Untersuchungen festgestellt werden. Bei einigen Patienten treten jedoch bestimmte Symptome auf: Juckreiz an der Haut sowie an Genitalien, Furunkulose, Parodontose. Der klinisch-manifeste Diabetes hat charakteristische Symptome: Mundtrockenheit und Durst, große Harnmengen, deutliche Gewichtsab- oder -zunahme, verminderte Leistungsfähigkeit, erhöhter Zuckergehalt im Blut und im Urin sowohl im nüchternen Zustand als auch im Tagesverlauf. Die Harnmenge kann am Tag zwei bis sechs und mehr Liter betragen, der Durst ist durch die Austrocknung des Organismus bedingt. Gleichzeitig findet eine Unterdrückung der Speicheldrüsen statt sowie die Entwicklung anderer Arten von Pathologie. Der klinisch-manifeste Diabetes entwickelt sich bei den einen langsam und allmählich, bei den anderen schreitet er intensiv und schnell voran.

Nach dem Schweregrad der Krankheit wird Diabetes wie folgt klassifiziert:

Der **erste Schweregrad** ist durch leichten Verlauf charakterisiert. Die Nüchternblutzuckerwerte bleiben unter 140 mg/dl. In diesem Fall wird die Krankheit ausschließlich mittels Diätkost kompensiert, ohne medikamentöse Behandlung.

Die Krankheit **zweiten Grades** ist im Verlauf durchschnittlich. Der Blutzuckerwert übersteigt nicht 220 mg/dl, die Kompensierung wird mittels Medikamenten – Insulin bzw. Sulfonylharnstoffen – erreicht.

Die Krankheit im **dritten Schweregrad** hat einen schweren Verlauf. Der Nüchternblutzuckerwert liegt über 220 mg/dl, eine Neigung zur Entwicklung der Insulinresistenz liegt vor. In diesem Fall ist sowohl spezifische Ernährung erforderlich als auch die Anwendung von Insulin mit täglichen Dosen von über 60 Einheiten, manchmal sogar über 120 Einheiten.

Ferner wird Diabetes in die Typen jugendlicher Diabetes und Erwachsenen-Diabetes klassifiziert. Der jugendliche Diabetes manifestiert sich zwischen dem 15. und 20. Lebensjahr, gewöhnlich mit akut einsetzender Symptomatik und schnellem Fortschritt. Grundlage der Behandlung ist die Normalisierung des Stoffwechsels, die mittels Kontrolle der Blutzuckerwerte und der Ausprägung der Harnruhr beurteilt wird.

Patienten ohne Übergewicht wird eine Diätkost verordnet, die eiweißreich ist, einen optimalen Fettgehalt und eingeschränkten Gehalt an Kohlenhydraten aufweist. Die Tagesration soll folgende Produkte beinhalten: 250 g Fleisch bzw. Fisch, 300 g Quark, 25 g Käse, 60 g Butter, 500 g Milch und Sauermilchprodukte, 100 g dunkles Brot (aufgeteilt in vier Mahlzeiten), bis 1000 g Gemüse (außer Kartoffeln und Hülsenfrüchten), 300 g Obst (außer Weintrauben und Bananen) und Beerenobst. Diese Zusammenstellung enthält: 116 g Eiweiß, 136 g Fette und 130 g Kohlenhydrate, was insgesamt einen

Energiewert von 2260 kcal aufweist. Diese Diät schließt Zucker vollständig aus und empfiehlt auf Reis, Gries sowie Weißmehlerzeugnisse zu verzichten, wegen des hohen Anteils dieser Produkte an leicht verwertbaren Kohlenhydraten. Eine Minderung der Eiweißmenge ist nicht wünschenswert, denn dies kann zu einer negativen Stickstoffbilanz sowie zur Verschlechterung des Befindens führen.

Wenn nach sieben Tagen Diät keine niedrigeren Blutzuckerwerte beobachtet werden, heißt dies, dass die Diät allein als Behandlung nicht ausreicht. In diesem Fall wird ein zuckersenkendes Medikament aus der Gruppe der Sulfonylharnstoffe verordnet, das die Funktion der B-Zellen der Bauchspeicheldrüse unterstützt. Die B-Zellen produzieren Insulin und erhöhen seine Wirkung. Die Normalisierung des Zuckergehalts im Blut ist bei dieser Methode innerhalb von ein bis drei Wochen zu erwarten. Bei einigen Patienten werden Hautreaktionen beobachtet: Ausschlag, Juckreiz, Appetitlosigkeit, Übelkeit, Erbrechen. Außerdem kann dieses Medikament eine toxische Wirkung auf das Knochenmark, Leber und Nieren haben. In diesem Fall liegt eine Gegenanzeige vor. Wenn sich eine Unempfindlichkeit gegen das zuckersenkende Medikament entwickelt, ist dies ein Zeichen dafür, dass die Zuckerkrankheit weiter fortschreitet und eine Behandlung mit Insulin dringend erforderlich ist. Einer Insulintherapie werden Diabetes-Patienten unterzogen, bei denen die Behandlung mit Diät bzw. mit den oral einzunehmenden antidiabetischen Medikamenten nicht ausreichend effektiv oder nicht erlaubt ist. Diese Personen können zusätzlich einhergehende Erkrankungen wie Nierenbeckenentzündung, Pneumonie, Karbunkeln und andere haben.

Zur Vorbeugung von Diabetes empfiehlt die konventionelle Medizin durchdachte Ernährung, regelmäßige sportliche Aktivitäten, entsprechende Organisation von Arbeit und Freizeit. Für eine Früherkennung wird vorgeschlagen die risikobehafteten Personen auf Zucker zu untersuchen. Hierzu gehören die fettleibigen Personen, die Atherosklerose-Patienten, die Hypertoniker sowie Frauen, die eine Totgeburt erlitten haben bzw. Kinder mit über 4,5 kg Geburtsgewicht geboren haben.

Das „Wunder-Mittel“ Insulin

Das 20. Jahrhundert wird unseren Nachkommen als eine Ära der unheilbaren Krankheiten in Erinnerung bleiben: Es entstanden Krebs, Herz-Kreislauf-Erkrankungen, Diabetes, Schlaganfall, AIDS und viele andere. Die genannten Krankheiten haben gemeinsam, dass sie sich alle langsam und unbemerkt entwickeln, ihre Bösartigkeit mit der Zeit steigern und tödlichen Ausgang haben. Der tatsächliche Erreger dieser Krankheiten, das heißt ihre Natur, ist der Medizin bis heute unbekannt geblieben. Einen Drittel aller Patienten stellen heutzutage Krebskranke dar. Doch noch mehr Menschen leiden an Herz-Kreislauf-Störungen. An dritter Stelle steht weltweit die Zuckerkrankheit.

In den meisten Ländern leiden bis zu zwei Prozent der Bevölkerung an der Zuckerkrankheit. Untersuchungen zufolge kommt auf jeden bekannten Diabetiker eine weitere Person, die von seiner bereits existierenden Krankheit nicht einmal ahnt. Die Tendenz bei der Erkrankungshäufigkeit ist steigend. In manchen Ländern hat sich die Anzahl der Diabetiker allein im letzten Jahrzehnt verdreifacht. Eine positive Prognose ist bei den betroffenen Erwachsenen nur im Falle der lebenslangen Einhaltung der strengen Diätvorschriften möglich. Als Todesursache gelten bei solchen Patienten eine Herz-Kreislauf-Störung, diabetisches Koma sowie eine schwere Nierenkrankheit. Im Falle eines jugendlichen Diabetes sieht alles ganz anders aus: Die Prognose für ihr Leben ist stets ungünstig. Häufig entwickelt sich die Krankheit im rasanten Tempo, sodass die Patienten schweren Herz-Kreislauf-Störungen erliegen oder nach einem hypoglykämischen Koma sterben. Schuld an dem Ganzen ist der Mangel oder das Fehlen von Insulin im Blut des Patienten.

Das Wort „Insulin“ kommt aus dem Lateinischen und bedeutet „Insel“. Es ist ein Hormon der Bauchspeicheldrüse, das an der Regelung des Kohlenhydratstoffwechsels beteiligt ist, indem es die Kohlenhydrataufnahme durch die Zellen stimuliert und den Blutzucker senkt. Als ein anabolisches (d. h. die Eiweißsynthese im

Organismus verstärkendes) Hormon begünstigt es die Glukoseverwertung und die Biosynthese von Glykogen (tierischer Stärke), Lipiden (Fetten) sowie Proteinen (Eiweißen). Es unterdrückt die Prozesse, die im Zusammenhang mit diesen Stoffen stehen. Insulinmangel senkt die Glukosedurchlässigkeit des Gewebes, infolgedessen die Oxidations- und Reduktionsprozesse in den Organen und Gewebeteilen gestört werden bzw. Sauerstoffarmut, insbesondere in der Großhirnrinde, entsteht. In der Leber lässt die Bildung von Glykogen nach, das wie eine Reserve bzw. ein Depot für die Zuckerherstellung in einem gesunden Organismus aufgebaut wird. Gleichzeitig intensiviert sich die Produktion von Zucker aus Fetten und Eiweißen und erhöht sich der Zuckerausstoß durch die Leber, andererseits sinkt die Verwertung der Glukose in der Peripherie und ihre Aufnahme durch das Gewebe. Wenn die Blutzuckerwerte über 180-200 mg/dl steigen, werden die Nieren mit ihren Aufgaben nicht fertig, sodass der Zucker mit dem Harn ausgeschieden wird.

Sobald im Körper Insulinmangel entsteht, beginnt der Gehalt an insulin-antagonistischen Hormonen im Blut zu steigen, insbesondere an Wachstumshormonen wie Glukokortikoiden, Glukagon, Katecholaminen. Die Erhöhung ihrer Sekretion ist die Reaktion auf den intrazellulären Glukosemangel im insulinempfindlichen Gewebe. In der Leber von Diabetikern finden pathologische Prozesse statt: Das Fett oxidiert bis zum Niveau von Ketonkörpern, die eine saure Reaktion haben – Azeton, Azetessigsäure und Beta-Hydroxibuttersäure. Das Absinken des pH-Werts des Blutes führt zur Azidose, d. h. zur Versäuerung des gesamten Organismus, was die wichtigste Ursache für die Entstehung des diabetischen Komas ist.

Es ist bekannt, dass ein neutrales Medium, z. B. Wasser, ein Wasserstoffpotential (pH-Wert) von 7 hat. Wenn der pH-Wert unter 7 liegt, ist das Medium sauer, bei über 7 ist es basisch. Unser Blut hat im physiologischen Normalzustand den pH-Wert von 7,35 bis 7,45, ist also leicht basisch. Ein solches Milieu ist für den Ablauf sämtlicher lebenswichtiger Prozesse in unserem Organismus besonders günstig. Bei einer Azidose ist das Säure-Basen-Gleichgewicht gestört. Die Nieren kommen mit der Ausscheidung der zahlreichen

Ketonkörper nicht nach, sodass diese sich im Gewebe und im Blut ansammeln. Außerdem findet eine unvollständige Oxydation der Kohlenhydrate statt, wobei eine den Körper zusätzlich versauernde Milchsäure entsteht.

Gleichzeitig mit der Störung des Fettstoffwechsels leidet der Cholesterinhaushalt, was eine frühere Atherosklerose bewirkt. Tiefgreifende Veränderungen aller Stoffwechselarten gehen mit ernsthaften Störungen in Organen und im Gewebe einher. Der deutliche Verlust an Eiweiß sowie die Nicht-Verwendung der Kohlenhydrate führen zur Erschöpfung des Patienten und zur sinkenden Widerstandskraft des Organismus. Infolge des gestörten Eiweißumsatzes entsteht eine weitere Pathologie – die Azotämie, die durch erhöhte Konzentration stickstoffhaltiger Produkte im Blut gekennzeichnet ist. Zu diesen Produkten zählen Harnstoffe, Kreatinin, Kreatin und Harnsäure. Bei einem gesunden Menschen werden diese Stoffwechselprodukte mit dem Harn ausgeschieden. Bei einem nicht intakten Eiweißumsatz hingegen werden die Eiweiße intensiv zerlegt, dabei entstehen für den Organismus unnötige Stickstofffraktionen. Die einhergehende Nierenpathologie, die darin besteht, dass die Nieren ihrer Ausscheidungsfunktion nicht nachkommen, hat wiederum zur Folge, dass sich diese stickstoffhaltigen Produkte im Blut ansammeln und dieses noch mehr versauern. Häufig erreicht die Azotämie 50-60 %, beim diabetischen Koma kann sie noch höher sein.

Bei der überwiegenden Mehrheit der Diabetes-Patienten entwickeln sich neben den Stoffwechselstörungen auch andere Krankheiten: Kopfschmerzen, Schlafstörungen, Unterdrückung des zentralen Nervensystems, Atherosklerose der Herzgefäße und der unteren Extremitäten, Sklerose der nervenversorgenden Gefäße sowie Gefäßveränderungen in den Nieren. Das Schlimmste ist, dass dieser Prozess der kontinuierlichen Zerstörung des menschlichen Organismus nicht aufzuhalten ist. Diätkost, zuckersenkende Medikamente und Insulin bewirken nur mehr oder weniger eine Verlangsamung des Krankheitsfortschritts.

Heutzutage beträgt die Anzahl der Insulinabhängigen weltweit ungefähr 120 Millionen Menschen. Der Bedarf an Insulin ist dementsprechend sehr hoch. Woraus wird denn dieses Mittel hergestellt?

Es stellt sich heraus, dass als Ausgangsprodukt für die Insulinherstellung die Bauchspeicheldrüse von jungen Schweinen verwendet wird. Um den Bedarf von Hunderttausenden auf Insulin angewiesener Patienten zu decken, sind demzufolge 3,5 Millionen geschlachtete Schweine pro Jahr zu bearbeiten. Dies wiederum ergibt 5-6 Tonnen des für viele Menschen lebenswichtigen Medikaments.

Warum können ausgerechnet Schweine das Leben von Menschen verlängern? Der Grund besteht darin, dass der Organismus von jungen Schweinen aus physiologischer Sicht dem menschlichen sehr nahe ist, sodass das Schwein die einzige Tierart ist, die bei der Herstellung von Insulin in Frage kommt. Doch das Insulin der Schweine ist chemisch keine genaue Kopie des menschlichen, denn in der Kette der Aminosäuren enthält es eine Aminosäure mehr. Deshalb wird bei der industriellen Herstellung dieses Medikaments die nicht erwünschte Aminosäure gezielt abgespalten, sodass im Endeffekt eine genaue Kopie des menschlichen Insulins entsteht. Um die perfekte Reinigung des Insulins und dessen Befreiung von fremden Eiweißen in den Griff zu bekommen, benötigten die Wissenschaftler eine lange Zeit. Die Anwesenheit dieser Eiweiße im Insulin ist nämlich eine Gefahr für den Patienten, denn sie können bei ihm einen Allergieschockzustand bewirken und auf solche Art sein Leben gefährden. Aus diesem Grund wird in der gegenwärtigen Medizin ausschließlich Insulin von höchstem Reinheitsgrad verwendet.

Doch die Wissenschaft steht nicht auf der Stelle, sodass man hofft in nicht allzu ferner Zukunft auf das Insulin von Schweinen vollständig verzichten zu können. Die Gentechnik verfügt bereits über Technologien, die es ermöglichen, mit Hilfe von Enzymen aus den passenden Mikroorganismen ein Insulinpräparat herzustellen, das chemisch vollständig mit dem menschlichen übereinstimmt. Auf diesem Gebiet gehört die führende Rolle den Forschern aus Japan und aus Amerika.

Was bedeutet das Ganze? Es ist wohl so, dass die Großmächte, die über das größte wissenschaftlich-technische Potenzial verfügen, an der Verbesserung ihrer Technologien zur Insulinherstellung arbeiten, weil sie sich mit der Krankheit an sich, mit der Tatsache ihres Bestehens und ihrer Unheilbarkeit abgefunden haben.

Wie wir sehen, ist Diabetes eine Krankheit, die viel Geld kostet. Was allein die lebenslange Diät für die Patienten kostet, ganz zu schweigen von den teuren Medikamenten, die zudem den Patienten nicht heilen, sondern lediglich seine Krankheit verlängern?

Soll Russland ebenfalls einen ähnlichen Weg wählen, nämlich den der Verbesserung von Pharmatechnologien, und auf solche Art die Tragödie vieler eigener Mitbürger in Kauf nehmen, die gezwungen sind jahrzehntelang an der Insulinspritze zu hängen? Insbesondere betrifft dies junge Menschen, für die Diabetes im Grunde genommen ein Todesurteil ist: Die Mediziner geben nämlich zu, dass beim jugendlichen Diabetes die Prognose für das Leben ungünstig ist. Das geschieht deshalb, weil bis jetzt die Natur dieser Erkrankung nicht ermittelt und ihr Erreger nicht gefunden wurde. Infolgedessen wird nicht die Krankheit bekämpft, sondern ihre Symptome und Folgen. Die Ärzte verordnen den Patienten teure Diätkost, die die meisten nicht bezahlen können, und verschreiben ihnen Arzneimittel, die nicht zur Genesung führen. Ist es denn für die Menschen einfach, sich mit dem eigenen Schicksal oder dem von ihren Angehörigen abzufinden? Das Leben zeigt, dass dem nicht so ist!

Der Hilferuf einer Mutter

An eine Zeitung, mit der ich zusammenarbeite, kam ein Brief: Der Hilferuf einer Mutter, für die die Diabetes-Erkrankung ihres Sohnes zu einer Tragödie geworden war. Wahrscheinlich weiß sie von der Hilflosigkeit der Medizin gegenüber dem jugendlichen Diabetes und versucht über die Zeitung eine Antwort zu bekommen bzw.

etwas über die „wunderbare" Heilung von Zuckerkranken zu erfahren. Ihr Anliegen formulierte sie in ihrem Brief so:

„Verehrte Redaktion!
Ich flehe Sie an meinen Brief in der Rubrik „Suche Hilfe!" zu platzieren.
Ich abonniere Ihre Zeitung seit 1994, bemühe mich viele ihrer Ratschläge zu befolgen. Heute ist mir ein Unglück passiert, und jetzt brauche ich Ihre Hilfe. Bitte antworten Sie mir! Mein 12-jähriger Sohn liegt im Krankenhaus in einem vorkomatösen Zustand. Die Diagnose lautet: Diabetes mellitus. Vielleicht kennt jemand erfolgreiche Behandlungsmethoden für insulinabhängigen Diabetes bei Kindern? Ich will, dass mein Sohn gesund wird und ein vollwertiges Leben führen kann. Möglicherweise, wenn wir die Behandlung jetzt gleich am Anfang in Angriff nehmen, dann werden wir diese unheilbare Krankheit heilen können. Helfen Sie mir!"

Spüren Sie auch, liebe Leserinnen und Leser, wie der unendliche Schmerz der Mutter sich mit der Hoffnung auf Erfolg und dem Wunsch, sofort die Behandlung zu beginnen, vermischt? Doch sie weiß nicht, womit sie anfangen soll. Meine Antwort soll nun ihrem Hilferuf gelten. Darin versuche ich vom biologischen Standpunkt her die pathologischen Erscheinungen im Organismus eines Diabetikers zu erklären und werde den wahren Verursacher dieser Krankheit nennen. Wir wissen bereits, dass die offizielle Medizin den biologischen Erreger der Zuckerkrankheit nicht ermittelt hat. Sie schildert lediglich die sekundären Faktoren, die eine weitere Entwicklung der Zuckerkrankheit begünstigen, und beschreibt die pathologischen Prozesse, die im Körper des Patienten ablaufen und zu seinem Tod führen. Doch die Spezialisten aus der Endokrinologie haben den Auslösemechanismus dieser Krankheit noch nicht ermittelt und können nicht erklären, auf welche Art sich Infektionskrankheiten, psychische Traumata, Anämie oder Übergewicht in Insulinmangel transformieren können.

Die Herzmediziner haben das gleiche Manko: Sie wissen nämlich auch nicht, auf welche Art Stress und körperliche Überanstrengung Thromben entstehen lassen – feste rotweiße Auswüchse in den Gefäßwänden, die nur zusammen mit den Gefäßen entfernt werden können. Aus der offiziellen Theorie der Mediziner über die Zuckerkrankheit wissen wir, dass Diabetiker häufig an Bauchspeicheldrüsenkrebs sowie an schweren Störungen im Herz-Kreislauf-System (darunter auch in Gefäßen der Bauchspeicheldrüse) sterben.

Was haben Krebs, Herzinfarkt und Diabetes gemeinsam?

Ich habe bereits nachwiesen, dass der Erreger von Krebskrankheiten und von Herzinfarkt der einzellige Parasit Trichomonade ist. Demzufolge könnte dieser Einzeller auch auf die Rolle des Diabetes-Erregers Anspruch erheben. Darauf, dass diese Krankheiten miteinander verwandt sind, deutet die Analogie ihrer Entwicklung hin: erstens ein langes latentes Anfangsstadium und zweitens die Nachweisbarkeit von Trichomonaden im Blut aller Patienten, die an Krebserkrankungen, Herzstörungen und Diabetes leiden und von mir untersucht wurden. Dabei stellen sich auch scheinbare Unterschiede zwischen diesen Krankheiten heraus. Diese rühren von der „vielseitigen Tätigkeit“ der Trichomonaden her, von ihrer Affinität zu schwachen Organen sowie vom Charakter ihres Verhältnisses gegenüber dem Wirt, in dem sie sich angesiedelt haben.

Im ersteren Fall finden sie günstige Bedingungen in den Lungen bzw. in der Leber vor und bilden dort ihre Kolonien – die Geschwülste – indem sie sich intensiv vermehren. Im zweiten Fall bilden sie Kolonien – diesmal Thromben und Plaques – in den Blutgefäßen. Und schließlich ist das Objekt ihrer Aufmerksamkeit im dritten Fall die Bauchspeicheldrüse samt ihrer Blutgefäße, oder sie entfalten diejenigen ihrer Eigenschaften, die ausgerechnet die Zuckerkrankheit auslösen.

Die Trichomonade mag Insulin

Insulin wird nicht nur vom Menschen benötigt. Dieses Hormon ist gleichwohl ein Faktor des Trichomonadenwachstums. Während meiner Experimente mit Trichomonaden und Tumorzellen habe ich dem Nährmedium stets Insulinlösung beigefügt, damit die Protozoen sich besser vermehren konnten und in das amöboide und begeißelte Stadium wechselten. Genau deshalb besiedeln die Parasiten die Gefäße der Bauchspeicheldrüse, phagozytieren die hormonhaltigen B-Zellen des Insulin-Apparats und bilden dort ihre Geschwülste-Kolonien. Außerdem bilden sie Thromben in den Gefäßen der Bauchspeicheldrüse, wodurch die Versorgung mit Sauerstoff und anderen mit dem Blut transportierten und bei der Insulinproduktion benötigten Komponenten nachlässt. Die Vernichtung der Insulin herstellenden B-Zellen und die einhergehende Vergiftung der Bauchspeicheldrüse mit Stoffwechselendprodukten durch die Trichomonaden ist ein zusätzlicher begünstigender Faktor bei der Entstehung des Insulinmangels im menschlichen Organismus.

Nun kommen wir zum Brief zurück und versuchen zu klären, warum der 12jährige Junge die Zuckerkrankheit bekommen hat. Hierzu erinnern wir uns, dass die primäre Ansteckung mit der Trichomonade laut der vormaligen Behauptung von Parasitologen bereits im Mutterleib stattfinden kann. Denn die Geißeltierchen haben 800 Millionen Jahre Erfahrung im Parasitismus in mehrzelligen Organismen gesammelt. Nachdem sie sich also im menschlichen Körper zurechtgefunden haben, bahnen sie sich den Weg in das Allerheiligste der Frau – in die Gebärmutter – und werden nun von einer Generation zur anderen weitergereicht. Der Fötus schluckt die Trichomonade mit dem Fruchtwasser entweder selber, oder die Trichomonade gelangt in den Enddarm und den Geschlechtsbereich, anschließend in die höher gelegenen Organe, darunter auch in die Bauchspeicheldrüse des Kindes. Daher ist es sehr wahrscheinlich, dass die um Hilfe rufende arme Mutter selbst ungewollt die Verantwortung für das Leiden ihres eigenen Sohnes trägt ...

Die Medizin hat Recht, wenn sie zu den Diabetes provozierenden Faktoren Infektionskrankheiten, körperliche und psychische Verletzungen sowie den übermäßigen Konsum an kohlenhydratreichen Lebensmitteln zählt. Doch sie erklärt nicht den Wirkungsmechanismus dieser Faktoren. Geht man von der parasitären Ätiologie der Zuckerkrankheit aus, lässt sich dieser Mechanismus wie folgt beschreiben. Die einzelligen Parasiten leben nach dem Motto „Leben!". Während sie den Organismus kolonisieren und ihn gleichzeitig als Wohnung, Speiseraum und Abort benutzen, sind sie verständlicherweise unzufrieden, wenn andere Mikroben eindringen, mit denen sie alles, was sie für ihr Eigentum halten, teilen müssten. Deshalb kann es bei einer bakteriellen Infektion von Zuckerkranken zu einer bösartigen Entartung des Diabetes kommen, weil die Trichomonaden auf die Mikrobeninvasion mit verstärkter Vermehrung und Aggressivität reagieren. Ähnlich begünstigend wirkt sich eine medikamentöse Behandlung aus, die gegen die begleitende Infektion gerichtet ist – auf diese Art verschiebt sich das Gleichgewicht der Mikroorganismen zugunsten der Trichomonaden, sodass diese mit einer Intensivierung der Lebensprozesse antworten, darunter auch mit verstärkter Vermehrung.

Im Falle eines körperlichen bzw. psychischen Traumas ist der Wirkungsmechanismus anders. Bei einer körperlichen Verletzung werden die Kräfte des Organismus für die Wundheilung mobilisiert, sodass die Kontrolle über andere Körperteile nachlässt. Als Folge beginnen die Trichomonaden sich dort verstärkt zu vermehren. Auch das Hämatom an sich, das aus abgestorbenen Zellen und Gewebe besteht, ist ein Leckerbissen für die Trichomonaden, die häufig auch an dieser Stelle Kolonien bilden. Das psychische Trauma ist schlicht eine Lahmlegung der körperlichen Abwehrkräfte, worauf die Trichomonaden nur noch warten, um ihre Lebensfunktionen aktivieren zu können. Der übermäßige Konsum an kohlenhydratreichen Produkten stellt eine Art Zufütterung der Parasiten dar, die bei der Aufspaltung der Kohlenhydrate neue Energie bekommen und sich damit stark vermehren und ihren Lebensraum im Körper des

Wirts ausbreiten können. Das Gleiche passiert, wenn die Gewebezellen unfähig sind Glukosen aufzunehmen.

Im Rahmen der zahlreichen Untersuchungen aus den 1960er Jahren in der Parasitologie wurden die vielseitigen Fähigkeiten der Trichomonaden bezüglich der Enzymproduktion herausgestellt. Mit Hilfe der eigens für diesen Zweck produzierten Enzyme können die Trichomonaden nicht nur die Kohlenhydrate erfolgreich aufspalten, sondern auch pflanzliche Stärke und Glykogen, höhere Alkohole und Proteine. Im Unterschied zu den Zellen des menschlichen Organismus, die die Glukose in mehrstufigen Reaktionen mit Hilfe von Sauerstoff oxidieren und uns mit Lebensenergie versorgen, gehen die Trichomonaden nach einem stark vereinfachten Schema vor. Da sie fakultativ anaerob sind, d. h. auch ohne Sauerstoff existieren können, spalten die Parasiten die Kohlenhydrate mit einem eigenen Enzym auf, der Amylase. Bei diesem Vorgang wird eine geringe Energiemenge frei, dafür entsteht viel Milchsäure und Kohlendioxid. Genau das ist der Grund dafür, dass sich der pH-Wert verschiebt, d. h. eine Azidose entsteht: entweder eine Säureazidose wegen der Milchsäure oder eine gasbedingte (respiratorische) Azidose wegen der gestiegenen Kohlensäure-Konzentration im Blut. Die Azidose kann sich durch eine Hypoventilation weiter verstärken, die durch eine Erkrankung an Pneumonie, durch Entstehung eines Tumors in den Lungen sowie durch erhöhten Kohlendioxidgehalt in der Atemluft bedingt sein kann.

Seinerzeit wurde von russischen Wissenschaftlern experimentell festgestellt, dass die Trichomonaden den pH-Wert ihrer Umgebung nicht nur in die saure, sondern auch in gewisser Weise in die basische Richtung verschieben können. Die Erhöhung des pH-Werts war ein Zeichen dafür, dass die Trichomonaden nach der Verarbeitung der Glukosen mit der Aufspaltung der Proteine begonnen haben. Auch ausländische Wissenschaftler berichteten, dass Enzyme, die beim Absterben der Trichomonaden freigesetzt wurden, die Fähigkeit haben Proteine zu spalten. Dabei werden stickstoffhaltige Produkte abgesondert, darunter Ammoniak und Schwefelwasserstoff. Eine Fähigkeit Harnstoffe aufzuspalten wurde bei den Trichomonaden allerdings nicht festgestellt. Die obige Schilderung bestätigt die Teilnahme der Trichomonaden an der Entstehung von Azotämie bei Zuckerkranken. Die Trichomonaden phagozytieren und zerstören Gewebezellen, die große Mengen an Stickstoff enthalten, und spalten Nahrungsproteine. Dadurch steigt die Konzentration der Harnstoffe im Blut, weil diese nicht aufgespaltet werden können, sowie der Harnsäure und anderer stickstoffhaltiger Produkte.

Die Protozoen, einschließlich der Trichomonaden, haben nicht nur die Fähigkeit komplexe Stoffe aufzuspalten, sondern auch biologisch aktive Stoffe zu synthetisieren: wie Glykopeptide, Glykoproteide, Lipide (Fette tierischer Natur), ungesättigte Säuren und deren Ketongruppenverbindungen. Tierversuche zeigten die toxische Wirkung dieser Stoffe auf lebende Organismen auf. Außerdem wurde festgestellt, dass Trichomonaden nicht nur das Cholesterin aus dem Blutserum aufnehmen können, sondern auch eigenes produzieren. Dabei ist Cholesterin die Quelle für die Entstehung von Kortikosteroiden, Geschlechtshormonen und anderen biologisch aktiven Stoffen. Das ist die Erklärung für das häufige Vorkommen an Wachstumshormonen vom Typ Glukokortikoiden im Falle eines manifestierten Insulinmangels. Mit anderen Worten, all diese Vorgänge sind eine Folge von Trichomonaden-Aktivitäten.

Auf das Vorkommen von „schlechtem“ Cholesterin im Blut der Krebskranken hat bereits vor einem halben Jahrhundert der sowjetische Krebsmediziner Professor M. Newjadomskij hingewiesen. Er entdeckte größere und kleinere Cholesterinsteine bei der Obduktion von Patienten, die an Krebs gestorben waren. Als ich meinerseits die gefärbten Abdrücke dieser Cholesterinsteine auf dem Laborglas unter dem Mikroskop untersuchte, habe ich Kolonien von Trichomonaden beobachtet und fotografiert.

In der Großen Medizinischen Enzyklopädie unter der Redaktion von Akademiker B. Petrowskij steht es ebenfalls: „Es ist nicht ganz korrekt zu meinen, dass erhöhte Cholesterinwerte im Blut auf dessen hohen Gehalt in der Nahrung zurückzuführen sind. In Wirklichkeit spielt bei der Bildung von sklerotischen Plaques nicht das Cholesterin in der Nahrung die wichtigste Rolle, sondern das im menschlichen Organismus gebildete.“ Hergestellt wird das „schlechte“ Cholesterin in unserem Organismus wiederum von den Trichomonaden. Sie bilden auch die Lipidflecken an den Wänden der Blutgefäße, mit denen bekannterweise die Entwicklung einer Thrombose beginnt. Lipide haben für die Parasiten zunächst sowohl eine schützende Funktion als auch die eines Nahrungsdepots. Doch allmählich gewinnen die Trichomonadenkolonien an Kraft und wachsen durch die Wände hindurch in das Gefäßinnere. Hier werden sie vom Blut umspült, erhalten dadurch sämtliche lebensnotwendige Nährstoffe und entsorgen im Gegenzug ihre giftigen Ausscheidungen ins Blut. Die Parasiten benutzen die Blutbahn außerdem als Transportmittel für die Besiedlung des gesamten Wirtskörpers. Hier liegt die Ursache für die zahlreichen Krankheiten, die mit der Störung des Stoffwechsels bei den Diabetes-Patienten einhergehen: Atherosklerose im Herz und in den unteren Extremitäten, Sklerose von nervenversorgenden Gefäßen sowie Gefäßveränderungen in den Nieren. Gerade deshalb sollten Krankheiten wie Anämie, Bauchspeicheldrüsentumor, erhöhter Blutdruck, Sklerose von Arterien, die die Bauchspeicheldrüse versorgen, und andere Arten von Pathologie entgegen der Vorstellung der Schulmedizin nicht als Grund, sondern als Folge der Zuckerkrankheit gesehen werden. Denn dies ist wiederum eine Folge von der Lebensaktivität der Trichomonaden.

Die Bauchspeicheldrüse (Pankreas) ist der wichtigste Generator von Lebensfunktionen unseres Organismus. Neben der Herstellung von solch lebenswichtigen Hormonen wie Insulin und Glukagon produziert sie täglich 1½ Liter Verdauungssaft für den Zwölffingerdarm. Dieser Saft enthält drei Gruppen von Verdauungsenzymen: Proteasen, die innerhalb einer Stunde bis zu 300 g Eiweiße spalten; Esterasen, die innerhalb einer Stunde bis zu 175 g Fette spalten können, unter der Voraussetzung, dass die Fette zuvor mit Hilfe von Gallenflüssigkeit emulgiert wurden, sowie Carbohydrasen, zu denen auch die Amylase gehört, die bis zu 300 g Kohlenhydrate pro Stunde verarbeiten. Aus dem Zwölffingerdarm gelangen die leicht verdaubaren Produkte der Aufspaltung in den Dünndarm, durch dessen Wände sie in die Blutbahn gelangen.

Die Zerstörung und Phagozytose der Drüsenzellen durch die Trichomonaden sowie deren Ersetzen durch eine Kolonie – also durch einen Tumor – führt zu ernsthaften Störungen der Hormon-, Verdauungs- und Blutkreislaufsysteme. Wenn unter Einfluss der Trichomonaden die für die Insulinherstellung verantwortlichen B-Zellen der Langerhans-Inseln in der Pankreas absterben, sinkt die Zufuhr dieses Hormons ins Blut. Es ist möglich, dass sogar diese verbleibende kleine Menge des erzeugten Insulins den Verbraucher – unser insulinabhängiges Gewebe – nicht erreicht. Dies wird nicht nur durch die Lipidflecken, Thromben und Plaques aus Trichomonaden an den Gefäßwänden behindert, sondern auch durch die zahlreichen einzelnen im Blut lebenden Trichomonaden. Auf solche Art wird der Insulinmangel zur Ursache für die Ansammlung des „nicht abgerufenen" Zuckers im Blut. Von diesem Phänomen, nämlich des hohen Zuckergehalts im Blut, wird auch der Name dieser Krankheit abgeleitet.

Wir haben schon gesehen, dass sich diese Störung des endokrinen Systems wenig von den Herz- und Krebserkrankungen unterscheidet, weil sie alle den gleichen Erreger haben – nämlich die Trichomonade. Dies wird letztendlich auch dadurch bestätigt, dass ein Diabetiker in vielen Fällen gleichzeitig ein Patient der Kardiologen und/oder der Onkologen ist. Dies bedeutet weiterhin, dass das Behandlungsprinzip bei diesen Krankheiten identisch sein sollte. Die Behandlung muss darauf hinauslaufen den Organismus von der Infektion zu befreien, und zwar bei gleichzeitiger Unterstützung der Abwehrkräfte des Patienten. Mit anderen Worten: Wenn der Patient von den Trichomonaden befreit wird, verschwindet der primäre Faktor für die Entstehung von Krebs, Herzinfarkt und Diabetes. Dies zu erreichen ist in unserer Zeit äußerst schwierig. Trotzdem können einige Empfehlungen zur Behandlung der Diabetes meinen Büchern *Krebserreger entdeckt!* und *Reinigung der inneren Organe* entnommen werden.

Kapitel 9

Opfer der Multiplen Sklerose

Die offizielle Version

In der Bezeichnung „Multiple Sklerose“ steht das erste Wort für „mehrfach, vielfältig”. „Sklerose“ ist das griechische Wort für „Verhärtung“. Somit fällt als erstes folgende Ausformulierung ein: vielfache sklerotische und thromboide Verhärtungen in den Blutgefäßen. Doch die Multiple Sklerose ist keine Erkrankung des Blutkreislaufsystems, sondern eine chronisch-progredient verlaufende Nervenkrankheit, die durch zahlreiche, im gesamten zentralen und peripheren Nervensystem auftretende Herde charakterisiert wird. Die Ursache für diese Krankheit ist der Abbau von Myelin – der weißen Substanz, welche die Markscheide (Myelinmantel) der Nervenfaser bildet und eine wichtige Rolle bei der Ausbreitung des Nervenimpulses sowie dessen Weiterführung von einer Nervenzelle zur anderen spielt. Das Myelin füllt die Leerräume an den Kontaktstellen der einzelnen Nervenfasern aus und ermöglicht auf diese Art den Nervenimpulsen sich entlang der Nervenbahnen zu verbreiten. Ohne Myelin gelangen die Nervenimpulse nicht an ihren Zielort. Wenn also zu einem Organ Nervenbahnen führen, die wegen fehlenden Myelins nicht funktionsfähig sind, wird dieses Organ nicht ansprechbar sein und hört letzendlich auf zu funktionieren.

Als einer der ersten schilderte J. Crouvalier im Jahre 1835 die klinischen Erscheinungen der menschlichen MS-Krankheit. 33 Jahre später beschrieb J. Charcot diese Krankheit als eigenständig, gleichzeitig gab er eine ausführliche Darstellung ihrer Symptome und auch der symptomarmen Formen. Er definierte eine Triade der

Krankheitssymptome (die Charcot-Trias): Nystagmus (Augenzittern), skandierende Sprache und Intentionstremor (unwillkürliche rhythmisch schwankende Bewegungen verschiedener Körperteile). Später stellte O. Marburg fünf charakteristische Symptome der Multiplen Sklerose auf, indem die Charcot-Trias mit der primären Athrophie der optischen Nervenfasern und der schwachen bzw. gar nicht vorhandenen Bauchreflexe ergänzte.

Diese Erkrankung wird häufiger in Ländern mit kalten klimatischen Verhältnissen registriert, in den warmen Ländern kommt sie seltener vor. Frauen sind öfter betroffen als Männer. In den USA, Kanada und Australien kommen auf 100.000 Einwohner 30-80 Krankheitsfälle. In Russland beträgt der Anteil der MS-Kranken nördlich des 50. Breitengrades 3,5 %, südlicher sind es dreimal weniger Fälle. Im europäischen Teil Russlands gibt es auf 100.000 Einwohner bis zu 50 Krankheitsfälle, in Sibirien sind es nur 17 Fälle. Doch gegenwärtig ist eine Tendenz zu verzeichnen, dass sich diese Krankheit auch in die Regionen ausbreitet, wo es sie früher nicht gegeben hat. Multiple Sklerose ist eine Krankheit von jungen Menschen. Sie beginnt in der Regel im Alter zwischen 20 und 40 Jahren. Es kommt aber auch vor, dass Kinder oder ältere Menschen an MS erkranken.

Die Ätiologie der Multiplen Sklerose wird von Wissenschaftlern auf unterschiedliche Weise erklärt. Es überwiegt der Standpunkt, nach dem der größte Einflussfaktor die genetische Veranlagung ist. Damit wird allerdings nicht deutlich gemacht, welche genetischen Abweichungen bzw. Veränderungen dazugehören. Im Jahre 1974 haben sowjetische Wissenschaftler die Virustheorie aufgestellt, die davon ausgeht, dass die wichtigste Rolle bei der Entstehung einer Multiplen Sklerose einem Virus zukommt, der zur Gruppe der langsam wirkenden Viren zählt. Die Natur dieses Erregers ist nicht vollständig erforscht, die Krankheit entsteht einige Monate oder sogar Jahre nach dem Kontakt mit dem Virus. Zu den Kandidaten für den Erreger zählt man den Masern-Virus, die Adenoviren, den Herpes-Simplex-Virus, den Mumpsvirus (Parotitis epidemica) und andere. Einige Zeit später bestätigten ausländische Wissenschaftler diese

Vermutungen im Rahmen ihrer Forschungen. Sie stellten nämlich im Blut und in der Rückenmarkflüssigkeit von MS-Patienten eine Erhöhung des Antikörpertiters zu diesen Viren fest, außerdem wurden einige dieser Viren im Gehirn von verstorbenen Patienten gefunden. Dem Masernvirus ordnete man besondere Bedeutung zu. Die Wissenschaftler glauben sogar, dass der Abbau von Myelin durch Viren hervorgerufen wird, die sich einige Jahre lang im inaktiven Zustand im Organismus aufgehalten haben, und zwar seit einer Scharlach-Erkrankung.

Als nächste wichtige Ursache für die MS-Krankheit wird falsche Ernährung genannt, die zum Mangel am Spurenelement Selen (einem mit Schwefel verwandten chemischen Element) führt. Für den Stoffwechsel wird es nur in geringen Mengen benötigt, doch im Körper wird es nicht synthetisiert. Dieses Element erhalten wir mit der Nahrung und beim Atmen, unter anderem durch die Haut; gleichzeitig verlieren wir es beim Ausatmen, ebenso mit dem Harn und mit dem Schweiß. Es wird ferner diskutiert, ob das Verhältnis zwischen gesättigten und ungesättigten Fettsäuren in unserer Nahrung einen Einfluss auf die Zerstörung der Nervenfasern hat. Im Serum der Patienten ist nämlich nur ein geringer Gehalt an der ungesättigten Linolsäure festgestellt worden, die Hauptbestandteil der meisten pflanzlichen Öle ist.

Somit haben wir gesehen, dass die wahre Natur der Multiplen Sklerose bisher nicht ermittelt worden ist. Als deutsche Wissenschaftler außerdem im Rahmen von Blutuntersuchungen bei Patienten zahlreiche Immunkomplexe (Verbindungen von Antikörpern, die unsere Abwehr darstellen, mit den zu bekämpfenden Antigenen) in der Blutbahn feststellten, sahen sie darin einen Immundefekt, der angeblich in der nicht angepassten und nicht kontrollierten Reaktion gegen den eigenen Organismus (Autoimmunvorgänge) besteht. Dabei kann das Myelin unter bestimmten Umständen autoantigen wirken und Antikörper an sich binden. Bei den Forschungen am Institut für Neurologie der Universität Würzburg konnten Antikörper entdeckt werden, die das Myelin überfielen und mit ihm Immunkomplexe bildeten. Aufgrund dieser Beobachtungen stellten die Wissenschaftler ihre eigene Hypothese auf. Danach hielten sie es für erwiesen, dass eine bestimmte Kombination von Anzahl, Größe und Typ der Immunkomplexe zu einer Zustandsverschlechterung beim Patienten führt. Demzufolge könnte man durch die Beseitigung dieser gesundheitsschädigenden Immunkomplexe nicht nur die weitere Krankheitsentwicklung aufhalten, sondern auch einigen Nervenbahnen ihre Funktionsfähigkeit zurückgeben. Als praktischen Beweis ihrer Theorie schlagen sie eine mechanische Entfernung der Immunkomplexe aus dem Blut mittels Plasmapherese vor. Dieser Vorgang besteht aus Folgenden: Dem Patienten werden 1,5 bis 2 Liter Blut entnommen, das Plasma wird von den festen Bestandteilen getrennt, durch eine spezielle, Immunkomplexe auffangende Membran gefiltert, wieder mit den festen Blutbestandteilen vermischt und in den Blutkreislauf des Patienten zurückgegeben. Diese Prozedur wird z. B. zur Rettung nach einer Vergiftung angewandt. Der Nachteil dieser Methode sind ihre hohen Kosten. In Deutschland kann allein die Blutreinigung ca. 800 Euro kosten. Die Plasmapherese ist regelmäßig, in bestimmten Zeitabständen durchzuführen. Neben den hohen Kosten bergen diese Anwendungen Gefahren durch unerwünschte Komplikationen in sich (Allergien, Kalziummangel, niedriger Blutdruck, hohes Fieber, Schüttelfrost, unerwünschte Veränderungen der Blutgerinnungseigenschaften u. a.), sodass sie im Endeffekt den Zustand des Patienten möglicherweise weiter verschlechtern.

Wie auch immer die MS-Krankheit in ihrer Anfangsphase zum Vorschein kommen mag, ihre wichtigste Besonderheit ist der Abbau des Proteins Myelin bei meist erhaltenen Achsenzylindern der Nerven. Die Herde dieser Demyelinisation der Nervenfasern treten selektiv, d. h. unter Bevorzugung bestimmter Regionen auf. Der Myelinabbau findet mit Hilfe von proteolytischen Enzymen statt. Diese Enzyme sind bei den Untersuchungen von Patienten in der Rückenmarkflüssigkeit gefunden worden, wobei deren Gehalt in den Gebieten mit aktiver Demyelinisation erhöht und in der unversehrten weißen Substanz dagegen normal ist. In der Rückenmarkflüssigkeit der Patienten wurde ferner ein erhöhter Anteil von

Gamma-Globulinen festgestellt, obwohl deren Werte im Blut gleichzeitig der Norm entsprachen. Gamma-Globuline sind unsere Abwehr, also die Antikörper, die von den weißen Blutkörperchen als Antwort auf eine beliebige Infektion produziert werden. Deshalb hat bei mir das Kapitel „Multiple Sklerose: es tut sich etwas“ im Buch der deutschen Mediziner K. Ransberger und S. Noe „Enzyme und Enzymtherapie“ eine gewisse Verwunderung und Skepsis ausgelöst, denn da werden die Antikörper „des Verrats beschuldigt“. Es sind Querschnitte von zylindrischen Nerven mit teilweise zerstörtem Myelinmantel abgebildet, wobei der Nerv sichtbar ist. Die Bildunterschrift lautet: „Die Entstehung der Multiplen Sklerose. Oben: ein gesunder Nerv, der mit einem unversehrten mehrschichtigen Myelinmantel umgeben ist. Unten: Die Antikörper beginnen am Myelin zu kleben und bewirken so seine Vernichtung.“ Aus dieser Meinung folgt, dass die Abwehrkräfte, vertreten durch die Antikörper, die wichtigsten Bestandteile des Organismus vernichten. Nein, sage ich dazu, das ist nicht möglich, weil es den Grundsätzen der Biologie widerspricht. Die Wissenschaftler täuschen sich. Um zu klären, was denn in Wirklichkeit passiert, kommen wir auf diese Frage etwas später zurück.

Häufig wird bei MS-Kranken eine Pathologie der Thymusdrüse beobachtet, die sich unterhalb der Schilddrüse befindet. Im akuten Stadium der Krankheit bildet sich um den pathologischen Herd eine Schwellung, die mit der Zustandsverbesserung allmählich verschwindet. Dabei verschwindet sie im Falle einer Hormonbehandlung mittels Kortikosteroiden schneller. Untersuchungen des Gehirns von verstorbenen MS-Kranken zeigten den Schwund einiger Gehirnteile auf. Im Rückenmark wurde in den Querschnitten die Verringerung der weißen Substanz festgestellt, auch die Sehnerven waren häufig deutlich dünner geworden. Außerdem konnten in den Gehirnquerschnitten Plaques entdeckt werden, d. h. Herde ovaler, rundlicher oder unregelmäßiger Form, deren Farbe grau, weißgelb oder rosa war. Deren Verteilung war chaotisch. Im Rückenmark sind die Entmarkungsherde und die entstandenen Plaques im früheren Krankheitsstadium deutlich zu sehen.

Wissenschaftler beschreiben die Abschnitte der Plaque-Entwicklung auf folgende Weise:

- geringe strukturelle Veränderungen des Myelins, die sich durch Anschwellung, Vakuolisation und ungleichmäßige Färbung manifestieren;
- drei bis vier Wochen später wird ein fortschreitender Abbau des Myelinmantels beobachtet, es entstehen Makrophagen mit Resten von Myelin sowie sudanophiler Substanz (Fett);
- im Bereich der Demyelinisation häufen sich die Makrophagen;
- nach einigen Wochen wird ein typisches Plaque mikroskopisch sichtbar, d. h. ein Abschnitt von Markgewebe, das sich nicht einfärben lässt, während in den Randgebieten des Plaques sowie um die feinen Venen häufig Infiltrate aus lymphoiden Elementen und einzelnen Plasmazellen entdeckt werden;
- einige Monate später werden im Plaque keine lipidhaltigen Makrophagen mehr beobachtet, dafür werden sie im angrenzenden Markgewebe entdeckt – dies ist ein Zeichen für den Fortschritt des Myelinabbaus. Sogenannte alte Plaques geben keine Anzeichen von Aktivität von sich, doch bei einer langanhaltenden Krankheit gibt es zunächst Zeichen ihres Zerfalls, dem folgt die Degeneration, und zwar eine derart starke, dass dadurch in mehreren Bereichen des Gehirns die Nervenimpulsausbreitung lahm gelegt wird.

Die MS wird aufgrund der zahlreichen Herde von Beschädigungen im Nervensystem, vorzugsweise in der weißen Substanz des Gehirns und des Rückenmarks, diagnostiziert. Die labortechnischen Methoden können in zwei Gruppen unterteilt werden:

- Methoden zur Ermittlung subklinischer Demyelinisationsherde;
- Methoden, die Aufschluss über die Aktivität des pathologischen Prozesses geben.

Bei der Untersuchung der Patienten werden die Computertomographie sowie die röntgenologische und die radioisotope Methoden angewandt. Doch zu der Zeit, wenn die klinischen Untersuchungsmethoden eine Diagnose erlauben, stellen sich bei den Patienten bereits offensichtliche Symptome der Krankheit ein: Schwäche in den Beinen, gestörte Bewegungskoordination, Nachlass oder Verlust der Sehkraft, Schwindel, Erbrechen, Nystagmus, taumelnder Gang, Fehlen der Bauchreflexe sowie skandierende Sprache.

Was die Heilung betrifft, schreiben die Autoren des Buches „Enzyme und Enzymtherapie": *„... ist die Meinung verbreitet, dass es bei MS keine Besserung geben kann, sodass die Betroffenen ständig von Hoffnungslosigkeit begleitet werden. Deshalb soll sich jeder, der ihnen einen Hoffnungsschimmer gibt, der großen Verantwortung bewusst sein – eine neue Enttäuschung wäre für den Patienten gleich einem abgrundtiefen Absturz, der ihnen möglicherweise den Tod bringt."*

Es ist richtig, dass die Hauptaufgabe bei der Behandlung der Multiplen Sklerose derzeit die Abschwächung der pathologischen Prozessaktivität ist. Zu diesem Zweck werden in hohen Dosierungen Glukokortikoide (Prednisolon, Dexamethason) angewandt und andere Medikamente. Prednisolon wird dem Patienten in hohen und extra hohen Dosen über die Dauer von zwei bis drei Wochen verordnet. Danach wird die Dosis allmählich gesenkt bei gleichzeitiger Verordnung von anabolischen Steroiden (Nerobol, Retabolil), Kalzium- und Kaliumpräparaten, Vitamin C und Verospirin. Parallel wird die Produktion eigener Kortikosteroide über die Hypophyse des Patienten stimuliert. Bei unweigerlichem Fortschritt der MS-Krankheit ist die Anwendung der Kortikosteroide ineffektiv, in diesen Fällen wird das immunstimulierende Mittel Levamisol verwendet. In allen Stadien der Krankheit werden den Patienten Vitamine der Gruppe B und Biostimulatoren verordnet (Aloe-Extrakt, FiBS-Präparat, Glaskörper). Ebenso werden Medikamente vom Typ Adenosin-5'-Triphosphat, Trasilol, Zerebrolysin angewandt. Meistens erfolgt die Behandlung nicht nur während des Schubes, sondern auch zur Zeit der Remission. Üblich ist sie zweimal im Jahr durchzuführen, nämlich im Frühling und im Herbst. Für die MS-

Patienten sind Krankengymnastik und Massage ratsam, Schlammbäder sind hingegen nicht erlaubt. Die Chirurgie findet bei der Multiplen Sklerose ebenfalls Anwendung: In 90 % der Fälle wird durch Gehirnoperationen der Tremor (Zittern) beseitigt, doch die pathologischen Prozesse werden nicht aufgehalten und die Krankheit nicht geheilt.

Einzelne Wissenschaftler versuchen ihre eigenen Methoden für die MS-Behandlung zu entwickeln. Der bekannte amerikanische Arzt und Biochemiker Max Wolf beispielsweise behandelte in seinen letzten Lebensjahren einige MS-Kranke mit Hilfe seiner eigens erfundenen Mischung aus pflanzlichen und tierischen Enzymen, die die Aufspaltung von Proteinen, Fetten und Kohlenhydraten unterstützten. Die Behandlung war allerdings hauptsächlich gegen Viren – also die vermeintlichen Krankheitserreger – gerichtet. Max Wolf ging davon aus, dass die Enzyme die Fähigkeit der Viren aufheben, an dem aus Proteinen entstandenen Gewebe zu „kleben", sowie die Viren deaktivieren und damit eine Besserung beim Kranken bewirken würden. Mit Hilfe dieser Enzymtherapie wurden mehrere berühmte Personen, Millionäre und Politiker behandelt. Zu den Patienten von Max Wolf gehörten Caruso, Schaljapin, Toskanini, Picasso, Mary Pickford, Marlene Dietrich, Marilyn Monroe, Greta Garbo, Rockefeller, Kennedy, Truman, Eisenhower. Max Wolf war grenzenlos überzeugt von der Heilkraft seines Mittels. Als bei ihm nämlich 1976 ein Magentumor entdeckt wurde, bei dessen Größe eine Operation nicht mehr möglich war, entschied er, das Mittel an sich selbst auszuprobieren. Auf seinen Wunsch hin wurde Wolf nach Bonn eingeflogen, wo ihm in einer Spezialklinik für Krebskrankheiten unmittelbar in den Tumor die eigens von ihm entwickelte Enzymzusammensetzung eingeführt wurde. Die im Präparat enthaltene Hydrolase zerlegte die Geschwulst tatsächlich und löste sie auf. Doch die Abbauprodukte waren von solch hoher Giftigkeit, dass der Organismus dieser Belastung nicht standhalten konnte. Und Max Wolf starb.

Frau Dr. Neuhoffer aus Salzburg nahm es auf sich, das Werk von Professor Wolf weiterzuführen. Als sie selbst an MS erkrankte, gelang es ihr, mit Hilfe der Enzymmischung WOBE-MUGOS® die Krankheit aufzuhalten. Darauf aufbauend, entwickelte sie ihre eigene Behandlungsmethode, behandelte damit 150 Patienten und veröffentlichte 1986 die Ergebnisse samt statistischer Analysen. In der Regel wurde den Patienten eine Diät verordnet, die als Grundlage vollwertige, nach Möglichkeit vollständig rohe Kost hatte und möglichst viel ungesättigte Fettsäuren enthielt. Die medikamentöse Behandlung beschränkte sich im Wesentlichen auf die Enzymmischung von Max Wolf (Benites). Es variierte nur die Menge und die Darreichungsform der Präparate. Von den 150 Patienten wiesen 43 die Besonderheit auf, dass ihre Krankheit sich schubweise entwickelte und die Behandlung effektiver war, d. h. bei 35 Personen konnte eine deutliche Besserung, bei den restlichen acht eine Stabilisierung des Zustandes verzeichnet werden. Bei den übrigen 107 MS-Kranken wurden folgende Ergebnisse erzielt: bei 45 offensichtliche Besserung, bei 26 Stabilisierung des Zustandes, bei 24 wurde die Behandlung aus unterschiedlichen Gründen abgebrochen, bei 12 hat sich der Zustand verschlechtert. Leider wurde kein einziger Patient vollständig auskuriert. Trotzdem ist diese Behandlung effektiver und natürlich ungefährlicher als eine Hormontherapie.

Qualen in den besten Jahren

In meinen früheren Zeiten, als ich der Medizin fern war, wusste ich nicht einmal, dass es die Krankheit Multiple Sklerose gibt. Doch der Krebstod vieler mir nahestehender Menschen hatte mich gezwungen mich ausgerechnet mit diesem Problem zu beschäftigen. Nachdem ich das parasitische Geißeltierchen Trichomonade als den Krebserreger entdeckt und dies experimentell nachgewiesen hatte, scheute ich mich fünf Jahre lang darüber offen zu berichten. Und alles nur, weil die Mediziner der Trichomonade nur den Status des Erregers der halb-venerischen* Erkrankung Trichomoniasis zusprachen und diese Einstellung zu einer vorherrschenden Lehr-

* venerische Krankheit = Geschlechtskrankheit

meinung wurde. Aus diesem Grund wollte ich es vermeiden die Menschen durcheinander zu bringen und das Selbstwertgefühl der unschuldigen Krebskranken zu zerstören. Als ist es doch wagte, waren die Reaktionen ganz anders als erwartet: Ich erhielt Briefe, in denen meiner Theorie Zustimmung zugesichert wurde; viele erinnerten sich an eine frühere Trichomoniasis und boten sich als Versuchspersonen an.

Seitdem sind viele Jahre vergangen, doch die Medizin erkennt meine Entdeckung immer noch nicht an. Gleichzeitig wurde Trichopol zum unentbehrlichen Medikament bei der Behandlung von krebsartigen und anderen chronischen Erkrankungen in mehreren Kliniken des Landes. Daher kommt gerade vor dem Hintergrund des medizinischen Konservatismus die Weisheit der einfachen Menschen zum Vorschein, die nicht nur den Zusammenhang der Trichomoniasis mit Krebs erkannt haben, sondern auch mit der Multiplen Sklerose. Die erste Meldung über diese Krankheit erhielt ich aus Samara. Der Brief wurde von der Mutter eines Erkrankten geschrieben, doch in seinem Namen. Ich konnte den Brief nicht unbeantwortet lassen, weil ich schon seit längerem begriffen habe, dass jede Krankheit einen biologischen Erreger hat. Und da in jedem von uns die Trichomonade wohnt, wird sie eine gewisse Rolle – sei es eine führende oder eine zweitrangige – auch bei der Multiplen Sklerose spielen. Es entwickelte sich ein reger Schriftverkehr, mit dessen Ausschnitten ich Sie bekannt machen werde.

Der erste Brief.

„Verehrte Redaktion der Radiosendung! Am 14. August habe ich Ihre Sendung „Autorenkanal. Aus erster Hand“ gehört. Sie haben mir die Möglichkeit gegeben eine interessante Frau kennen zu lernen. Sie ist Chemikerin und befasst sich mit der Krebskrankheit. Doch wie so üblich gilt der Prophet im eigenen Lande nichts. Leider habe ich nicht Krebs, sondern Multiple Sklerose, deshalb habe ich nicht sehr aufmerksam zugehört und nicht einmal den Namen der Wissenschaftlerin notiert. Am nächsten Tag ist mir eingefallen, dass im Rahmen der Krebsbehandlung

auch die einhergehenden Krankheiten auskuriert werden. Außerdem wird das Immunsystem in Ordnung gebracht, was gerade bei der MS-Krankheit erforderlich ist.

Bisher gibt es gegen die Multiple Sklerose wie auch gegen Krebs kein Medikament, deshalb verbinde ich große Hoffnungen mit dieser Behandlung, obwohl mir durchaus bewusst ist, dass MS weder bei uns noch in Europa noch in Amerika heilbar ist, aber hoffen darf man doch... Ich bin 38 Jahre alt, kann aber fast nicht mehr gehen, bin vollständig von meiner Mutter-Rentnerin und von anderen hilfsbereiten Menschen abhängig. Ich bitte Sie sehr, mir die Adresse dieser Ärztin mitzuteilen.

Mit Hochachtung Sergej. Am 22.08.94.“

Der zweite Brief.

„Verehrte Tamara Jakowlewna! Ich weiß gar nicht, wie ich für Ihren Brief danken soll. Dadurch hat Sergej eine Behandlung in Angriff genommen, trotz seines sich rapide verschlechternden Zustands. Er hat die MS-Krankheit seit fast 20 Jahren, und seit März 1993 wird es immer schlechter.

Jetzt haben wir eine Jodtherapie begonnen. Angefangen haben wir im März, erhöhten auf sechs Tropfen, und die weitere Einnahme hat Sergej abgelehnt, weil er eine nachlassende Empfindlichkeit bemerkt hat. Während der Ferien war seine Ehefrau (eine Lehrerin) da, sie hat Ihre Artikel durchgesehen, und nach einer Beratung mit dem zuständigen Arzt von Sergej haben wir die Behandlung wieder begonnen. Jetzt sind es schon neun Tropfen, der Zustand verschlechtert sich nicht – im Gegenteil, er kann sich setzen und sitzt etwa 10 Minuten lang. Wir schicken Ihnen eine Blutprobe auf dem Laborglas zu. Leider sind Ihre Glasplättchen zerschlagen. Sollten wir nicht mit der Einnahme von Trichopol beginnen?

Mit aufrichtiger Hochachtung und Dankbarkeit
Die Mutter von Sergej, am 9.04.95.“

Der dritte Brief.

„Ich wünsche Ihnen einen schönen Feiertag! Und eine freudige Frühlingsstimmung, verehrte Tamara Jakowlewna! Wir haben kleine, sehr kleine Fortschritte in Richtung Besserung, doch für uns sind sie von

großer Bedeutung. Sergej kann sich bereits sicher hinsetzen und sitzt längere Zeit, bewegt sich eigenständig im Bett, d. h. er kommt selbst aus der Seitenlage auf den Rücken und zurück, hebt selber die Beine hoch und lässt sie wieder runter. Am 24. April versuchte er auf die Beine zu kommen und hat eine Minute lang gestanden. Die Stimmung ist munter, es festigte sich der Glaube, dass er mit Gottes Hilfe und nach seinem Willen wird hochkommen können. Ich danke Ihnen vielmals!

Mutter von Sergej, am 10.05.95."

Der vierte Brief.

„*Frohes Osterfest!*

Ich wünsche Ihnen alles Gute, liebe, verehrte Tamara Jakowlewna! Heute hat mich ein Brief erreicht, den Sie an jemanden aus Samara adressiert haben. Es wurde mir von einer ehemaligen Arbeitskollegin weitergegeben, deren Sohn ebenfalls MS-krank ist. Die Ärzte der neurologischen Abteilung des Bezirkskrankenhauses haben Patienten mit Multipler Sklerose und ihre Verwandten versammelt. Wir tauschten dort unsere Behandlungsmethoden aus, ich erzählte von Ihren Empfehlungen. Anscheinend hat sich jemand von ihnen an Sie gewandt.

Sergej und ich haben ein ganzes Jahr Jod und Eierschalen eingenommen und folgten Ihren anderen Empfehlungen. Seit Februar versuchte ich eine Überweisung in die neurologische Abteilung des Bezirkskrankenhauses zu bekommen. Vom 1. bis zum 22. März wurde mein Sohn dort behandelt. Ich erklärte dem behandelnden Arzt und den anderen dort, dass Sergej nur dank Ihrer Empfehlungen auf die Beine gekommen ist. Ich konnte ihn im Krankenhaus behandeln lassen, weil ich fest an seine Fortschritte glaubte. Jetzt geht es ihm relativ gut. Er kann zwar nicht gehen, aber am Morgen kann er einige Sekunden stehen, ohne sich halten zu müssen, und mit einer Stütze kann er ein paar Schritte machen. Die Ärzte haben empfohlen, die Behandlung ein halbes Jahr später zu wiederholen. Wir haben vor, nach Ostern die Jodtherapie nochmals zu wiederholen. Und natürlich die anderen Empfehlungen zu befolgen.

Bleiben Sie gesund und glücklich!

Sergej und seine Mutter. Am 8.04.96."

Dass sich Sergejs Zustand tatsächlich besserte, berichteten mir seine Landsleute, die die Autorin der Briefe erwähnt hat. Ich habe Folgendes von ihnen erfahren:

„Liebe Tamara Jakowlewna

Wir haben von Ihnen von W. A. erfahren. Sie verwendet bei der Behandlung ihres Sohnes Ihre Empfehlungen. Die Ergebnisse sind sehr erfreulich. Sergej kann schon selbstständig sitzen, steht auf, versucht sogar zu gehen und kann schon schreiben.

Mein Sohn ist ebenfalls MS-krank, seit 1986, die Krankheit schreitet voran. Deswegen wenden wir uns an Sie und suchen Hilfe. Von W. A. haben wir einiges über Ihre Empfehlungen erfahren. Doch einen Brief von Ihnen hat W. A. verloren, demzufolge haben wir nicht die Möglichkeit Ihrem Schema vollständig zu folgen. Ihre Artikel in der Presse haben wir nicht gelesen. Deshalb hätten wir sehr gerne eine Antwort von Ihnen.

Sie kennen wahrscheinlich die Symptome dieser Krankheit: unheimlich hohe Ruhespannung, sodass die Beine sich wie Federn anfühlen. Charakteristisch ist, dass kein Medikament diese Spannung aufheben kann. Außerdem sind die Beine schwach, ohne Gefühl, stets kalt. In den Armen entwickelt sich ebenfalls Schwäche und Taubheitsgefühl. Sehr beunruhigend sind die Schmerzen im Lendenbereich. Es gibt auch Funktionsstörungen bei den Beckenorganen (Harn- und Darminkontinenz). Bei dieser Auflistung kann ich etwas vergessen haben. Wahrscheinlich, weil mein Sohn sich mit den vielen Schmerzen und unangenehmen Gefühlen abgefunden hat. Doch das Wichtigste ist, dass er Schwierigkeiten bei der Fortbewegung hat. Wir hoffen, dass Sie auf unseren Brief mit einigen Ratschlägen antworten werden. Wir sind Ihnen im Voraus dankbar.

Mit Hochachtung L. T.

Am 27.01.96., Stadt Samara.“

Auch dieser Brief blieb nicht ohne Antwort.

Der fünfte Brief.

„Verehrte Tamara Jakowlewna!

Entschuldigen Sie die krakelige Schrift. Es schreibt Ihnen Sergej aus Samara. Früher bin ich flach gelegen, jetzt kann ich dank Ihrer Hilfe sogar schreiben. Zwar bin ich immer noch fast blind, aber nicht alles auf einmal. Es ist nicht verwunderlich, dass die Herren Professoren Ihre Idee nicht annehmen können. Die Wissenschaftler arbeiteten ihre Theorien ihr ganzes Leben lang aus, und jetzt sollen sie falsch sein?!

Haben Sie Ihre Entdeckung patentiert? Doch Sie sind bestimmt auch ohne meine Ratschläge zurechtgekommen.

Ich habe mich erinnert, dass es eine Virustheorie für die Krebsentstehung gibt. Im Institut wurde uns gesagt, dass die Multiple Sklerose zu den langsamen Infektionen gehört. All dies lässt sich gut mit Ihrer Theorie vereinbaren.

Sergej. Am 30.05.96."

Dieser Brief wurde vom Patienten selbst geschrieben, dem es deutlich besser ging. Er hat mich sehr erfreut, denn das war eine lebensnahe Bestätigung meines Konzepts. Der Fall mit Sergej zeigte, dass nicht nur bei der Krebsbehandlung eine einhergehende Unterstützung des Immunsystems des Patienten erforderlich ist, sondern auch im Falle der MS-Krankheit. Für mich wäre es eine große Freude, wenn ich allen Patienten helfen könnte. Dies wird aber erst dann möglich sein, wenn die Medizin die Natur der unheilbaren Krankheiten als parasitäre Infektionen anerkennt.

Im Sommer beantwortete ich den Brief von Sergej, im Herbst schickte ich noch einen. Darin gab ich die Anschrift einer Ärztin in Samara an, die seinerzeit die Medizinische Hochschule in Moskau beendet hatte und zur Zeit erfolgreich die Methoden der nichttraditionellen Medizin einsetzt, um den Patienten zu helfen. Doch leider bekam ich keine Antwort mehr. Mir kam der Verdacht, ob es Sergej nicht wieder schlechter ging, nachdem die empfohlenen Anwendungen eingestellt wurden. Ebenso konnte sich die Hormontherapie negativ ausgewirkt haben, die in der Regel in den neurologischen Abteilungen angewendet wird. Die verordneten Glukokortikoide begünstigen nämlich die Vermehrung der Trichomonaden.

Das Schicksal eines weiteren mir bekannten MS-Kranken ist genauso traurig. Alexander aus Moskau war bis zum Alter von 25

Jahren ein gesunder Mensch, den Wehrdienst absolvierte er in der DDR. Plötzlich, mit 26, begann sein linkes Auge zu erblinden. Das Jahr 1978 wurde für den jungen Mann zum Schicksalsjahr: Innerhalb von wenigen Jahren erblindete er auf einem Auge vollständig. Die Ärzte stellten die Diagnose „Entzündung des Sehnervs" und legten ihn für eineinhalb Monate ins Krankenhaus. Als Behandlung wurden löffelweise Hormonpräparate verordnet, verschiedene Antibiotika, in den Augenmuskel wurden gefäßerweiternde Injektionen gemacht. Es trat eine geringe Besserung ein, doch zwei Wochen nach der Entlassung aus dem Krankenhaus fiel die Sehkraft wieder. Nach einigen Monaten wurden die Beine schwach. Der pathologische Prozess ging weiter: Zunächst fiel das linke Bein aus, ein Jahr später begann eine schnelle Erblindung des rechten Auges.

Die Ärzte setzten die Verordnung von Prednisolon fort, das allerdings absolut nicht wirkte, sondern nur die Verschlechterung begünstigte, denn nun fiel auch das rechte Bein aus.

Der zweite Krankenhausaufenthalt, der 35 Tage dauerte, erwies sich ebenfalls als nutzlos: Diesmal kam der Schub zwei Tage nach der Entlassung. Insgesamt wurden dem Patienten innerhalb von drei Jahren 5.000 Injektionen gemacht, doch eine Besserung blieb aus. Einige Medikamente bewirkten sogar das Gegenteil: Das Fieber stieg auf 40 °C und hielt sich sieben bis zehn Tage lang. Danach verschlechterte sich das Sehvermögen noch mehr und die Beine wurden völlig funktionsunfähig. Alexander lehnte diese Art von Behandlung ab, doch seine Gesundheit war endgültig gebrochen: Der Organismus war durch die chemischen Wirkstoffe vergiftet, das Wärmegleichgewicht des Körpers war gestört, es stellten sich häufige Kopfschmerzen ein.

Dies alles brachte den Patienten dazu, sich eigenständig mit seiner Gesundheit zu beschäftigen. Er setzte sich zwei Ziele: nämlich sich von den angesammelten Toxinen zu befreien und den Gesundheitszustand zu verbessern. Um dies zu erreichen, führte er Darmreinigungen mittels Einläufen durch, ebenso Kräutertherapien, Fastenkuren und Saftkuren. Die Krankheit machte seine Intuition stark, sodass es ihm ausreichte eine Tablette in die Hand zu nehmen, um zu ahnen, ob sie ihm helfen würde oder nicht. Seine Vermutungen prüfte er in der Praxis und sie bestätigten sich mehrmals. Ähnlich ging er bei der Auswahl der Pflanzen für die Kräutertherapie vor. Zum Beispiel löste die geringste Aufregung, sei es ein unangenehmes Telefongespräch oder eine kleine Auseinandersetzung mit einem Bekannten, bei unserem Patienten eine erhöhte Temperatur aus. Es waren zwar nur 36,9-37 °C, für einen gesunden Menschen unbedeutsam. Doch für Alexander wurde die Temperatur zu einer Folter: Der gesamte Körper brannte von innen, wobei er sich absolut hilflos fühlte. Was tun? Man kann doch nicht jedes Mal den Notarzt rufen, der eventuell gar nicht kommt. Deshalb lernte er, sich selbst zu helfen: Er aß dann sofort eine Zitronenscheibe oder trank den Saft einer Orange. Das wirkte: Die Temperatur ging auf das normale Niveau zurück, die innere Hitze verschwand, doch leider nur für ein paar Stunden.

Die Vorstellung, dass man mit 30 ein absolut kranker und hilfloser Mensch ist, fällt einem reichlich schwer, nicht wahr? Womit soll sich ein halbblinder und bewegungsloser junger Mensch in den unendlich langen Tagen, Monaten und Jahren beschäftigen? Alexander begeisterte sich für Philosophie, christliche Lehre und Joga. Die Rolle seiner Augen, Hände und sogar Beine übernahm für lange Zeit seine Frau. Sie schenkte ihm zwei Töchter, teilte seinen Schmerz, war seine Lebensstütze.

Viele Gedanken zu den unterschiedlichsten Themen machte er sich in den vielen einsamen Stunden. Doch die wichtigste Frage war: Wie bekomme ich meine Gesundheit zurück?!

Anfang 1994 hörte Alexander irgendwo von Trichopol, und seine Intuition sagte ihm, dass dieses Medikament ihm helfen würde. Er beschloss es auszuprobieren. Gemeinsam mit der Ehefrau nahm er sechs Tage lang entsprechend der Vorschrift in der Packungsbeilage die Tabletten des trichomonaziden Medikaments ein. Und es geschah ein Wunder! Am siebten Tag nach Behandlungsbeginn erwachte der Patient als gesund. Er öffnete die Augen – und konnte sehen! Die Hilflosigkeit von gestern war völlig vergessen, er stand vom Bett auf und ging in die Küche. Da lag eine Zeitung, und ihm wurde bewusst, dass er sie lesen kann. Seine Freude fand keine Grenzen – 16 Jahre hat er buchstäblich kriechen müssen, und plötzlich stand er! Mit seiner Frau passierten ebenfalls wunderbare Verwandlungen. Sie war mittlerweile relativ korpulent geworden – jetzt wurde sie plötzlich um einige Konfektionsgrößen schlanker, auch energischer, das Gesicht sah frisch aus.

Selbstverständlich ist dem schwer zu glauben, doch warum sollte dieser Patient lügen? Abgesehen davon, dass das Ende bei dieser Geschichte doch traurig war. Nachdem er auf die Beine kam, wollte er seine Freude den Ärzten mitteilen und dabei einen Rat holen, wie lange dieses Medikament noch eingenommen werden soll. Bei fast 20 Ärzten verschiedener Fachrichtungen versuchte der Patient eine vernünftige Antwort zu bekommen. Doch die einen staunten, die anderen lachten, die dritten glaubten einfach nicht an das Wundermittel. In einem waren sie sich einig: im Vorschlag, die Einnahme von Trichopol sofort einzustellen. Infolgedessen dauerte sein gesundes Leben nicht lange. Dann kam die Verschlechterung, sodass er sich nach ein paar Wochen im gleichen hilflosen Zustand befand.

Nachdem einige Zeit vergangen war, unternahm der Patient wieder einen Versuch der Selbsthilfe mit Trichopol. Doch diesmal war die Besserung nur geringfügig und verschwand wieder. Dadurch begriff Alexander, dass seine Krankheit jetzt resistent gegen Medikamente geworden war. Zwangsweise stieg er auf die unterstützende homöopathische Behandlung um. Er machte selbstständig Anwendungen mit Jodtherapie, nahm die Präparate Kontaris und Nuphar (aus gelber Teichrose, Nuphar lutes Smith) sowie Zwiebelauszüge u. ä. ein. Dadurch stabilisierte sich sein Zustand, die Erkältungskrankheiten wurden seltener. Zwecks Darmreinigung verwendete der Patient das Torf-Präparat Polypefan, welches in Nowgorod hergestellt wird und um einiges wirkungsvoller ist als die aktivierte medizinische Kohle. Dabei verlor Alexander nicht die

Hoffnung: Vielleicht lässt die Trichopolresistenz seiner Krankheit in ein paar Jahren nach, sodass er das unvergessliche Wunder wird wiederholen können, das er schon einmal erlebt hat, als er seiner Krankheit den Rückwärtsgang eingelegt hatte.

Wieder einmal: das bekannte Unwesen

Bei dieser Fortführung des Themas Multiple Sklerose wissen wir bereits, dass die wissenschaftlichen Vorstellungen über diese Krankheit vage und widersprüchlich sind, die Behandlungsmethoden ineffektiv und nicht ungefährlich, sodass die Patienten gezwungen sind eine selbstständige Behandlung in Angriff zu nehmen, um die Reste ihres Lebens zu retten. Die theoretische Grundlage der multiplen Sklerose ist wahrhaftig sehr diffus. Die einen Wissenschaftler sehen die Ursache für die Erkrankung in der genetischen Veranlagung. Die anderen machen fast alle bekannten Viren dafür verantwortlich. Wieder andere behaupten schließlich, dass unsere Körperabwehr aus unbekannten Gründen den Myelinmantel der Nervenfasern angreift und auf solche Art zum Verursacher der unheilbaren Krankheit und letztendlich des Todes der Menschen wird.

Die Mediziner kennen die Natur der MS-Krankheit nicht und liefern nur eine Beschreibung dafür, wie die Krankheit sich zeitlich in etwa entwickelt, denn in der Praxis sind die Entstehung, die Entwicklung und der Verlauf der Krankheit bei jedem Patienten unterschiedlich.

Während also die Endokrinologen im Wesentlichen lediglich die Krankheitsstadien ausformulieren, wollen wir versuchen die wahre Natur dieser Krankheit herauszufinden, und das wird wiederum helfen den Ansatz zu ihrer Ausheilung zu finden. Natürlich wird als Ausgangspunkt wieder das Axiom der Medizin jener Zeiten sein, als sie mit der Biologie noch eine gemeinsame Wissenschaft bildete: „Wenn es eine Krankheit gibt, dann gibt es auch einen Erreger, der sie ausgelöst hat". Jedenfalls, nachdem ich die gängige Theorie der Multiplen Sklerose kennen gelernt, mich mit einigen Krankheitsgeschichten auseinandergesetzt und schließlich einige Blutproben von Patienten auf Infektionserreger untersucht habe, fiel die Feststellung nicht schwer: Die MS-Krankheit ist ebenso wie Krebs eine Infektionserkrankung. Und die biologischen Erreger dieser Erkrankung sind die Trichomonaden samt ihrer begleitenden Mikroflora.

Diese Entdeckung der MS-Erreger wird für die Menschen weitreichende positive Folgen haben, denn die Mediziner werden wissen, was sie zu bekämpfen haben – natürlich unter der Voraussetzung, dass diese Theorie offiziell anerkannt wird. Die Anstrengungen werden demzufolge in erster Linie der Unterstützung der Immunität gelten bei gleichzeitiger Unterdrückung der Infektion – nur so wird die Behandlung erfolgreich sein. Somit ist es nachvollziehbar, wie wichtig es ist die Wissenschaftler von der Existenz der biologischen MS-Erreger zu überzeugen. Doch zuerst ist es mindestens genauso wichtig, dass Sie sich davon überzeugen, liebe Leserinnen und Leser. Darum lassen Sie uns gemeinsam eine Ermittlung durchführen um eine weitere Übeltat der Trichomonaden aufzudecken.

Wir wissen, dass das wichtigste Merkmal der Multiplen Sklerose die Zerstörung der Markscheide der Nervenfasern ist, bei relativer Unversehrtheit der Nerven selbst. Wodurch ist denn die Anfechtbarkeit des Myelins zu erklären, das ja für den Schutz der nervlichen Strukturen zuständig sein soll? Der Myelinmantel besteht nämlich aus einer geordneten Folge von Lipoproteinschichten, von denen jede in der Struktur einer Zellmembran ähnelt. Nun wissen wir außerdem, dass Lipoproteine Fett-Eiweiß-Verbindungen sind, die viel Cholesterin enthalten, das wiederum von den einzelligen Trichomonaden für Wachstum, Vermehrung und Bildung eigener Membranen benötigt wird. Die Myelinisierung, d. h. die Bildung des Myelinmantels um die Nervenfaser, findet in der Entwicklungszeit des Nervensystems statt. Sie beginnt im Rückenmark des Fötusses während des fünften bis sechsten Schwangerschaftsmonats. Doch die Hauptnervenbahnen werden im Kleinkindalter (mit ein bis zwei Jahren) ummantelt. Dieser Prozess wird im Alter von sieben bis zehn Jahren abgeschlossen. Die Abgeschlossenheit der

Myelinisierung ist ein Zeichen für die funktionelle Reife des jeweiligen Bereichs des Nervensystems. Daher wird nachvollziehbar, warum Kinder auch im frühen Alter eine Krebskrankheit bekommen können, während man an Multipler Sklerose, die den gleichen Erreger hat, deutlich später erkrankt, nicht bevor die Nervenummantelung vollendet ist. Die Statistik bestätigt dies: Die größte Häufigkeit der MS-Erkrankungen fällt auf das Alter ab 20 Jahren.

Der Myelinabbau hat die Bildung von chaotisch verteilten weißlichen und rosafarbenen Plaques zur Folge. Zur Erinnerung: In den Blutgefäßwänden werden ebenfalls Plaques und Thromben gebildet. Von diesen wissen wir bereits, dass es Kolonien von Trichomonaden sind, die sowohl weiß als auch rot sein können. Die rote Farbe von neuen Thromben rührt daher, dass die Parasiten, aus denen sie bestehen, bereits rote Blutkörperchen (Erythrozyten) vertilgt haben. Im Fortgang der Verdauung des Phagozytierten wird die Farbintensität schwächer, die Thromben werden rosa, und dann auch weißlich. Aus dem gleichen Grund sind die Plaques im Myelin unterschiedlich gefärbt. Die Parasiten, die sie gebildet haben, besitzen nämlich keine eigene Pigmentation. Die rosa Farbe einiger Plaques erklärt sich durch das unvollständig verdaute rote Hämoglobin der Erythrozyten.

Die Plaques auf dem Myelinmantel unterscheiden sich allerdings in ihrem Aufbau von den Plaques und Thromben in den Gefäßwänden. Die Thromben wachsen in das Gefäßinnere hinein und holen sich alle notwendigen Stoffe aus dem vorbeizirkulierenden Blut. Um sich das bildhaft vorzustellen, denke man an eine Fischergruppe, die am Flussufer sitzt und die Fische aus dem vorbeifließenden Wasser herausholt. Dabei müssen die Fischer sich für einen besseren Fang entlang des Ufers platzieren, wenn neue Angelfreunde hinzukommen. Aber sie können den Fluss auch sperren, wodurch er über die Ufer tritt. Das gleiche passiert in unserer Blutbahn – da sind die Thromben die „Fischer“. Bei der Vermehrung der Trichomonaden kommt es nicht nur zur Bildung neuer Thromben und Plaques, sondern auch zu Durchwachsungen in den Gefäßwänden, wodurch die

Gefäße insgesamt an Elastizität verlieren. Wenn also bei einer emotionalen oder körperlichen Anstrengung die Blutströmung intensiver wird und die Gefäßdurchgänge derzeit teilweise durch Thromben blockiert sind, halten die unelastisch gewordenen Gefäßwände dem Druck nicht stand und reißen. Wenn der Riss im Herz stattfindet, ist es ein Herzinfarkt, im Gehirn ist es ein Schlaganfall. In jedem Fall kommt es aber zum Austritt des Blutes.

Die Bildung der Plaques im Myelinmantel der Nerven erfolgt auf eine andere Weise, weil innerhalb der Hülle nicht das nahrungsbringende Blut fließt. Vielmehr ist dort die Gehirnsubstanz, die sich durch elektrische Impulse wehren kann. Deshalb bilden sich die Plaques schon mal nicht auf der Innen- sondern an der Außenseite der Hülle. Die Trichomonaden sind in diesem Fall nicht mehr mit Anglern zu vergleichen, sondern mit Bergbauarbeitern von einem offenen Kohletagebau. In der Regel gehen die Kumpel, nachdem sie sämtliche Kohleschichten abgearbeitet haben, zu einem neuen Kohlevorkommen. Dort arbeiten sie wieder in die Tiefe, bis sie auf Granit stoßen. Daraufhin wechseln sie zu benachbarten Stellen oder suchen nach neuen Vorkommen. In unserem Fall ist die Kohle das Myelin und der Granit ist die Nervenfaser, die von den Trichomonaden zunächst gemieden wird.

Es ist bekannt, dass im ersten Stadium der Plaquebildung eine Anschwellung des Myelins, die Bildung von Vakuolen (Leerräumen) sowie eine ungleichmäßige Einfärbung zu beobachten ist. Das alles ist die Folge von Aktivitäten der Trichomonaden sowie der von ihnen freigesetzten Toxine und proteolytischer eiweißzerstörender Enzyme. In diesem Stadium sind die Trichomonaden unauffällig, weil sie sich im zystoiden (oder knospenden) Zustand befinden, d.h. in Form von kleinen rundlichen Zellen, die den Lymphozyten sehr ähnlich sind. Ihr Hauptziel lautet nun: in das Myelin einzudringen und sich unbemerkbar für das Immunsystem möglichst intensiv mittels Knospung zu vermehren. Gerade sie lassen sich nicht mit dem Mittel einfärben, das von den Wissenschaftlern zur Myelinfärbung benutzt wird, und führen auf diese Art zu einer „ungleichmäßigen Färbung“.

Nach einem Monat entstehen laut der gängigen Theorie die Makrophagen – gigantische Zellen, die sich amöboid fortbewegen können. Doch wer mein erstes Buch gelesen hat, erkennt, dass diese Makrophagen gigantische amöboide Trichomonaden sind. Die Mediziner wussten nicht von der Existenz der Parasiten im menschlichen Organismus und nannten diese „Wesen" Makrophagen. Dies ist die aggressivste Existenzform der Trichomonaden. In der Tat entdecken Wissenschaftler in den Makrophagen Myelinreste und Lipide. Welche normalen Zellen werden ihre „Geschwisterzellen", in diesem Fall das Myelin, zerstören mit dem Zweck sich Fettreserven anzulegen? Dazu sind nur die fremden, aggressiven Parasiten fähig!

Währenddessen schreitet der Entmarkungsprozess voran, sodass sich im Bereich des Plaques eine Menge von Makrophagen (sprich Trichomonaden) ansammelt, was auf die Übermacht zugunsten der Parasiten hindeutet. Nach einigen Wochen entsteht nun ein „typisches Plaque", d. h. ein Nervenfaserabschnitt ohne den schützenden Myelinmantel. An dieser Stelle finden die Trichomonaden nichts Attraktives mehr und bewegen sich zu den bisher unberührten Markscheiden. Deshalb werden die Makrophagen in dem zum Plaque angrenzenden Gewebe registriert. Auf diese Art schreitet der zerstörende Prozess voran.

Somit sind die Wissenschaftler zutiefst im Unrecht, wenn sie glauben, dass unsere Abwehr-Antikörper sich plötzlich an das ihnen verwandte Myelin kleben, um es zu vernichten. In Wirklichkeit greifen diese kühnen Abwehrkämpfer die fremden Eindringlinge an: die Makrophagen (sprich Trichomonaden), die das Myelin abbauen und es zu Fetten verarbeiten. Wie alle Parasiten leben Trichomonaden auf unsere Kosten. Deshalb dürfen wir keine Zeit verlieren und müssen uns schnellstmöglich der Aufgabe widmen, unseren Körper von diesen gefräßigen und unermüdlichen Einzellern zu befreien. Hierfür sollten wir zunächst herausfinden, auf welche Art das Immunsystem von sich aus, ohne unsere Hilfe, diese Wesen bekämpft.

Wenn die Entmarkung der Achsenzylinder beginnt, senden die Nervenzellen dem Immunsystem „SOS"-Nachrichten. Als Antwort darauf werden abwehrende T-Lymphozyten produziert. Gleichzeitig beginnen die B-Lymphozyten spezifische Antikörper zu produzieren, die sich fest an die Eindringlinge und ihre giftigen Absonderungen (Antigene) klammern; so entstehen die Immunkomplexe. Als Antigene können demzufolge nicht nur die eigentlichen Parasiten fungieren, sondern auch die von ihnen abgesonderten Stoffwechselprodukte und sogar das mit diesen Toxinen durchdrungene Myelin. Im gegebenen Fall haben die Mediziner Recht, wenn sie einen Zusammenhang zwischen der Anzahl der Immunkomplexe und dem Schweregrad der Krankheit herstellen. Denn je mehr Antigene vorhanden sind, umso mehr Immunkomplexe werden offensichtlich gebildet. Der Trugschluss liegt darin, dass in diesen Verbindungen die Schuldigen für die Krankheitsschübe gesehen werden, während es lediglich die natürliche Folge der Abwehraktivierung ist. Noch fehlerhafter, sogar unzulässig, ist der Gedanke, dass unser Immunsystem sich irren kann, indem es Antikörper zur Vernichtung des Schutzmantels des eigenen Gehirns entsendet. In Wirklichkeit erkennen und attackieren die Antikörper die Parasiten samt anderer Antigene völlig richtig, ganz wie es ihrer Aufgabenstellung entspricht.

Diese fehlerhafte Theorie zieht eine falsche Vorstellung über die im Körper des Patienten ablaufenden Prozesse nach sich. Es folgt eine inadäquate Behandlungsmethode, die nicht nur die Gesundheit, sondern auch das Leben des Patienten in Gefahr bringt. Ein Beispiel: Während der Entwicklung der Multiplen Sklerose kann es beim Patienten zu einem entzündlichen Prozess kommen, der sich durch ein Ödem manifestiert. Entzündung ist eine Reaktion der Körperabwehr auf eine Infektion. Wie die Ärzte richtig feststellen, verschwinden Ödeme aus zweierlei Gründen: nämlich bei einer Besserung beim Patienten oder – und zwar deutlich schneller – nach einer Hormonbehandlung. Also wird, so die Meinung, in beiden Fällen ein positiver Effekt erzielt. Doch die Neurologen sehen nur den Anfang und das Ende im Prozess der Entstehung und der Rückbildung des Ödems, ohne sich nach dem Sinn des Zwischenstadiums zu fragen: Warum löst sich das Ödem überhaupt auf? Selbstverständlich geht man davon aus, dass die Hormonbehandlung hilft. Doch aus welchem Grund kommt es im ersten Fall zu einer Remission, während im zweiten Fall sich der Zustand des Patienten nach einiger Zeit wieder verschlechtert? Schlicht und einfach deshalb, weil im ersten Fall das Ödem unter dem Druck der eigenen Immunkräfte verschwindet. Das ist sicher nicht einfach, sodass die Auflösung lange dauert. Im Falle der Hormontherapie jedoch helfen die Ärzte eher den Trichomonaden, weil sie mittels Hormonen die Vermehrung der Parasiten stimulieren. Dabei werden nicht nur die myelinabbauenden Trichomonaden gefüttert, sondern auch die anderen – die sich im Blut, in den Organen und im Gewebe des Patienten aufhalten. Somit findet eine umfassende Stimulierung der Parasitenvermehrung statt, während die Immunabwehr unterdrückt wird. Das Ödem verschwindet, weil die Immunzellen, die sich gegen den Myelinabbau wehrten, den Kampf gegen die gestärkten Trichomonaden-Makrophagen verlieren.

Wissenschaftler haben festgestellt, dass die Myelinspaltung mit Hilfe von proteolytischen, d. h. eiweißspaltenden Enzymen vonstatten geht. Diese Enzyme sind in großer Zahl in den Entmarkungsherden vorhanden. Wie sind sie aber dahin gekommen? Von der Bauchspeicheldrüse, wo die Enzyme zur Eiweißspaltung in unserem Magen-Darm-Kanal produziert werden, gibt es nämlich keinen direkten Weg zum Rückenmark bzw. zum Gehirn. Doch die Trichomonaden besitzen ebenso die Fähigkeit eiweißspaltende Enzyme abzusondern und zwar unabhängig davon, wo sie sich befinden, also auch im Myelin. Hier finden die Enzyme auch eine direkte Verwendung: Die Parasiten spalten das Myelin und füllen ihre Nährstoffreserven auf, die sie zum Leben und zur Fortpflanzung benötigen.

Nun haben wir gesehen, dass die Krankheitsursache bei diesen Makrophagen liegt, die Myelinreste und Fette enthalten. Demzufolge kann die Multiple Sklerose zu den parasitären Krankheiten gezählt werden. Diese Erkrankung, wie auch Krebs oder eine Herz-Kreislauf-Pathologie, hat eine langdauernde Latenzzeit – darin liegt ihre Gemeinsamkeit. Doch es gibt auch wesentliche Unterschiede. Im Falle von Krebs bilden die Trichomonaden Kolonien – also

Tumoren – und befinden sich dabei überwiegend im zystoiden (knospenden) Stadium. Bei einer Herz-Kreislauf-Pathologie entstehen in der Blutbahn ebenso Thromben und Plaques aus zystoiden Trichomonaden. Doch im Blut sind häufig neben der zystoiden Parasitenform auch die amöboide und sogar die begeißelte anzutreffen – mit einer, zwei oder drei vorderen Geißeln sowie einer hinteren Lenkgeißel. Hier steht ihnen jede Menge an erforderlichen Nährstoffen zur Verfügung, und die giftigen Stoffwechselprodukte können direkt absondert werden. Was bewegt nun die Trichomonaden von MS-Kranken dazu, in das für sie ungemütliche, elektrisch geladene Gehirn einzudringen und dort in das aggressivste Existenzstadium – das amöboide – zu wechseln? Warum müssen sie in harter Arbeit das Myelin zerstören und sich mit Fetten (Lipiden) voll stopfen? Vielleicht zwingt sie jemand dazu? Schauen wir mal genauer hin.

Das doppelte Geheimnis der Multiplen Sklerose

Bevor wir zu den Geheimnissen dieser schrecklichen Krankheit überleiten, lassen sie uns ein weiteres MS-Opfer kennen lernen. Aleksej wohnt in Moskau, ist 37 Jahre alt, verheiratet, hat Hochschulbildung und zwei kleine Kinder. Früher war er ein gefragter Spezialist, heute ist er nur noch fähig von zu Hause aus per Telefon zu arbeiten. Er ist noch nicht ans Bett gefesselt, doch mehr als 15 Minuten kann er nicht auf den Beinen sein. Seine gesamten Kräfte werden für den zurückgelegten Kilometer verbraucht. Außerdem leidet er unter Nystagmus, einer Augenerkrankung, die sich in einer sich schnell wiederholenden Bewegung der Augäpfel äußert. Ein gesunder Mensch kann sich so etwas kaum vorstellen. Doch für Aleksej, wie für viele andere MS-Kranke, scheinen alle Gegenstände zu beben und hin und her zu schwirren.

Die Sehstörung setzte bei Aleksej im Alter von 26 Jahren ein, daraufhin ging er zum Augenarzt. Dieser überwies den Patienten sofort zu einem Neurologen. Innerhalb kürzester Zeit landete unser

Patient in einer neurologischen Klinik. Er wurde 20 Tage lang untersucht, und schließlich wurde bei ihm Multiple Sklerose diagnostiziert. Behandelt wurde er nicht, bei der Entlassung gab es eine Empfehlung sich an das Institut für Neurologie zu wenden. Professor Sawalischin führte die in solchen Fällen übliche Therapie durch, u. a. mit gefäßerweiternden Medikamenten, und machte den Vorschlag einige in der Klinik nicht vorhandene Medikamente selbst in den Apotheken zu besorgen und sie am Patienten auszuprobieren. Doch die vereinten Anstrengungen des Patienten und des Arztes haben nicht die erwarteten Ergebnisse gebracht; die Krankheit progressierte.

Ein halbes Jahr später übernahm Professor Chochlow aus der Ersten Medizinischen Akademie die Behandlung von Aleksej. Als Hauptmittel wurde das Hormon Prednisolon verwandt. In Folge dieser Behandlung verschlechterte sich der Zustand nur, die Beine wurden schwächer. So musste Aleksej nach anderen Genesungswegen suchen. Er schien einen gefunden zu haben. In der Zeitung „Argumenty i Fakty“ las er einen Artikel über ein neu eröffnetes medizinisches Behandlungszentrum, wo angeblich Multiple Sklerose geheilt wird. Trotz finanzieller Schwierigkeiten entschied der Patient, sich an das Zentrum zu wenden. Gleich beim ersten Termin sagte der Arzt: „Den Nystagmus bekommen wir weg, mit den Beinen ist es schwieriger, eine Besserung werden wir da kaum erreichen“. Somit wurde der Patient mit hohen Dosen von Aminosäuren behandelt, die er dreimal am Tag drei Wochen lang einnehmen musste. In der Tat war der Nystagmus in einer Woche weg. Die Freude fand kein Ende! Doch nach zwei Monaten kehrte das Augenzittern wieder und ist heute noch da. Aleksej wollte diesen Arzt wieder aufsuchen, doch der hatte das Zentrum mittlerweile verlassen. Wahrscheinlich hatte er die wiederholten Besuche von anderen durch seine „Behandlung“ enttäuschten Patienten nicht mehr ertragen können. Bald danach suchte der Patient bei mir nach Rat.

Ich bin keine Ärztin und behandle nicht, doch ich gab ihm einige Ratschläge zur Unterstützung seines Immunsystems und entschied mich seine Krankheitsgeschichte genauer zu verfolgen. In Kenntnis dessen, dass im Blut und in der Rückenmarkflüssigkeit von MS-Kranken erhöhte Antikörpertiter zu unterschiedlichen Krankheiten festgestellt wurden und bei den verstorbenen Patienten auch im Gewebe, versuchte ich im Gespräch mit Aleksej herauszufinden, welche Infektionskrankheiten er in seiner Kindheit und in den nachfolgenden Jahren gehabt hatte. Dabei erinnerte er sich, dass er im Alter von zwei bis fünf Jahren an einer Mittelohrentzündung litt, die mittels Penicillin-Injektionen behandelt wurde.

Eine Mittelohrenzündung entwickelt sich in der Regel aus grippalen Infekten, unterschiedlichen Infektionskrankheiten sowie bei der Aktivierung der Mikroflora im Mundraum. Manchmal gelangt der Erreger in das Mittelohr aus dem Schädelraum entlang des inneren Gehörgangs. Im Kindesalter kann die Infektion aus dem Mittelohr in den Schädelinnenraum und zurück über die noch nicht geschlossene Öffnung im Felsenbein (das ovale Fenster) gelangen.

Außerdem hatte der kleine Aleksej mit fünf Jahren eine Augenverletzung gehabt: Sein großer Bruder hatte nämlich mit einem Knaller gespielt, der so explodierte, dass der Kleine fast erblindet wäre. Nach einiger Zeit bildete sich eine Narbe auf der Hornhaut, unweit der Pupille. Der Augenarzt meinte, es hätte nicht viel gefehlt, dass die Narbe die Pupille erreicht hätte, wodurch das Sehvermögen dieses Auges verloren gewesen wäre. Wahrscheinlich bewirkte diese Verletzung viele Jahre später, dass sich bei Aleksej als erstes Symptom der MS ausgerechnet Nystagmus eingestellt hat. Die Hauptursache für die eigentliche Krankheit liegt meiner Meinung nach aber woanders.

Im Gespräch mit dem Patienten wollte ich herausfinden, ob er nicht direkt vor seiner eigentlichen Erkrankung Infektionskrankheiten hatte. Da erinnerte sich Aleksej, dass seine Arbeit mit längerem Aufenthalt im Freien verbunden war, ungeachtet des Wetters. Erkältungen plagten ihn oft, doch er hat sie nicht auskuriert, was wohl zu Komplikationen führte.

So wurde mir klar, dass beide befragten Patienten vor der Erkrankung an Multipler Sklerose Infektionskrankheiten erlitten hatten. Alexander hatte eine massive Angina mit Fieber bis zu 40 °C gehabt,

Aleksej hatte sich mehrfach erkältet und seine Gesundheit dadurch ruiniert, dass er diese Erkältungen nicht auskurierte. Selbstverständlich hatte die Entwicklung der Multiplen Sklerose – also der Abbau der Markscheiden – bei ihnen schon viel früher begonnen. Bei Aleksej war der Anfang vermutlich die Mittelohrentzündung, als die Trichomonaden samt Viren durch das ovale Fenster aus dem Ohr ins Gehirn gelangten und ihre Übeltat begannen. Die Mutter von Alexander konnte sich leider nicht erinnern, welche Krankheiten ihr Sohn in der Kindheit hatte. Doch vermutlich hatte er irgendwelche Viruskrankheiten ertragen, einschließlich einer Mittelohrentzündung. Dies wurde indirekt durch ein unlängst geführtes Gespräch mit einer Frau bestätigt, deren MS-kranker Bruder mit 46 Jahren im Sterben liegt. Auf meine Frage zur Mittelohrentzündung meinte sie, dass ihre beiden Brüder und auch sie selbst in der Kindheit diese Erkrankung gehabt hätten. Dafür, dass sich die MS-Krankheit nur beim jüngsten Bruder entwickelt hat, gibt es zwei mögliche Erklärungen: Entweder sind die Erreger nur bei ihm ins Gehirn eingedrungen oder sein Organismus war der schwächste unter den dreien und konnte demzufolge den pathogenen Mikroben nicht widerstehen.

Den Anlass für die akute klinische Manifestation der MS-Krankheit bildeten sowohl bei Aleksej als auch bei Alexander die Infektionserkrankungen, die sie viele Jahre nach der primären Ansteckung durch Viren bekommen hatten. Wir wissen, dass Viren Parasiten sind, die sich innerhalb von Zellen aufhalten und nur dort überleben, da die Wirtszelle ihr Schutz und ihr Nährstofflieferant ist. Bedenkt man, dass die Wirtszellen sich auch noch vom Ohr ins Gehirn bewegen können, dann kann deren Rolle wohl nur von Trichomonaden gespielt werden.

Die Parasitologen in der Sowjetunion haben bereits vor einigen Jahrzehnten unterschiedliche Experimente durchgeführt, um den Charakter der Beziehung zwischen Parasiten und Viren zu untersuchen. Die Ergebnisse dieser Forschungen führten zu folgenden Behauptungen: „Wenn ein Virus in den Organismus eines Einzellers eindringt, können beim Wirt unwiderrufbare Änderungen in der Antigen-Struktur sowie in der Pathogenität an sich stattfinden – es ist sogar eine Verwandlung von apathogenen Viren in pathogene möglich. Wenn ein solcher Einzeller in einen empfindlichen Organismus gelangt, kann dies zu einer Erkrankung mit tödlichem Ausgang führen“. Mit anderen Worten: Selbst wenn harmlose Viren in die Trichomonaden gelangen, werden sie nicht nur selbst zu Krankheitserregern und sozusagen zu einer explosiven Füllung der Parasiten, sondern verwandeln auf solche Art ihre Wirte in regelrechte Kriegsmaschinen. Können Sie nun nachvollziehen, dass es Viren sind, die die Trichomonaden von innen anfeuern und sie zum ständigen Myelinverzehr zwingen, weil die Fette aus dem Myelin für die Abwehr der Parasiten gegen die aggressiven Untermieter erforderlich sind?

Wer sich in den Arbeiten der sowjetischen Forscher auskennt, weiß, dass die bekannte Wissenschaftlerin N. Sucharjowa-Nemakowa, die gegenwärtig in den USA lebt und arbeitet, seinerzeit zahlreiche Untersuchungen und Experimente an Einzellern durchführte. Dadurch kam sie zur Feststellung, dass eines der wichtigsten Produkte, die von einzelligen Organismen hergestellt werden, die Lipide (Fette) sind, die eine antivirale und antibakterielle Wirkung haben. Bei der Arbeit mit Einzellerkulturen bemerkte sie ferner, dass die Protozoen ihre Beweglichkeit sofort nach der Einführung der Vakzine verlieren. Bei empfindlichen Kulturen beobachtete man eine Stimulierung der Fettsynthese. Man stellte die Vermutung auf, dass Lipide vom energetischen Standpunkt aus eine wichtige Rolle spielen, und zwar während der Hemmung der energieerzeugenden Zellaktivitäten, wie Glykolyse (Zuckerspaltung), Atmung usw.

Ich habe aus diesen Hinweisen folgenden Schluss gezogen: Wenn die Viren in die Trichomonaden gelangen, besteht die Möglichkeit, dass sie mittels ihrer Absonderungen die Funktionstätigkeit der Wirtsorganellen lahm legen und somit die Wirtszelle zerstören. Für diesen Fall haben sich die Trichomonaden einen Ausweg geschaffen, indem sie eine belebende Quelle für Lipide ermittelt haben – die Markscheiden des Gehirns. Um zu überleben, müssen die Trichomonaden stets arbeiten, also das Myelin abbauen und die Fettreserven auffüllen. Diese benötigen sie übrigens sowohl als Schutz gegen die inneren Parasiten (Viren) als auch für die Herstellung von Cholesterin, das für die Vermehrung notwendig ist. Um sich also vor den eigenen inneren Parasiten zu schützen, zerstören die einzelligen Parasiten das menschliche Nervensystem und lösen damit eine Erkrankung aus, auf die schließlich der Tod des Makrowirts (des Menschen) folgt.

Eine jede Theorie, wie logisch und überzeugend sie auch klingen mag, benötigt einen experimentellen Beweis. Ich habe die ersten Schritte in diese Richtung unternommen. Hierzu hat Aleksej eine Klinik zur Blutabnahme aufsuchen müssen und ein gefärbtes Präparat bekommen. Ich untersuchte die Blutprobe aufmerksam unter dem Mikroskop und machte Fotoaufnahmen mit 20.000-facher Vergrößerung. Das Ergebnis: Auf einem Bild war eine amöboide Riesentrichomonade zu sehen, die dreimal so groß war wie ein Leukozyt. Ihre Mitte war ein großer Abschnitt festen Protoplasmas, der wie mit einer Spitzenbordüre von vakuolisiertem Zytoplasma umgeben war. Die Existenz von Vakuolen, also Bläschen innerhalb der Zelle, ist ein Zeichen für eine Virusinfektion, die bei dieser Vergrößerung noch nicht genau erkennbar ist. Eine bakterielle Infektion habe ich dagegen tatsächlich erkannt. Es waren Streptokokken in Form von glänzenden Bläschen, die entweder an den roten Blutkörperchen klebten oder sich in deren Innerem befanden. Letzteres bewirkte eine Pathologie bei den Erythrozyten, die sich in feinen Bläschen, Leerräumen sowie halbrunden oder geschlossenen Rissen innerhalb dieser Zellen manifestierte. Ein Teil der Leukozyten befand sich ebenfalls in einem halb zerstörten Zustand. Hier waren auch die „Scherben" der weißen Blutkörperchen sichtbar. Auf den anderen Fotos bot sich das gleiche Bild.

Mit diesen Aufnahmen fuhr ich in das Institut für Neurologie, um sie dem Professor zu zeigen, bei dem Aleksej während der Behandlung unter Beobachtung war. Außerdem hatte ich vor meine Entdeckungen mitzuteilen und eine uneigennützige Zusammenarbeit vorzuschlagen. Ich bekam eine Absage mit der Begründung, dass „die Mitarbeiter des Instituts ausschließlich mit staatlichen

Organisationen kooperieren und nicht mit Privatpersonen". Mit dieser Abfuhr wollte ich mich nicht gleich abfinden und wandte mich an das Labor, wo die mikroskopischen Untersuchungen stattfinden. Ich legte der Laborleiterin und ihren Mitarbeitern die Farbaufnahmen von Blutproben unterschiedlicher Patienten vor, darunter auch die von Aleksej, und machte sie auf den Infektionsbefall im Blut aufmerksam. Eine erfahrene Laborärztin, die gerade am Mikroskop beschäftigt war, erwiderte mir, sie habe etwas Ähnliches noch nie beobachtet. Daraufhin schlug ich vor, das Präparat genau anzuschauen, das unter ihrem Objektiv lag. Als ich einen Blick in das Mikroskop warf, sah ich sofort eine ganze Ansammlung von Bakterien in Form von glänzenden Bläschen zwischen den Erythrozyten und zeigte diese den umherstehenden Labormitarbeitern. Mir wurde nicht widersprochen, doch Zustimmung gab es ebenfalls keine, weil alle einfach entrüstet waren. Denn laut der in der Medizin damals noch gängigen Vorstellung war das Blut keimfrei, sodass die Untersuchungsrichtlinien die Suche nach Infekten im Blut nicht vorsahen. Ebenso wenig beschäftigt die Laborärzte die Pathologie der roten Blutkörperchen. Ausschlaggebend soll deren Anzahl sein, unabhängig davon, wie stark sie zerstört sind. Manchmal lauten die Laborbefunde etwa „Anisozytose" oder „Peukilozytose" und sagen damit den behandelnden Ärzten sehr wenig. Leider wurde mir eine Zusammenarbeit auch hier verweigert.

Durch meine Entdeckungen, durch die ich zunächst eine theoretische Grundlage und dann die experimentellen Nachweise für die parasitäre Natur von Krebs und Herzinfarkt lieferte, verfüge ich über eine gewisse Erfahrung, sodass ich mit aller Gewissheit behaupten kann, dass die Multiple Sklerose eine hyperparasitäre Krankheit ist. Erreger ist die Gesamtheit der Trichomonaden mit Viren und Bakterien. Allerdings ist die Trichomonade hier der einzige ständige Erreger; der Parasit der Trichomonade – d. h. das Virus – ist nämlich ein variabler Agent. Dessen Rolle können Erreger von Mittelohrentzündungen übernehmen, auch das Scharlachvirus, Masernvirus, Mumpsvirus oder irgendein anderes, dessen Natur in jedem einzelnen Fall von Multipler Sklerose individuell zu ermitteln ist. Die begleitende Mikroflora kann ebenfalls opportunistischen Charakter haben. Im Blut von Aleksej stellte ich Streptokokken sicher. Bei anderen Menschen können es auch Staphylokokken, Chlamydien, Herpesviren usw. sein.

Somit haben wir auf den Seiten dieses Buches eine neue Entdeckung besprochen. Wenn den Wissenschaftlern die gegebene Ausführung zu vage und experimentell nicht nachgewiesen erscheint, mögen sie mir die Möglichkeit zum Experimentieren einräumen. Dann werden wir gemeinsam beweisen, dass die MS-Krankheit einen biologischen Erreger hat, der bekämpft und nicht mittels Hormonpräparaten zugefüttert werden sollte.

Die Wiedergabe der Gespräche mit den Patienten Aleksej und Alexander aus Moskau ist abgestimmt worden, eine Genehmigung zur Veröffentlichung habe ich bekommen. Diese Menschen, die von einem vollwertigen Leben träumen, waren froh, dass es eine, wenn auch nicht offizielle, Person gegeben hat, die ihre Schmerzen nachempfand und nun helfen will mit dem unheilbaren Leiden fertig zu werden. Die Patienten haben den Glauben an die Erfolgswahrscheinlichkeit der offiziellen Medizin verloren und suchen selbstständig nach neuen Behandlungsmethoden, probieren Selbstkuren aus, unabhängig von den Kosten, nur um auf irgendeine Weise den Zerstörungsprozess in ihrem Organismus aufzuhalten. Nachdem sie von der parasitären Natur der Krebskrankheiten gehört hatten, projizierten sie die Heilmöglichkeiten von Trichopol auf sich selbst und probierten dieses Medikament aus. Somit war das Ereignis mit Alexander, der sich nach der Einnahme von 20 Tabletten plötzlich gesund fühlte, kein Wunder, sondern lediglich eine Bestätigung für die Glaubwürdigkeit meiner Hypothese. Leider war die Krankheit zu der Zeit schon zu weit fortgeschritten, außerdem hätte die Behandlung abschnittweise verlaufen sollen. Zudem wäre es sinnvoller gewesen, sie mit einer vorbereitenden Maßnahme – nämlich einer Entschlackung und Entgiftung des Körpers – zu beginnen.

Außerdem ist es wichtig zu wissen, dass der Organismus eines jeden von uns neben den Trichomonaden und den begleitenden viral-bakteriellen Krankheitserregern auch im gewissen Maße von Pilzinfektionen befallen ist. Schauen Sie sich Ihre Zunge an: Der weiße Belag darauf sind Candida-Pilze. Und wenn es sie auf der Zunge gibt, dann verbreiten sie sich auch weiter: entlang der Speiseröhrenwand, der Darmwände und der Schleimhäute anderer Hohlräume. Unter diesen Mikroorganismen herrscht ein eigenes Gleichgewicht. Wird es verletzt, so kommt die eine oder andere Erregerart aktiv zum Vorschein. Nachdem zum Beispiel Alexander mit Hilfe von Trichopol einen Teil der Trichomonaden vernichtet und damit das Gleichgewicht zwischen den Parasiten und den Pilzen verletzt hatte, kam es zu einer Aktivierung der Pilzinfektion. Naturgemäß wurden in seinem Blut Candida-Pilze festgestellt. Aufgrund dessen wurde eine Hämosorption durchgeführt, also eine Reinigung des Bluts von Pilzen. Als ich mich anschließend bei ihm in einem Telefongespräch nach dem Belag auf der Zunge erkundigte, antwortete Alexander überzeugt, er habe keinen mehr, denn er habe ja eine Hämosorption hinter sich. Als allerdings seine Frau ans Telefon kam und kurz auf seine Zunge schaute, stellte sie enttäuscht fest, dass der weiße Belag vorhanden ist – also sind die Candida-Pilze im Organismus geblieben.

Im Gespräch mit Aleksej erfuhr ich ebenfalls, dass er selbstständig Trichopol eingenommen hatte. Er hatte zu diesem Medikament gegriffen, als der Nystagmus nach einer erfolglosen Aminosäurenbehandlung wiederkehrte. Ein solches Wunder wie bei Alexander blieb bei Aleksej aus. Er merkte allerdings, dass die Krankheit für eine gewisse Zeit ihren zerstörenden Verlauf angehalten hat.

Nun wollen wir klären, warum die Aminosäuren dem Patienten nicht halfen. Ich bin sicher, dass der Grund dafür darin besteht, dass Aleksej die Aminosäuren ohne eine vorherige Entschlackungskur eingenommen hat. Stellen Sie sich vor, dass der Darm des Patienten voller Schleim, Pilze, Trichomonaden und sonstiger Infekte ist. Wie viele Aminosäuren können durch die so verunreinigte Darmwand in die Blutbahn gelangen? Der größte Teil von ihnen wurde bestimmt von Parasiten abgefangen. Folge: Die Behandlung war nicht nur erfolglos, sondern sogar schädlich. Ein Zeichen hierfür ist das verstärkte Wachstum der Pilze. Jedes Mal versucht der Patient, beim

Zähneputzen den Belag von der Zunge zu entfernen. Diese Pilzentwicklung wurde ursprünglich – da gibt es keinen Zweifel – durch die zahlreich verordneten Antibiotika begünstigt, während die Aminosäuren eine weitere Verstärkung dieser Infektion bewirkten.

Wenn wir jetzt eine Bilanz dieser Ausführungen ziehen, kann mit Gewissheit behauptet werden, dass die Multiple Sklerose eine komplexe Infektionskrankheit ist. Nichtsdestotrotz ist sie heilbar, jedoch unter der Bedingung, dass die Behandlung sich gegen die Erreger richtet und parallel dazu die körpereigenen Abwehrkräfte gestärkt werden. Das Behandlungsschema wird für jeden Patienten individuell erstellt – in Abhängigkeit vom Charakter der festgestellten Infektion und der Tiefe der Pathologie. Natürlich ist auch schon eine generelle Reinigung des Körpers, wie ich sie in meinem Buch *Reinigung der inneren Organe* beschrieben habe, hilfreich. Noch besser wäre es aber, wenn Sie einen Arzt oder Heilpraktiker finden, der Sie bei diesem Prozess begleitet. Neben der eigentlichen Behandlung sind regelmäßige Blutanalysen durchzuführen. Weiterhin muss die Überwachung der Prozessdynamik im Organismus gewährleistet sein. Wenn die Medizin zudem die Theorie über die MS als Infektionskrankheit anerkennt, wird eine gezielte Vorbeugung dieser Krankheit sowie ihre effektive Behandlung in frühen Stadien möglich sein. Damit wird nicht nur der Mythos von der Unheilbarkeit der Multiplen Sklerose der Vergangenheit gehören, sondern auch diese Krankheit selbst.

Kapitel 10

Die Arthritis-Arthrose-Plagen

Die offizielle Version

Arthritis ist eine Entzündung in den Gelenken. Der Begriff „Arthritis" wurde bereits von Hippokrates eingeführt, und zwar für die Bezeichnung sämtlicher Arten von Erkrankungen. Seit dem 16. Jahrhundert begannen die Mediziner einzelne Formen der Arthritis zu unterscheiden: Rheuma, Gicht und rheumatische Arthritis. Im 19. Jahrhundert hat F. Müller die Gelenkentzündung (Arthritis) von der degenerativen Gelenkerkrankung (Arthrose) streng abgegrenzt. Diese Abgrenzung hat man bis heute beibehalten.

Die Schulmedizin besagt, dass die Ursache für einen entzündlichen Prozess in den Gelenken beispielsweise in einer allgemeinen oder einer lokalen Infektion, einer Allergie, einer Verletzung u. ä. zu suchen ist. Die Ätiologie von einigen schweren entzündlichen Gelenkerkrankungen ist jedoch bis heute nicht geklärt. Die Faktoren, die eine Entwicklung der Arthritis positiv beeinflussen, sind Unterkühlungen sowie die physische Überbelastung der Gelenke. Der Mechanismus der Entstehung und der Weiterentwicklung der Arthritis ist kompliziert und vielfältig. Da die Gewebestruktur in den Gelenken die Besonderheit aufweist zahlreiche Nervenendungen zu enthalten, können die unterschiedlichen, direkten und vermittelten Einwirkungen auf die Gelenke schnell mit entzündlichen Reaktionen erwidert werden.

Bei der Arthritis wird zwischen einer infektiösen und einer nicht infektiösen Form unterschieden. Die Entstehung der Infektionsarthritis steht im Zusammenhang mit einem allgemeinen pathologischen Prozess, der sich als eigenständige Erkrankung manifestiert und im Organismus noch abläuft, obwohl die ursprüngliche

Infektionskrankheit bereits liquidiert worden ist. Die Arthritis kann eine Begleiterscheinung solcher Krankheiten wie Brucellose, Röteln, Mumps, Masern, Tuberkulose, Gonorrhoe, Dysenterie usw. sein. Die Natur der Arthritis kann mykos (pilzartig), parasitär (z. B. Echinokokken), bakteriell und viral (z. B. Leisten-Lymphogranulom, auch Lymphopathia venerea genannt) sein. In diesen Fällen werden die Erreger dieser Krankheiten mit dem Blut bzw. der Lymphe in das Innere des Gelenks getragen und können in der Synovia (Gelenkschmiere) nachgewiesen werden. Die Schädigung an den Gelenken ist dabei von höchstem Grade und geht mit Zerstörungserscheinungen im Gewebe einher. Manchmal entwickelt sich die infektiöse Arthritis unter Einfluss von Toxinen, die durch Mikroben freigesetzt wurden. In diesen Fällen verschwindet die toxische Allergie bald nach Beginn einer Behandlung.

Weniger erforscht ist die Pathogenese, d. h. der Entwicklungsmechanismus der nicht infektiösen oder der sogenannten nicht spezifischen Arthritis, zu der die rheumatische Arthritis, Arthritis psoriatica und andere Krankheiten gezählt werden. Der Einfluss von Infektionserregern bei ihrer Entstehung ist bis heute nicht nachgewiesen.

Laut den gängigen Vorstellungen findet unter Einfluss eines bisher unbekannten primären Allergens, das möglicherweise aus dem Herd einer chronischen Infektionskrankheit stammt, eine Stimulation des Immunsystems statt. Dies bedeutet, dass die Antikörper-Produktion durch die Lymphozyten aktiviert wird. Bei der Arthritis werden wie bei einer Multiplen Sklerose zahlreiche Immunkomplexe im Blut gebildet. In der Synovialhaut kommt es ebenso zur verstärkten Bildung von Immunkomplexen, zudem gibt es Gewebewucherungen wegen der Proliferation, d. h. asymmetrischer Teilung der Lymph- und Plasmazellen. Unter Wissenschaftlern besteht die Meinung, dass die Entzündung wegen der Phagozytose der Immunkomplexe durch die Leukozyten der Gelenkschmiere einsetzt. Als Hinweis für diese Version soll die Tatsache gelten, dass während des Vertilgens aus den Lysosomen der weißen Blutkörperchen gewisse proteolytische Enzyme austreten, die die Gelenke zerstören. Vom Prozess der Entzündung können sämtliche Gelenkelemente betroffen sein: Knochen, Knorpel, Bänder sowie die Synovialhaut und die Gelenkschmiere, die die Innenräume der Gelenke etwa wie Eiweiß ausfüllt.

In der akuten Phase der Erkrankung entstehen Schwellungen an der Synovialhaut, die Menge der Gelenkschmiere nimmt zu, die Flüssigkeit selber wird trüb, in ihr sind Fibrinanhäufungen und lymphoide Elemente zu beobachten. Die bakteriologischen Untersuchungen zwecks Infektnachweis ergeben in der Regel Keimfreiheit, sodass die Wissenschaftler schon einen Grund haben über die toxisch-allergische Natur der Arthritis zu sprechen. Wenn die akute Form in die chronische übergeht, treten viele Veränderungen ein, unter anderem die Bildung von groben Narben im Bindegewebe, die zum Schrumpfen der Bänder und Sehnen führt, was wiederum die Beweglichkeit der Gelenke einschränkt. Eine Entfaserung des Gewebes sowie Entstehung von nekrotischen Herden wird beobachtet, der Hauptbestandteil des Knorpels wird desorganisiert. Die Defekte werden durch Granulationsgewebe ersetzt, das sich auf die Knorpeloberfläche wie eine Filmschicht unterschiedlicher Dicke drängt.

Die Arthritis-Patienten weisen folgende gemeinsame Symptome auf: Schmerzen in den Gelenken, ihre Deformierung, erhöhte bzw. verringerte Temperatur sowie Farbveränderung an den betroffenen Hautpartien. Die stärksten Schmerzen treten in der zweiten Nachthälfte und am frühen Morgen auf. Der Patient erwacht mit versteiften, schmerzenden Fingergelenken, deren Deformation mit der Zeit ein Ausmaß erreicht, dass sie für keinerlei Tätigkeit mehr zu gebrauchen sind und der Patient demzufolge zum Invaliden wird.

Im Zuge eines Vergleichs der Multiplen Sklerose mit der Arthritis haben deutsche Wissenschaftler bestimmte Unterschiede zwischen den beiden Mechanismen, in die Immunkomplexe involviert sind, festgehalten: Einerseits bauen sie das Myelin im zentralen Nervensystem ab, andererseits siedeln sie sich in den Gelenktaschen an, was im Endeffekt zur kompletten Schädigung der Fingergelenke führt. Der in Deutschland hoch angesehene Rheumatologe Professor K.

Milke ist z. B. folgender Meinung: „Die Immunkomplexe haben einen eigenen antigenen Einfluss und geben den Plasmazellen ein Signal zur Herstellung von Antikörpern, die auf die Gamma-Globuline aus den Immunkomplexen einwirken sollen. Die auf diese Weise entstandenen Antikörper heißen Rheumafaktoren." Der Begriff Rheumafaktor ist heutzutage jedem Arzt geläufig, obwohl der Ablauf des komplizierten Zusammenspiels zwischen den Antigenen und Antikörpern, das an Ping-Pong erinnert, noch gar nicht geklärt ist. Fachärzte können heute sehr einfach den Gehalt an Immunkomplexen im Blut bestimmen. Eine Untersuchung der Immunkomplexe mit Hilfe der sogenannten Rheumafaktoren gibt wiederum Aufschluss über den Schweregrad der Krankheit.

Die Diagnose einer Arthritis wird aufgrund der Kombination einiger Faktoren gestellt, wobei:

- die Besonderheiten des anfänglichen Krankheitsverlaufs untersucht werden und der Zusammenhang der Schädigung in den Gelenken mit einer Infektionskrankheit, Verletzung oder einem anderen pathologischen Prozess hergestellt wird;
- die klinischen Angaben festgehalten werden: die Art der Schmerzen (entzündlich oder nicht), Geschwollenheit oder Deformation die Gelenke, der Grad der Beweglichkeitseinschränkung;
- die Prozessmerkmale der Entzündung labortechnisch analysiert werden;
- die charakteristischen röntgenologischen Angaben ermittelt werden, z. B. die Verengung des Gelenkspalts;
- eine Punktion des Gelenks zwecks Abnahme und anschließender Analyse der Gelenkschmiere durchgeführt wird, wobei deren verringerte Zähflüssigkeit in Verbindung mit einer auf 50.000 gestiegenen Zahl der Leukozyten in einem Milliliter ein deutliches Merkmal der Entzündung ist.

Nach den Angaben der Weltgesundheitsorganisation sind 3,1 % der gesamten Invalidität durch die chronische Arthritis bedingt. Das ist eine große Anzahl von Menschen. Bei der Behandlung wird eine spezifische Therapie angewandt, wenn die Arthritis sich auf der Basis von Infektionskrankheiten entwickelt wie Tuberkulose, Gonorrhoe, Bruzellose oder einer ähnlichen. In allen übrigen Fällen wird eine allgemeine Behandlung angewandt, die folgende Bestandteile hat:

- Immunsuppressiva, die nicht nur auf den Herd der Pathologie eine Wirkung haben, sondern auf den gesamten Organismus;
- Hormonpräparate, die die lokalen und die allgemeinen entzündlichen Reaktionen dämmen;
- Krankengymnastik, Massage und Beschäftigungstherapie, die auf eine Wiederherstellung der gestörten Gelenkfunktion ausgerichtet sind.

Selbst Mediziner erkennen die Schwachstellen dieser Behandlungsmethoden. Beispielsweise kam man zu dem Schluß, dass die Einnahme von Hormonen vom Typ Kortison und ähnlichen entzündungshemmenden Medikamenten über einen längeren Zeitraum eingeschränkt werden sollte. Denn obwohl Steroid-Hormone den Patienten in relativ kurzer Zeit von Schmerzen erlösen und einen Krankheitsstillstand erreichen können, erfolgt dies auf Kosten der dabei unterdrückten Körperabwehr. Dies kann in der Folge zu noch ernsthafteren Erkrankungen führen, z. B. zu einer Herz-Kreislauf-Pathologie. Die nicht-steroiden entzündungshemmenden Mittel lindern ebenfalls Schmerzen und schwächen Entzündungsmerkmale ab, doch sie haben nicht die Wirkung, dass die Gelenkzerstörung aufgehalten wird. Ihr Einfluss rührt daher, dass sie die Aktivität der Prostaglandine hemmen – der Stoffe, die zur Entstehung einer Entzündung beitragen. Diese spielen aber auch eine positive Rolle im menschlichen Organismus, hierbei denke man an die Schutzfunktion, die sie für die Magen- und Darmschleimhaut hinsichtlich der unerwünschten Einwirkung des Magensafts erfüllen. Genau aus diesem Grund können sämtliche Wirkstoffe, die die Funktion der Prostaglandine hemmen, im Verdauungstrakt entzündliche Prozesse, Blutungen oder Geschwüre hervorrufen.

Dem Arzt steht heutzutage in der Regel eine sogenannte Hauptgruppe von Medikamenten zur Verfügung. Diese Medikamente werden entweder intramuskulär, in Form direkter Injektionen in die betroffenen Gelenke, oder oral in Tablettenform verabreicht. Das bekannteste dieser Mittel für die Behandlung rheumatischer Gelenkerkrankungen, das im Inland wie auch im Ausland verwendet wird, ist Gold. Es ist zwar bis jetzt unbekannt, wie genau sein Heilungseffekt entsteht, doch die organischen Verbindungen dieses Elements werden weiterhin breit genutzt. Wenn das Gold intramuskulär verabreicht wird, hat jede dritte Injektion negative Nebenwirkungen. Wenn es außerdem über einen längeren Zeitraum angewandt wird, sammelt es sich im Gewebe an, sodass es eine vergiftende Wirkung auf Gefäße hat: Die Haut zeigt allergische Reaktionen, es kommt zu Augenerkrankungen, Anämie und einer Reihe anderer Leiden. Um diese Nebenwirkungen auszuschließen, wird in vielen Fällen Penicillin verordnet. Doch dieses Mittel hat ebenfalls Nebenwirkungen.

Laut jüngsten Untersuchungen in Deutschland ist die Zahl der geheilten Arthritis-Patienten von den früheren stolzen 40 % drastisch gesunken. Zudem haben sich die positiven Ergebnisse bei jedem sechsten Patienten mit erzielter Besserung nicht länger als zwei Jahre gehalten. Genauer gesagt geht man heute von einer zehnmonatigen Besserung bei 19 % der Patienten aus, wenn Gold angewendet wird, und bei 17 %, wenn das Mittel Penicillamin verwendet wird. Wenn trotz der Anwendung dieser Medikamente die Zerstörung der Gelenke fortschreitet, kommen Zytostatika zum Zuge, also Wirkstoffe, die die Bildung jeglicher neuer Zellen hemmen einschließlich neuer Bestandteile des Immunsystems und neuer Körperzellen, womit auch die Blutbildung im Organismus gestört wird. Deshalb suchen einige Wissenschaftler nach einem Wundermittel – man höre und staune – in den mittelalterlichen Kräuterkammern der Klostersammlungen. Ein richtiges Erfolgserlebnis wäre dabei z. B. die Entdeckung des erhöhten Gehalts irgendeiner ungesättigten Fettsäure im Fett einer bestimmten Fischart. Es wird vermutet, dass der Mangel an diesen Säuren, der im menschlichen

Organismus häufig anzutreffen ist, die Entstehung von Krankheiten beeinflussen kann, die im Zusammenhang mit Immunkomplexen stehen.

Solange kein Medikament synthetisiert worden ist, das ungesättigte Fettsäuren enthält, schlagen die deutschen Wissenschaftler pflanzliche Enzyme zur Anwendung vor, die die Fähigkeit besitzen Immunkomplexe zu zerlegen. Die Enzymologen sind der Meinung, dass durch Aufspaltung dieser Komplexe und deren Entfernung aus der Gelenkschmiere eine deutliche Besserung des Patientenzustands erreicht werden kann. Sie nehmen außerdem an, dass Enzyme nicht nur die Fähigkeit haben das sich im entzündeten Gewebe ansammelnde Fibrin aufzulösen, sondern dass sie vor allem die Immunkomplexe aufsuchen, spalten, aus dem Gewebe herausziehen und schließlich vernichten. Die entzündlichen Mechanismen lassen sich schnell außer Betrieb setzen. Indem die Wissenschaftler die unmittelbare Ursache der Krankheit eliminieren – nämlich die Immunkomplexe – lindern sie die Symptome, also die äußeren Erscheinungen der Krankheit, z. B. die morgendliche Starrheit, Schmerzen und Schwellungen in den Gelenken, schlappes Erwidern von Händeschütteln oder die allgemeine Unbeweglichkeit der Gelenke.

Beim Vergleich der Behandlungen – mit Goldpräparaten auf der einen Seite und mit einer Enzymmischung auf der anderen – stellten die Mediziner im ersten Fall bei 20 % der Patienten schlechte Verträglichkeit des Wirkstoffs fest. Im Falle der Anwendung von WOBENZYM hat es dagegen lediglich bei 5 % Beschwerden irgendeiner Art gegeben. Die Enzymbehandlung hat einerseits keine Nebenwirkungen, andererseits werden damit die gleichen Ergebnisse erzielt wie bei der Anwendung von Gold- oder anderen antirheumatischen Präparaten. Zu den Nachteilen der Enzymtherapie zählen die lange Dauer der Anwendung, die Wochen bis Monate beträgt, sowie die hohen Einnahmemengen von bis zu 30 Tabletten pro Tag, wobei auch die hohen Kosten für die Medikamente nicht zu vernachlässigen sind. Ein weiterer Nachteil besteht darin, dass der Patient seinen Zustand ständig aufmerksam beobachten sollte.

Mit anderen Worten, sobald der Patient einen sich anbahnenden Rheumaschub verspürt, was sich vielleicht als ein Gefühl von Grippe, einer Erkältung oder einfach als Abgeschlagenheit äußert, hat er sofort den Enzymtherapeuten aufzusuchen. In dieser Zeit ist es nämlich erforderlich die Dosis der Enzymmischungen zu erhöhen, denn während des Rheumaschubs werden in den Knieknorpeln, in der Gelenkschmiere und im Blut des Patienten besonders zahlreiche Immunkomplexe gebildet. Wenn es gelingt den Patienten in diesem Moment ausreichend mit Enzymen zu versorgen, die in Tablettenform und intramuskulär mit einer Dosis von bis zu drei Ampullen WOBE-MUGOS verabreicht werden, dann können die Immunkomplexe aufgelöst und aus dem Organismus entfernt werden. Auf solche Art regulieren die Enzyme den Beginn und die Ablaufgeschwindigkeit des Entzündungsprozesses, der nach Einstellung der Enzymologen möglichst schnell stattfinden sollte.

Was stellt nun ein solcher Entzündungsprozess dar, der zuweilen unerträglich für die Arthritis-Patienten wird und den die Medizin mit allen Mitteln bekämpft? Die Wissenschaftler aus der Enzymologie sind der Meinung, dass eine Entzündung etwas völlig anderes ist als das, wofür sie in der Regel gehalten wird. In seinem Wesen ist der Prozess einer Entzündung ein ausgesprochen positiver Vorgang. Vor allem ist die Entzündung an sich keine Krankheit, sondern ein Signal dafür, dass im Organismus nützliche, für die Gesundheit erforderliche Prozesse am Laufen sind. Erstens wird der Eindringling unschädlich gemacht, zweitens werden dessen Folgen im Organismus eliminiert und schließlich findet eine vollständige Erneuerung des geschädigten Gebiets statt. Die Ereignisse, die dabei stattfinden, sind dermaßen erstaunlich, dass wir tiefste Hochachtung vor den Taten unseres eigenen Organismus haben können.

Jetzt wollen wir klären, wodurch sich die Arthritis nach Meinung der Ärzte von der zweiten Gelenkerkrankung – der Arthrose – unterscheidet. Arthrose ist eine degenerative Gelenkschädigung, deren Erkrankungsrisiko mit dem Alter steigt. Sie ist die am meisten verbreitete Gelenkerkrankung und tritt bei 80 % der Frauen und 83 % der Männer im Alter von 55 bis 64 Jahren auf. Bei 22 % der Frauen und 15 % der Männer über 50 gibt es bereits nicht nur röntgenologische, sondern auch klinische Merkmale der Krankheit. Der überwiegende Teil der Krankheit verläuft asymptomatisch. Die Entstehungsursache sowie der Auslösemechanismus der primären Arthrose sind absolut ungeklärt. Die Mediziner glauben, dass zu den Faktoren, die die lokale Manifestation der Krankheit begünstigen, an erster Stelle die statische Belastung gehört, die die funktionalen Möglichkeiten der Gelenke überschreitet, sowie mikroskopische mechanische Verletzungen. Mit dem Alter verändern sich die Gefäße der Synovialhaut. Eine wichtige Rolle wird einigen Störungen des endokrinen Systems zugeschrieben, besonders der erhöhten Aktivität der Hormone der Hirnanhangdrüse sowie der nachlassenden Funktion der Schilddrüse und der Geschlechtsdrüsen. Nicht ausgeschlossen ist der Einfluss von Infektions-, Allergie- und toxischen Faktoren. Die Pathologie der Wadenvenen wird ebenfalls zur Erklärung der Arthrose im Kniegelenk herangezogen, auch dem Übergewicht wird eine gewisse Rolle zugesprochen. Letztendlich gibt es Hinweise auf die Rolle der Vererbung in der Ätiologie der Arthrose.

Aus der Sicht heutiger Vorstellungen entwickelt sich der pathologische Prozess in den Gelenken bei einer Arthrose auf folgende Weise: Infolge der lang anhaltenden erhöhten Belastung bei gleichzeitigen Veränderungen in den Gefäßen der Synovialhaut und Verschlechterung der Knorpelversorgung werden die Lysosomen der Knorpelzellen zerstört und proteolytische Enzyme aktiviert, die gerade das Absterben von Zellen insbesondere in der Oberflächenschicht des Knorpels bewirken. Dieser verliert an Elastizität, an der Oberfläche entstehen kleine Risse; Hyaluronidase und andere Fermente beginnen verstärkt in den Knorpel einzudringen. In einem alternden Knorpel dominiert die anaerobe Glykolyse, wodurch der pH-Wert fällt, das Medium also saurer wird. Dadurch wird die Aktivität der Enzyme begünstigt, da ihre Wirkung gerade im sauren Medium optimal ist, sodass die Komponenten des Interzellärraums im Knorpel noch mehr degenerieren. Die Dystrophie des Knorpels schreitet fort, seine Oberflächenschicht wird von der Struktur her fetzenartig. Außerdem verändern sich die Eigenschaften der Synovia, die ein gutes Schmiermittel ist, insbesondere wegen der enthaltenen Hyaluronsäure. Dies begünstigt ebenfalls die Entwicklung einer Arthrose.

Bei den Untersuchungen der Synovialhaut mit Hilfe eines Elektronenmikroskops wurden zwei Zelltypen ermittelt, die jeweils mit A und B bezeichnet werden. Die Zellen vom Typ A haben die Fähigkeit zu phagozytieren, Zellen vom Typ B sind vor allem mit der Produktion von Komplexen aus Hyaluronsäure und Proteinen beschäftigt. Bei einer Arthrose wächst zunächst die Aktivität dieser Zellen, mit fortschreitender Krankheit nimmt sie wieder ab. Die Ursachen, die zum Auslösen dieses Mechanismus führen, sind unbekannt, man geht von einer genetischen Veranlagung aus. Jede Arthrose ist sehr langsam in der Entwicklung und im Verlauf, die Krankheit führt anfangs nie zu schwerwiegenden Funktionsstörungen in den Gelenken sondern erst im späteren Verlauf. Die Ausnahme hierbei bildet das Hüftgelenk. In diesem Gelenk wird sehr früh eine Einschränkung der Beweglichkeit beobachtet, und zwar mit Einbeziehung von bandmuskulären Elementen. In weit fortgeschrittenen Fällen kann dies zur Invalidität führen.

Die Diagnostik für die Arthrose beruht auf klinischen, röntgenologischen und labortechnischen Angaben. Die asymptomatischen Formen sind ausschließlich mit Hilfe der Röntgenographie nachweisbar. Die Diagnose einer deformierenden Arthrose wird aufgrund folgender Merkmale gestellt:

- die vorwiegende Lokalisation des Prozesses in demjenigen Gelenk, welches der höchsten Belastung ausgesetzt ist;
- die Schmerzen im Gelenk entstehen bei dessen Bewegung und physischer Belastung;
- Formveräderungen im Gelenk nach Knochenwucherungen;
- die Funktionseinschränkung in den Gelenken ist in der Regel mäßig, sie ist durch die Schmerzen und die Knochenwucherungen bedingt;

- Ausbleiben von Merkmalen einer lokalen Entzündung;
- langsames Fortschreiten der Krankheit.

Die Prognose hängt von der Form und der Lokalisation der Erkrankung ab sowie vom Alter und von der gesamten Verfassung des Patienten. Bezüglich der vollständigen Eliminierung von morphologischen Veränderungen ist die Prognose bei sämtlichen Formen der Arthrose ungünstig, denn eine komplette Wiederherstellung eines Knorpels ist bei erwachsenen Personen nicht möglich.

Die Behandlung wird von ihrer Art in ätiotrope*, pathogenetische* und symptomatische unterschieden. Die ätiotrope Behandlung besteht im Endeffekt in der orthopädischen Korrektur der Gelenkstatik und in der Verringerung der Belastung auf die bereits beschädigten Verbindungen. Die pathogenetische Behandlung sieht die biologische Stimulation des Knorpelgewebes vor mit dem Ziel die Defekte im Gelenkknorpel zu ersetzen – damit werden die reflektorischen Spasmen in den Muskeln beseitigt. Hierzu gehören auch gefäßerweiternde Medikamente und Anwendungen (Nikotinsäure, Massage, Wärmebehandlung), die Hormontherapie (Sinestrol, Nerobol) sowie die intrachondrale Injektion des Protease-Inhibitors Trassilol.

Eine wichtige Rolle wird den symptomatischen Maßnahmen eingeräumt, die Folgendes beinhalten: Schmerzbekämpfung (mit Analgin, Amidopyrin), Novokain, Ultraschall, wärmende Umschläge und Röntgentherapie. Die Anwendung der kortikosteroiden Hormone findet im Falle einer hartnäckigen reaktiven Synoviitis statt. Die Hormontherapie wird in Form einer kurzen Serie durchgeführt, denn eine längere Behandlung vertieft den pathologischen Prozess in den Gelenken. Zur Vorbeugung der Arthrose werden empfohlen: ausgewogene Ernährung, ausreichende körperliche Betätigung und Abhärtung, Beseitigung der beruflich bedingten Schäden.

---

* ursachenbezogen - *Anm. d. Red.*

* auf die Krankheitsentwicklung bezogen - *Anm. d. Red.*

Die Arthritis-Arthrose-Not

Welche Not eine Arthritis darstellt, kann man nur erfahren, wenn man in der „Haut" eines Arthritis-Kranken gesteckt hat. Die klinischen Erscheinungen dieser Krankheit beginnen mit einem leichten Schmerz, der mit den Jahren an Intensität zunimmt und mit dem die Entwicklung unterschiedlicher Pathologien im Organismus einhergeht.

Wie dies abläuft und wie die Patienten versuchen ihre Krankheit zu bekämpfen, möchte ich anhand von zwei Beispielen aus dem Institut für Rheumatologie in Moskau schildern. Die eine Patientin kennen sie bereits aus meinem ersten Buch. Deshalb erinnere ich nur kurz an ihre Geschichte. G. aus Moskau hatte vor 20 Jahren nach einem Urlaub im Süden einen leichten Schmerz im Knie- sowie im Hüftgelenk verspürt. Die Zeit verging, der Schmerz wollte aber nicht nachlassen, sondern wurde stärker. Sie ging zum Arzt, der ihr die Diagnose verkündete: Arthritis. Wie wir wissen, signalisiert der Organismus mit dem Schmerz eine Krankheit. Wenn dieses Signal nicht eine Verletzung zur Ursache hat, heißt das, dass ein fremder Störkörper in den Organismus eingedrungen sein muss, der diese Schmerzreaktion ausgelöst hat. Demzufolge wäre es notwendig die Natur der pathogenen Infektion zu bestimmen, auf die der durch den Meeresurlaub gestärkte Organismus von G. jetzt mit Schmerz reagierte. Wenn dies bereits im ersten, akuten Stadium der Krankheit erfolgt wäre, als das Immunsystem die Infektion entdeckt und den Kampf gegen sie begonnen hatte – dann hätten die Krankheitserreger durch entsprechende Behandlung erfolgreich besiegt werden können. Doch dies wurde nicht getan, sodass die Krankheit in die chronische Form überging, dann – unter Einfluss der Hormonbehandlung, die bekanntlich immununterdrückend wirkt – in eine Polyarthritis (Lupus systemicus) und schließlich in mehrfachen Krebs.

Dass die Arthritis einen biologischen Erreger hat, konnte ich feststellen, als ich die gefärbten Synovia-Präparate aus den Kniegelenken von Patienten mit rheumatischer Arthritis unter dem Mikroskop untersuchte. Das erste Präparat brachte die Laborärztin L. Kosmina aus Belgorod mit, als sie im September 1995 zur Fortbildung nach Moskau kam. Auf dem Farbfoto, das ich von diesem Präparat machte, waren runde zystoide Trichomonaden sichtbar, darunter auch knospende, d. h. solche, bei denen sich die kleineren Tochterzellen von den Mutterzellen ablösen. Die letzteren sind mit der Mutterzelle durch relativ lange Stränge verbunden – die „Nabelschnüre".

Ein halbes Jahr später habe ich Synovialpräparate aus den Gelenken einiger Patienten des wissenschaftlichen Forschungsinstituts für Rheumatologie in Moskau untersucht und fotografiert. Auf den Bildern waren sowohl einzelne amöboide und begeißelte Trichomonaden als auch Kolonien von größeren Parasiten sichtbar. Außer den Protozoen wurde in den Präparaten der Gelenkschmiere einiger Patienten auch bakterielle Flora unterschiedlicher Natur entdeckt. Eine elektronenmikroskopische oder eine andere Untersuchung, die den Nachweis von Virusinfektionen erlaubt, konnte nicht durchgeführt werden. Doch allein schon die Tatsache, dass in sämtlichen Synovialproben der Arthritis-Arthrose-Patienten Trichomonaden nachgewiesen wurden und teilweise auch verschiedene Arten von Bakterien, führt zu der Schlussfolgerung über die Infektionsnatur dieser Krankheiten.

Die Bekanntschaft mit der zweiten Arthritis-Patientin begann mit einem an mich adressierten Brief.

„Ich gratuliere Ihnen zu Ihrer großen Entdeckung! Ich hoffe sehr eine Antwort von Ihnen zu bekommen, in der Sie die Virusnatur der rheumatischen Arthritis bestätigen würden! Mir ist bekannt, dass es mal eine solche Forschungsrichtung gegeben hat, doch sie endete in einer Sackgasse.

Ich leide bereits seit 15 Jahren an rheumatischer Arthritis. Im Körper läuft ein kontinuierlicher Entzündungsprozess ab, die Blutkörperchen-Senkungsgeschwindigkeit erreicht Werte bis zu 55 mm/h. Mein Mann hatte immer behauptet, dass ich ihn mit der Arthritis über den Speichel anstecke. Er küsst mich schon seit längerem nicht mehr… Vielleicht hat er Recht.

Tamara Jakowlewna, mir wurde gesagt, Sie seien zur Zeit in Moskau und setzten Ihre Forschungen fort. Ich flehe Sie an mir zu helfen! Ich gehe auf Krücken, von der Krankheit sind fast sämtliche Gelenke betroffen. Doch ich glaube an eine Heilung! Ich bitte Sie mich in die Gruppe der beobachteten Patienten aufzunehmen oder mir Empfehlungen zur selbstständigen Behandlung zu geben. Schon seit drei Jahren mache ich keine KENALOG-Injektionen in die Gelenke. Ich nehme nur Methindolretard ein. Die Behandlung besteht vorwiegend aus Fastenkur und bestimmter Diät. Ab dem 28. November habe ich vor eine absolute Fastenkur für 30-40 Tage zu machen (während des Weihnachtsfastens). Ist es nicht möglich, Metronidazol intravenös einzuführen und gleichzeitig lediglich Moosbeerensaft zu trinken, d. h. zu fasten (oder bringt es vielleicht mehr, wenn auf die Nahrung vollständig verzichtet wird)?

Tamara Jakowlewna, helfen Sie mir um Gottes Willen! Ich bin 45 Jahre alt, bin kampfbereit! Erlösen Sie mich von den täglichen Schmerzen!

Meine Telefonnummer lautet …

In Erwartung einer Antwort, S.“

Ich rief die angegebene Nummer an, sodass eine Bekanntschaft entstand. So hatte ich nebenbei eine Möglichkeit die zwei Patientinnen zu vergleichen. Als erstes fiel mir der Unterschied in ihrem Verhalten ihrer Krankheit gegenüber auf. Dieser Unterschied ist übrigens allgemein bei Betroffenen zu beobachten ist, die nicht an Arthritis sondern auch an anderen nicht heilbaren Krankheiten leiden. Die erste Patientin G. verläßt sich vollständig auf die Ärzte und nimmt pausenlos seit fast 20 Jahren Hormone ein. Es ist unwahrscheinlich, dass sie die Ausbreitung der Pathologie in ihrem Organismus nicht registrierte, darunter die Entstehung von Tumoren in der Lunge, neben der Schilddrüse sowie die zahlreichen Verhärtungen unter der Haut. Deshalb musste die Patientin die Dosis der eingenommenen Medikamente senken. Doch wenn die „aufmerksamen“ Mediziner dieses eigenwillige Handeln bemerken, weisen sie die Patientin streng zurecht und erhöhen sogar die Dosis der Immunsuppressiva, wodurch die Krankheit noch weiter fortschreitet.

Die zweite Patientin S. hat ein anderes Verhältnis zu ihrer Krankheit. Sie versucht den Verlauf der pathologischen Prozesse in ihrem Organismus aktiv zu beeinflussen, doch die Anweisungen der Ärzte kann sie nicht unbefolgt lassen. In den 15 Jahren nahm sie schon genügend Hormonpräparate und Immunsuppressiva ein, doch ihre Krankheit wurde dadurch nicht aufgehalten. Die Hüftgelenke sind zusammengewachsen, die Finger und Zehen haben sich deformiert und eine Reihe anderer Pathologien ist eingetreten. Die Patientin bewegt sich mit großen Schwierigkeiten auf Krücken fort. Ärzte empfehlen ihr, das Hüftgelenk operativ durch einen Metallstift zu ersetzen. Die Frau lehnt diese Operation ab, denn sie versteht, dass die Entfernung des einen Knochens die anderen nicht heilen wird und dass die Erkrankung wieder fortschreiten wird, weil nach einem Eingriff die Abwehrkräfte für die Wundheilung mobilisiert werden und die Krankheitsherde damit außer Kontrolle bleiben würden.

Unsere Patientin sieht sich zwar gezwungen unter ärztlicher Beobachtung zu bleiben (davon hängt ihre Invaliditätsrente ab) sowie die schmerzlindernden Mittel einzunehmen (ohne sie ist die Patientin von Schmerzen ans Bett gefesselt), doch sie sucht ständig nach effektiven Behandlungsmethoden. Sie verfolgt sämtliche neuen Erkenntnisse am medizinischen Horizont. Sie hat schon eine kleine Bibliothek über medizinische Heilmethoden zusammengestellt. Den gefundenen Vorschlägen folgend führt sie unterschiedliche Serien von selbstständiger Behandlung durch. Hierzu gehören die Körperentschlackung, Ausscheidung von Cholesterinsteinen, Trennkost, ausschließliche Rohkost, Bienenstichtherapie, Urintherapie, kalte Güsse nach dem System von P. Iwanow, Kräutertherapie sowie metaphysische Methoden. Eine besondere Beachtung schenkt die Patientin verschiedenen Arten von Diäten. Während der 15 Wochen unserer Bekanntschaft startete sie drei Versuche einer langfristigen Fastenkur, doch mehr als 2,5 Wochen hielt sie nicht durch…

Die Patientin S. ist eine tapfere Frau. Sie versucht sich mit dem Wesen der in ihrem Körper ablaufenden Prozesse auseinanderzusetzen und den Ursprung ihrer Krankheit zu ermitteln. Deshalb stellte sie mir ihre gefärbten Blutproben aus der Zeit vor und nach einer Fastenkur zur Verfügung. Die Untersuchung der Proben (vor dem Fasten) unter dem Mikroskop und auf Fotoaufnahmen zeigte die Anwesenheit von größeren amöboiden Trichomonaden. Interessant war, dass sie den Leukozyten gegenüber nicht gleichgültig waren. Auf einer Aufnahme attackierte ein weißes Blutkörperchen gerade eine Trichomonade, sodass diese ihren Körper an der betroffenen Stelle einziehen musste. Auf einem anderen Foto gab es schon zwei Leukozyten, die eine Trichomonade umzingelten. Auf dem dritten Bild hatte sich ein Lymphozyt zur Phagozytose eines Thrombozyten vorbereitet. Auf den dazugehörigen zwei folgenden Bildern waren sowohl Trichomonaden als auch Leukozyten sichtbar, jedoch nicht zusammen. Vielleicht „beobachten" sie ihren jeweiligen Gegner und bereiten sich auf einen Angriff vor? Jedenfalls zeigte diese Blutanalyse, dass die Zellabwehr dieses Organismus ausreichend aktiviert ist.

Wie veränderte sich nun das Blut durch die Fastenkur? Meiner Meinung nach wurde es schlechter. Fasten bedeutet Stress für den menschlichen Organismus. Auf der Suche nach Nahrung kann er zwar aktiv werden, seine Feinde erkennen und beginnen sie zu vernichten. Doch die Trichomonaden sterben nicht wie Schäfchen an der Opferstätte, um ihren Wirt mit Nahrung zu versorgen. Beim Absterben sondern die einzelligen Parasiten große Mengen an proteolytischen (Eiweiße zerstörenden) Enzymen ab, die das Blut vergiften. Das bestätigten die Blutproben. Das Blut war nämlich deutlich dicker, die Erythrozyten waren durch die Toxine angeschwollen und stapelten sich, um ihre Gesamtoberfläche zu minimieren, die mit dem giftigen Serum in Berührung kommt. Ein Teil der Trichomonaden war zwar zerstört. Doch im Gegensatz zu normalen Zellen autolysieren die Trichomonaden nicht bis auf Aminosäuren, sondern sie zerfallen in kleine Teilchen, die aussehen wie Thrombozyten-Kolonien. Die Anzahl solcher „Thrombozyten" hatte sich erhöht, sodass es schwierig war zu beurteilen, wer wen angreift. Auf einer Aufnahme transformierte sich eine amöboide Trichomonade in die begeißelte Form (d. h. ihr Körper wurde spindelförmig, es entstand eine Geißel) und gleichzeitig hatte sie einen Teil des Körpers abgebunden, sodass ein „Thrombozyt" entstand, mit dem sie sich entweder vor dem Leukozyten schützte oder ihn attackierte. Auf den anderen Aufnahmen bereiteten sich die Trichomonaden auf eine Mehrfachteilung vor. Das Ganze bringt einen auf den Gedanken, dass Stresssituationen, wie es Fastenkuren sind, für einen kranken Organismus nicht unbedingt nützlich sind. Die Patientin verstand dies auch selbst wegen der unangenehmen Erscheinungen nach dem dritten mir bekannten Fastenversuch.

Nachdem ich im Blut dieser Patientin Trichomonaden festgestellt hatte, war mir klar, dass dieser Parasit eine bestimmte Rolle bei der Entstehung der Arthritis spielt. Die Trichomonade hat es aber ganz gut in den Darm- und Scheideninnenräumen, im Blut und im weichen Gewebe des Menschen. Welche Kraft zwingt sie, eine Menge von Hindernissen zu erklimmen, um in die Knochengelenke zu gelangen? Die Antwort fand ich, nachdem bei S. in meiner Gegenwart mit Hilfe der EAV* nicht nur Trichomonaden entdeckt wurden, sondern auch Chlamydien. Doch das ist eine Geschichte für sich.

Die Briefbekanntschaft

Es scheint eine tragische Tradition in der Medizin zu geben, wonach das Neue und Fortschrittliche zunächst oft ignoriert wird. Entsprechend dieser „Tradition" ist die Einstellung der Fachwelt gegenüber meinen Entdeckungen der parasitären Ätiologie mehrerer unheilbarer Krankheiten, die erbarmungslos Schicksale zerstören und viele Leben vorzeitig beenden, skeptisch bis ablehnend.

Doch es gibt Ärzte, die die Abhängigkeit von der offiziellen Lehrmeinung aufgegeben haben und einen kreativen Weg gehen. Sie bleiben den wissenschaftlichen Neuigkeiten gegenüber nicht gleichgültig, denn diese erlauben ihnen die im Organismus ihrer

* Elektroakupunktur nach Voll

Patienten ablaufenden Prozesse besser nachzuvollziehen. Auf solche Art verbessern sie einerseits ihre medizinische Erfahrung und andererseits erhöhen sie das Potential der verwendeten Methoden bezüglich der Diagnostik und des Behandlungserfolgs. Einen solchen Arzt habe ich Ihnen bereits in meinem ersten Buch vorgestellt. Das war Doktor Sneshinskij aus Uljanowsk. Er hat aus der Presse von meinen Entdeckungen erfahren. Meine Telefonnummer hatte er durch die Redaktion ausfindig gemacht, dann hat er erst angerufen und mir anschließend den folgenden Brief geschrieben.

„Hochverehrte Tamara Jakowlewna!

Ich bin ausgesprochen froh darüber, dass die Methode des deutschen Homöopathen Dr. Voll stets eine Bestätigung Ihrer wunderbaren und sehr wichtigen Entdeckung darstellt! Aus den Veröffentlichungen, die ich diesem Brief beigefügt habe, dürften Sie im Wesentlichen einen Vollisten bezüglich der Forschung nach ätiologischen und pathogenetischen Mechanismen des einen oder anderen „Krankheitsfächers" beim Patienten erkennen.

Einige Worte zu meiner Person. Ich bin 55 Jahre alt. Schon mit 16 „erkrankte" ich an Medizin. Durch eine Reihe von Umständen habe ich zunächst die medizinische Berufsfachschule absolviert, anschließend drei Jahre in der Provinz gearbeitet. Dann habe ich ein Studium an der Hochschule für Medizin in Saratow aufgenommen. Nach dem Abschluss war ich fünf Jahre lang als Kinderarzt in der Notaufnahme tätig. Nach einer schweren Magenoperation wegen innerer Blutungen wurde ich zum HNO-Arzt, dann zum Therapeuten (für Reflex- und Physiotherapie im Tuberkulose-Zentrum). Im Jahre 1990 habe ich einen Lehrgang bei Sertschuk in Eupatoria absolviert (wobei ich als erster Arzt aus der Wolgaregion durch den Prüfungswettbewerb kam) und wurde zum Vollisten.

Nun nach der kurzen biographischen Vorstellung erlaube ich mir die Details aufzulisten, die uns auf eine wunderbare Weise vereinigen. Die Krebsforschung interessiert mich schon seit langer Zeit, ich bin dazu praktisch direkt von der Physiotherapie gekommen, also von der Assistentenzeit. Ernsthafte Schritte in diese Richtung unternahm ich

1975-1976, als ich in Estland den in der damaligen Sowjetuinon weit bekannten Urmas Altmeri besucht habe. Damals hatte ich mit seinen Mitteln einige hoffnungslose Patienten behandelt. Einige von ihnen leben auch heute noch. Dann habe ich diese Methode der Enzymbehandlung verlassen. Erstens war die Originalkultur von Mikroorganismen nach ein paar Jahren „eingeschlafen" oder abgestorben. Zweitens lief man Gefahr für solch erfolgreiche Behandlung in eine psychiatrische Anstalt oder eine ähnliche Sondereinrichtung zu kommen.

Ich verbrachte jahrelang ganze Tage am Stück in Bibliotheken auf der Suche nach der Wahrheit, studierte nichttraditionelle Methoden der Volksmedizin, die eigentlich gerade die traditionellen sind. Ich kam mit Fachleuten der Naturheilkunde, der Kräuterheilkunde zusammen, baute eine freundschaftliche Beziehung zum bekannten Journalisten A. Tschuprin auf, der eine Reihe von Lektionen zum Thema Rohkosternährung verfasst hat. Ich war Teilnehmer einiger Konferenzen und Kongresse der Volksheilkunde.

Im Jahre 1991 kam ich wieder in die praktische Krebsmedizin und behandelte damals nach der Methode von Voll bösartige Mastopathien (Brustkrebs), Magenkrebs, bösartige Adenome sowie bösartige Lungentumoren. Die ersten Erfolge beflügelten mich. Regelmäßig gab es auch Misserfolge, die ich mit der Vernachlässigung jener Fälle erklärte bzw. damit, dass die Patienten den Behandlungsablauf nicht eingehalten haben …

Über einen Monat lang beobachtete ich bei praktisch allen Patienten den Trichomonaden-Prozess. Insbesondere bei den Krebskranken „sehe" ich, dass fast bei allen mit der Metastasenbildung die Entstehung eines Herdes der Trichomonaden-Infektion einhergeht. Ein Magentumor z. B. bildet Metastasen in der Regel in den Lymphknoten, in der Wirbelsäule, in der Bauchspeicheldrüse – an diesen Stellen entdecke ich auch Trichomonaden. Bisher bin ich nicht dazu gekommen, die Statistik auszuwerten.

Ich habe sieben Mitarbeiter, darunter Ärzte, einen Psychologen sowie einen beratenden Professor aus der Universität Uljanowsk (ehemals Zweigstelle der Moskauer Universität), der Patente auf einige interessante Erfindungen hat. Meine Begeisterung von Ihren Arbeiten hat er zunächst komplett abgelehnt – er meinte, so etwas gäbe es nicht! Doch da er die Ergebnisse meiner Recherchen logisch und bildlich nachvollzogen hat, ist seine Kritik allmählich abgeklungen.

Die Tage hat mich eine Verwandte aus der Region besucht. Sie ist 70 Jahre alt. In der Vergangenheit hatte sie eine schreckliche Stenokardie, es lief auf einen Herzinfarkt hinaus. Ich habe bei ihr eine Geschwulst in der Speiseröhre entdeckt, mit einer Metastase in den Myokard (Herzmuskel). Meine Akupunktur hat die Schmerzen sofort beseitigt. Zwei Tage später habe ich meine Tante im Garten bei der Arbeit erwischt, dann hat sie eine große Renovierung im Haus gemacht (sie wohnt allein). Und überhaupt ist sie jünger geworden. Das war im Sommer letzten Jahres. Doch im Winter war sie dem Sterben nahe wegen Schmerzen in der Blasengegend. Mit Hilfe der EAV habe ich eine Blasengeschwulst bei ihr entdeckt und eine Herpes-Zystitis festgestellt. Es kam wieder zu starken Herzbeschwerden. Hier hat plötzlich der Professor einen Tipp gegeben: „Schauen Sie mal nach Chlamydien!" Ja, Trichomonaden gab es bei Tantchen keine, Chlamydien wurden aber gefunden. Noch ein Fall, der für Sie spricht, denn ich habe gleich nach einer Geschwulst im Myokard gesucht – und gefunden! Es hat sich herausgestellt, dass die Metastasen aus der Speiseröhre wieder aktiv wurden!

In den letzten Tagen war hier ein 70-jähriger Kriegsveteran. Vor ein paar Monaten konnte er gar nicht gehen, wegen starker Schmerzen in der Fußsohle. Jetzt läuft er bis zu 3-4 Stunden am Tag herum. Durch ihn kamen drei andere Patienten mit Krebskrankheiten, zwei davon wohnen im selben Hochhaus …

Damit schließe ich. Ich wünsche Ihnen neue Erfindungen, Erfolge und gute Stimmung! Alles Gute Ihnen!

In Erwartung neuer Nachrichten

Ju. W. Sneshinskij. Am 26.04.96."

Damit Sie verstehen, was die Grundlage der EAV ist, hier eine Zusammenfassung: Diese Methode zur Diagnostik und Behandlung, entwickelt vom deutschen Homöopathen Dr. R. Voll, vereinigt die alte fernöstliche Lehre über die energetische Struktur des Menschen mit den modernen Erkenntnissen auf dem Gebiet der Diagnostik und Homöopathie. Sie baut auf einem Begriff auf, der von der Schulmedizin praktisch ignoriert wird – nämlich auf der Energetik des Menschen. Es ist ja sogar dem Patienten bekannt, dass je länger und je schwerer seine Krankheit verläuft, desto weniger Kräfte und Energie bleiben in seinem Körper. Dr. Voll interessierte sich für dieses Problem und stellte fest, dass jedes physiologische System, jedes menschliche Organ in einem bestimmten bioelektrischen Rhythmus arbeitet: Dabei entsprechen dem Herz fünf Hertz, der Leber sieben Hertz, den Nieren neun Hertz und so weiter. Eine Störung dieser Frequenzen ist ein Zeichen für eine Erkrankung der entsprechenden Organe. Dieses Prinzip wurde der Elektroakupunktur-Diagnostik zugrunde gelegt. Mit Hilfe eines speziellen Messgeräts und der für diese Zwecke entwickelten Diagnosekassetten kann die energetische Information von beschädigten Organen und Systemen registriert werden, ferner wird die Ermittlung des Charakters einer Reihe von Krankheiten sowie ihrer Intensität und sogar ihres wahrscheinlichen Erregers möglich.

In seinem Artikel „Operation ohne Messer", der dem Brief beigefügt war, schreibt Ju. Sneshinskij: *„Es ist längst bekannt, dass die Richtigkeit jeder Behauptung an der Praxis gemessen wird. In meiner Praxis gab es Patienten, die ihre Krankheiten wie Magenkrebs, bronchiales Asthma, Stenokardie, Lupus Erythematodes nach der EAV behandeln ließen (dabei wurde die Energetik des Menschen zugrundegelegt). Die Methode von Dr. Voll, die die Grundlage meiner praktischen Arbeit bildet, hat die unkonventionelle Theorie der Chemikerin T. Lebedewa über die Krebsentstehung bestätigt. Das Wesen dieser Theorie besteht darin, dass Krebs, Herzinfarkt, Diabetes, Schlaganfall usw. einen gemeinsamen Erreger haben: nämlich die banale Trichomonade, der in der Schulmedizin lediglich die Verantwortung für die halbvenerische Krankheit zugeschrieben wird.*

Schon seit langer Zeit „schaue" ich bei der Diagnostik bei allen Patienten nach einem Trichomonaden-Prozess. Die Theorie von T. Lebedewa bestätigt sich: Bei Krebspatienten geht mit der Metastasenbildung die Entstehung neuer Herde der Trichomonaden-Infektion einher, im Myokard werden Chlamydien (Parasiten der Trichomonaden) entdeckt. Nachdem die Trichomonade in den menschlichen Körper einge-

drungen ist, entzieht sie sich erfolgreich dem Immunsystem und unterdrückt gleichzeitig die Abwehrkräfte des Organismus. Ich bin zu dem Schluss gekommen, dass eine jede Behandlung mit der Diagnose der Infektion zu beginnen hat, anschließend müssen sämtliche Kräfte für ihre Bekämpfung mobilisiert werden. Selbstverständlich wird der Heilungsprozess dadurch nicht nur komplexer, sondern auch zeitaufwendiger. Doch man muss beachten, dass eine chronische Pathologie, die mit Krebs oder Herzinfarkt endet, sich langsam, Jahrzehnte lang entwickelt, sodass dementsprechend eine gewisse Zeit und ein außergewöhnlicher Ansatz für deren Behandlung benötigt werden."

Einige Vertreter der Schulmedizin werden, nachdem sie diese Zeilen gelesen haben, ihrem Landsmann und Kollegen einfach nicht glauben, dass er mit Hilfe der von ihnen nicht anerkannten EAV Chlamydien im Herz entdeckt hat. Denn sie sind überzeugt, das menschliche Herz-Kreislauf-System sei frei von Mikroorganismen. Sie können es sich nicht vorstellen, dass diese Zellparasiten mit Hilfe der Trichomonaden in die Blutbahn hineinkutschiert werden. Doch möglicherweise werden sie den Autoritäten aus dem Ausland Glauben schenken, die unter Anwendung von weltweit anerkannten Untersuchungsmethoden Chlamydien im Blut und in den Ablagerungen in den Gefäßen entdeckt haben. Als Beweis bringe ich den Artikel „Ist Krebs ansteckend?" aus dem Magazin „Spiegel", dessen russische Übersetzung in der Zeitschrift „Mir Zdorowja" („Welt der Gesundheit") veröffentlicht wurde:

„Während der Blutanalyse bei Patienten, die an Atherosklerose leiden, entdeckte der Arzt Joseph die Bakterien ‚Chlamydia Pneumonia'. Dabei begegnete der Herzmediziner von der Universität des Staates Utah in Salt-Lake-City diesen Mikroorganismen öfter als zu erwarten war. Mulestane und seine Mitarbeiter analysierten die sklerotischen Ablagerungen, die von den Gefäßwänden bei über 90 Patienten entnommen wurden. So gelang es bei vier von fünf Personen Mikroben zu ermitteln, die Erreger der Lungenentzündung und anderer Atemwegserkrankungen waren. In 24 Proben von Personen, die keine Atherosklerose hatten, gab es nur in einem Fall Hinweise auf derartige Bakterien.

Diese Analysen waren eine richtige Sensation. Es kamen auch viele Fragen auf. Zum Beispiel, ob die Bakterien an der Verkalkung der Gefäße schuld sind oder ob Herzinfarkt und Schlaganfall, die Verursacher der meisten Todesfälle in den westlichen wirtschaftlich hochentwickelten Ländern, nicht ebenso Infektionskrankheiten sind? Kann man ihnen mit Hilfe von einfachen Antibiotika aus der Apotheke um die Ecke vorbeugen? Und das Wichtigste: Kann Herzinfarkt wirklich wie Grippe ‚eingefangen' werden?

Die Auslegung der Entdeckung erfordert allerdings eine gewisse Vorsicht. Man kann sich natürlich vorstellen, dass die winzigen Erreger die Gefäßwände beschädigen oder die verhängnisvolle Spirale von der ersten Gefäßschädigung bis zur Entstehung lebensgefährdender Fett- und Kalkablagerungen beschleunigen. Doch es gibt nicht weniger Argumente dafür, dass die Chlamydien lediglich harmlose Begleiter sind, die sich in den Fett- und Eiweißablagerungen ausgesprochen wohl fühlen und dabei keinen Schaden anrichten…"

Endlich haben ausländische Wissenschaftler Mikroben im Blut entdeckt! Ich bin sehr froh darüber. Natürlich nicht über die Tatsache, dass das Blut nicht keimfrei ist, sondern darüber, dass man jetzt darin nach Infekten sucht und auch findet. Damit können die Diagnostik und die Behandlung vieler Krankheiten verbessert werden. Jetzt hoffe ich, dass auch die Wissenschaftler hierzulande den westlichen nicht hinterher hinken wollen. Dabei hatten sie die Möglichkeit vorne zu sein. Denn ich berichte schon seit 1994 von der Existenz der Trichomonaden im Blut. Wenig später fertigte ich Farbaufnahmen von Blutproben an, die von Kranken sowie von praktisch gesunden Menschen aus den verschiedensten Regionen Russlands stammten. Diese Fotos, auf denen nicht nur begeißelte, amöboide und zystoide Trichomonaden zu sehen waren, sondern auch unterschiedliche Arten von Bakterien, führte ich bei Auftritten auf verschiedenen Konferenzen und während der Treffen mit den Führungskräften einer Reihe Moskauer Forschungsinstitute ausführlich vor. Doch die Reaktion der Vertreter der offiziellen Medizin blieb aus. Zahlreiche Veröffentlichungen in Zeitungen und

Zeitschriften, ja selbst mein erstes Buch, inzwischen (2002) in der sechsten Auflage erschienen, haben nichts daran ändern können.

Am Institut für Rheumatologie führte ich ebenso Aufnahmen von infizierten Blutproben vor, darunter auch die von der Patientin S. mit der rheumatischen Arthritis, vor und nach dem Fasten. Hier wollte man dem Offensichtlichen auch keinen Glauben schenken. Dann bat ich mir einige gefärbte Präparate aus der Gelenkschmiere der dortigen Patienten zur Verfügung zu stellen, zwecks Untersuchung mit dem Mikroskop. Meiner Bitte wurde entsprochen, in voller Überzeugung, dass ich keinerlei Mikroben finden werde. Bedauerlicherweise war dem nicht so: In sämtlichen Abstrichen der Synovia aus den Kniegelenken der Patienten entdeckte ich unter dem Mikroskop verschiedene Formen von Trichomonaden, bei einigen auch bakterielle Flora.

Es kann sein, dass diese Tatsache für einige Fachleute von Interesse war. Jedenfalls wurde mir die Möglichkeit eingeräumt Synoviaproben aus den Kniegelenken von fünf Kranken zu bekommen, zwecks experimenteller Untersuchungen. Die Flüssigkeit, die eine Krankenschwester mit Hilfe einer Spritze entnahm, wurde sofort in sterile Reagenzgläser mit einem für Trichomonaden günstigen Nährmedium platziert.

Bereits nach zwei Stunden stand das gewonnene Material im Thermostat bei 37 °C. Aus einem Teil der Proben wurden vier Stunden später nach der Romanowsky-Methode gefärbte Präparate hergestellt. Andere Proben wurden Röntgenstrahlen mit einer Dosis von 600 Rad ausgesetzt – einer Dosis, die für normale Zellen tödlich ist. Die dritte Reihe Proben aus den Reagenzgläsern wurde im Laufe von vier bzw. zehn Tagen kultiviert, die vierte wurde nach der Kultivierung in eine andere Abteilung übergeben, zwecks Bestrahlung mit ultrahochfrequenten Radiowellen. Übrigens wurde im letzteren Fall das native Präparat gefilmt, und die Fachleute beobachteten ganz erstaunt die schnelle Bewegung der begeißelten Trichomonade. In allen übrigen fixierten und gefärbten Präparaten wurden ebenfalls Trichomonaden entdeckt und gefilmt, dabei waren auch welche, die sich gerade im Teilungsprozess befanden. Die

Untersuchung der Synovia-Präparate nach den unterschiedlichen Einwirkungen zeigte, dass die Parasiten nicht nur den Prozess der Konservierung überlebt hatten, sondern auch die tödliche Dosis an Röntgenstrahlen. Eine 100%ige Zerstörung wurde auch bei der Behandlung mit hochfrequenten Radiowellen nicht beobachtet, obwohl die Bestrahlungseinrichtung von ihrem Konstrukteur für die Krebsbehandlung vorgesehen war. Hier fiel eine interessante Tatsache auf, nämlich, dass in erster Linie die Kolonien von Parasiten zerstört wurden, während die einzelnen Trichomonaden unversehrt blieben.

Im Jahre 1996 wurde mir ferner die Möglichkeit gegeben, den Fachkräften des wissenschaftlichen Gerzen-Forschungsinstituts über die Kontamination des Blutes sowie die parasitäre Ätiologie von Krebs zu berichten. Dort schilderte ich die Experimente zur Krebskrankheit, die auf Zell-, Molekular- und genetischer Ebene durchgeführt worden waren, und führte Aufnahmen von Tumorzellen und Trichomonaden vor, die ihre Gleichheit nachwiesen. Doch der wissenschaftliche Leiter W. Borisow fasste meinen Auftritt mit den Worten zusammen „Sie haben uns nicht überzeugen können!". Damit verabschiedete er mich.

Dabei blieben mir drei Ereignisse im Gedächtnis. Auf den Aufnahmen von Blutproben eines Krebskranken aus Nowgorod waren Ansammlungen von amöboiden Riesentrichomonaden sichtbar, zu deren Entstehung im Blut des Patienten es nach Anwendungen von Chemotherapie gekommen war. Während der Durchsicht dieser Bilder rief eine führende Spezialistin des Instituts (sie war Laborleiterin): „Sie sehen aus wie Pollen!" Da ich die Trichomonaden gut kenne, kann ich erklären, warum sie den Pollen ähnlich sind. Pollen sind bekannterweise die Samenzellen der Pflanzen. Warum sollen dann die Pollenzellen nicht den geißellosen Trichomonaden ähneln, während die menschlichen Spermien durchaus den Geißeltierchen ähnlich sind? Sie alle haben nämlich einen Vorfahren: das Ur-Geißeltierchen (Flagellat).

Als Zweites fiel mir auf, dass, obwohl die Trichomonaden-Theorie von Krebs von den Wissenschaftlern nicht angenommen wurde, die

Ärzte dieses Instituts bei der Behandlung von Krebskranken breiten Gebrauch von Trichopol machten, das sie als Immunstimulator deklarierten. In Wirklichkeit stimuliert Trichopol nicht das Immunsystem, sondern zerstört Parasiten. Dabei wird eine Menge von antigenen Toxinen abgesondert, die ihrerseits die Abwehrkräfte des Organismus aktivieren. So kommt es, dass die behandelnden Ärzte, ohne ins wissenschaftliche Detail zu gehen, fortschrittlicher als die Wissenschaftler sind. Die angegebene Art der Behandlung birgt allerdings Gefahren in sich: Indem die Patienten mit Trichopol behandelt, jedoch nicht ausgeheilt werden, machen die Mediziner die Trichomonaden resistent gegen die Medikamente, was bei einem eventuellen Rückfall äußerst gefährlich ist.

Die dritte Sache war offensichtlich. Bereits im Jahre 1989 hatte ich dieses Krebsforschungsinstitut das erste Mal besucht. Damals waren seine Wände bescheiden mit einer hellen Farbe gestrichen. Doch unlängst, als der Staat bettelarm geworden war und die Gesundheitsausgaben gesenkt hatte, hatte die Einrichtung Geld für eine Marmorvertäfelung der Wände „gefunden". Aus welcher Quelle?

Die Chlamydien-Infektion übertrifft die Gonorrhoe

Chlamydien sind parasitische Bakterien mit eigenartigen Entwicklungszyklen. Ihrer chemischen Zusammensetzung nach ähneln sie den gramnegativen Bakterien. Ihre volle Reifezeit beträgt 40-72 Stunden. Wenn Trichomonaden Chlamydien phagozytieren (verschlingen), kann es passieren, dass Letztere nicht verdaut werden, sondern Vakuolen bilden, innerhalb derer sie sich in Retikulozyten transformieren. Hier vermehren sie sich durch Abschnürung und bilden Mikrokolonien. Danach reorganisieren sich die Chlamydien in Elementarkörperchen, reißen die Vakuolwände und die Zellmembran des Wirts auf und gelangen in die Umgebung. Auf diese Art wechseln sie vom innerzellulären Parasitismus zum selbstständigen Parasitieren im menschlichen Organismus. Die Elementarkörperchen besitzen hämagglutinierende und toxische Antigeneigenschaften (Ersteres bedeutet, dass die Blutkörperchen dadurch gezwungen werden sich zu stapeln). Chlamydien sind Erreger von Krankheiten wie Trachom, Paratrachom, Leistenlymphogranulom (auch Lymphopathia venerea genannt), Urethritis, Gebärmutterhalsentzündung und andere.

Unter Laborbedingungen werden Chlamydien in einschichtigen und suspensionsartigen Zellkulturen sowie in Hühnerembryos angezüchtet. Zwecks Identifikation dieser Erreger werden Licht-, Fluoreszenz- sowie Elektronenmikroskope verwendet. Die Präparate werden nach der Romanowsky-Giemsa-Färbung hergestellt oder mit Hilfe der Immunfluoreszenzmethode bzw. der Enzym-Immun-Tests untersucht.

Der Mensch ist nicht der einzige Wirt für die Chlamydien, sie parasitieren ebenso in Säugetieren, Vögeln und Insekten. Ähnliche Mikroorganismen wurden auch bei Fischen, Weichtieren und Pflanzen festgestellt. Chlamydien lösen bei den befallenen Tieren Krankheiten wie Pneumonie, Polyarthritis u. a. aus. Diese Infektion kann sich auch auf den Menschen übertragen.

Z. Hirschell erzählte in seinem Buch „Auf dem Geschlechtswege übertragene Krankheiten" (1994) viel Wissenswertes über die Chlamydien. Zum ersten Mal wurde die Chlamydie (Chlamydia trachomatis) 1959 in den Abstrichen vom Gebärmutterhals entdeckt. Bald kam der Verdacht eines Zusammenhangs zwischen ihr und den entzündlichen Erkrankungen im Gebärmutterhals auf, der einige Jahre später bestätigt wurde. Die moderne Statistik behauptet, dass Chlamydien-Infektionen deutlich seltener auftreten als die durch Gonokokken bedingten. Die Ansteckung kann während des Geschlechtsakts erfolgen oder aber über die Hände und Gebrauchsgegenstände, wenn sie mit Spuren von Absonderungen aus den Genitalien oder Augen verschmutzt sind. Bei Neugeborenen entstehen Schädigungen der Augenbindehaut oder des Rachenraums als Folge der Ansteckung vom infizierten Gebärmutterhals während des Geburtsvorgangs.

Die im menschlichen Körper existierenden Chlamydien können unterschiedliche Krankheiten hervorrufen, wie die venerische Lymphopatie, die Augenkrankheit Trachom, urogenitale Chlamydiose, wobei unter dieser Bezeichnung über 20 Krankheiten vereinigt werden: Gebärmutterhalsentzündung, Vulvovaginitis sowie Pneumonien, Mittelohrenzündungen und andere. Wissenschaftler behaupten, dass die urogenitale Chlamydiose kein deutliches klinisches Bild hat, aber unterschiedliche Organschäden bewirkt. Ein Beispiel hierfür ist die Reiter-Krankheit, eine entzündliche Erkrankung der Gelenke und der Wirbelsäule. Über diese Krankheit sollte man Bescheid wissen, da sie eine der häufigsten Ursachen für die Entwicklung einer Arthritis ist, insbesondere bei jungen Männern. In der Entwicklung passiert die Krankheit auf jeden Fall das erste Stadium: Nach einer Ansteckung über die Geschlechts- und Harnwege (Harnröhre, Prostata, Gebärmutterhals) bildet sich ein Entzündungsherd, der als Startfläche für die Ausweitung der Chlamydien in die verschiedenen Gewebeteile fungiert, darunter auch in die Gelenke. Diese Krankheit zu erkennen macht in denjenigen Fällen keine besonderen Schwierigkeiten, wenn sie von einer klassischen Triade begleitet wird: einer deutlich ausgeprägten Bindehautentzündung, einer Urethritis und einer Polyarthritis. Also geht es um eine Kombination von Erkrankungen der Augen, der Harn- und Geschlechtswege sowie der Gelenke.

Doch häufig bleiben manche Symptome komplett aus. Wenn eines der Symptome fehlt, spricht man von einer partiellen Form der Reiter-Krankheit. In solchen Fällen kann eine Fehldiagnose gestellt werden. Beispielsweise wird bei Ausbleiben der Bindehautentzündung und einer schwach ausgeprägten Urethritis die größte Aufmerksamkeit auf die Gelenkschädigung gelegt, sodass eine rheumatische Arthritis diagnostiziert wird. Die Gelenkschädigung zeichnet sich durch Asymmetrie aus, doch bei längerem Krankheitsverlauf kann der Schaden symmetrisch werden. Am häufigsten sind die Gelenke in den Beinen und Füßen beschädigt, nämlich die Knie-, Fuß- und Zehengrundgelenke. Doch manchmal sind auch die Gelenke der oberen Extremitäten betroffen: das Ellenbogen- und das proximale Handgelenk. Das ist die sogenannte „Stufenform“ der krankhaften Schädigung der Gelenke von oben nach unten. Die Haut über den geschädigten Gelenken kann sehr warm, rötlich oder bläulich gefärbt sein. Die Gelenkschmerzen nehmen in der Nacht und am Morgen an Stärke zu. Die zunehmende Deformation der Gelenke führt zur Einschränkung ihrer Funktionsfähigkeit. Der Verlauf einer Arthritis ist hartnäckig, mit Neigung zu Rückfällen.

Um die Reiter-Krankheit zu diagnostizieren, ist es wichtig die Chlamydien-Infektion festzustellen. Die Proben für die Untersuchung werden aus der Schleimhaut der Harnröhre, des zervikalen Kanals und der Bindehaut entnommen. Die Zelleinschlüsse der Chlamydien können in den synovialen Zellen entdeckt werden.

Die Behandlung der Reiter-Krankheit wird gemeinsam von unterschiedlichen Fachärzten durchgeführt und sollte umfassend, d. h. gleichzeitig auf den Erreger und auf die verschiedenen Formen der Pathogenese ausgelegt sein. Sie sollte langfristig sein und nach Möglichkeit in Abschnitten verlaufen: stationär, ambulant und in einer Reha-Anstalt. Den überwiegenden Teil der Therapie – die Anwendung von Antibiotika, Antimykotika, Immunpräparaten und sonstigen – erledigt der Facharzt für Rheumatologie. Parallel zur Hauptbehandlung wird eine lokale Therapie des Entzündungsherdes in den Harn- und Geschlechtswegen verordnet. Das übernimmt der Gynäkologe bzw. der Urologe. In Abhängigkeit vom Schweregrad der Augenbeschädigung wird der Augenarzt mit einbezogen. Die Behandlungsergebnisse müssen jährlich ausgewertet werden. Wichtig ist eine zweite Ansteckung mit Chlamydien zu vermeiden, denn dies ist die Grundlage der Rückfallvorbeugung. Da die Infektion in der Regel auf dem Geschlechtswege übertragen wird, besteht Indikation für eine Behandlung des Geschlechtspartners. Diese Partnertherapie wird vom selben Arzt durchgeführt, der die Hauptbehandlung verordnet. Bei einer richtigen und hartnäckigen Einhaltung der verordneten Anwendungen genesen die meisten Reiter-Patienten nach vier bis sechs Monaten. In wenigen Fällen sind Rückfälle möglich.

Nun, ohne in die Tiefen der Analyse einzusteigen, die Ihnen langweilig erscheinen wird, schildere ich meine Sicht der Unterschiede zwischen Arthrose, Arthritis und der Reiter-Krankheit. Bei der Arthrose, die ohne Entzündungen verläuft, ist der Haupterreger die Trichomonade. Bei der Arthritis sind es die Trichomonade und die viral-bakteriellen Infekte. Der Haupterreger der Reiter-Krankheit ist die Kombination der Trichomonade mit Chlamydien. Der gemeinsame biologische Faktor dieser Krankheiten ist, wie wir sehen, die allgegenwärtige Trichomonade.

Arthritis oder Reiter-Krankheit?

Nun haben wir kurz die charakteristischen Eigenschaften der Reiter-Krankheit kennen gelernt. Bei aller Unannehmlichkeit dieser Krankheit ist es erfreulich, dass in diesem Fall einer der Haupterreger von den Wissenschaftlern ausdrücklich genannt wurde. Daher wird die Therapie nicht aus Hormonpräparaten und Immunsuppressiva zusammengestellt, sondern aus Antimykotika, antichlamydiosen und immunstimulierenden Medikamenten. Dies erlaubt eine Prognose der Genesungsdauer eines Patienten. Dem einen oder anderen werden die vier bis sechs Monate als eine lange Zeit vorkommen, das ist richtig. Doch die Mühe lohnt sich, und zwar wegen der Wiederherstellung der Gesundheit auf lange Jahre und wegen der Vorteile, die ein gesundes Leben mit sich bringt.

Jetzt kommen wir zu unserer tapferen Patientin S. zurück, die schon seit 17 Jahren gegen ihr Leiden kämpft. Sie lebt mit der Diagnose einer rheumatischen Arthritis, in Wirklichkeit hat sie aber die Reiter-Krankheit. Bilden Sie sich selbst ein Urteil.

Ihrer Arthritis gingen nicht etwa Brucellose, Röteln oder Masern voraus, sondern eine Erkrankung der Geschlechtsorgane. Als sie 20 war, wurde bei ihr eine Erosion des Muttermundes festgestellt, die „erfolgreich“ mittels Ätzung ausgeheilt wurde. Nach einer Geburt entstand die Erosion erneut – diesmal größer. Zudem wurde eine Pathologie des Zervikalkanals festgestellt, die Diagnose lautete:

Gebärmutterhalsentzündung. (Diese Erkrankung entwickelt sich infolge des Eintritts von Staphylokokken, Streptokokken, Gonokokken und Trichomonaden sowie unterschiedlicher Viren in den Zervikalkanal. Eine gewisse Rolle gehört dabei den Chlamydien und den anaeroben Infekten.) Das Harnwegesystem ist bei der Patientin ebenfalls nicht in Ordnung, sie „muss" nämlich öfters. Eine weitere Sorge bereitet ihr die Tatsache, dass bei ihrem Mann nach einem Sexualakt das Geschlechtsorgan entzündet ist, was er dann mit Hilfe von Seife beseitigt. Demzufolge ist die Patientin selbst die Ansteckungsquelle.

Wie bei der Reiter-Krankheit üblich sind bei S. sowohl die Gelenke als auch die Wirbelsäule betroffen. Zunächst hatte sie nur Radikulitis-Anfälle, doch nach einigen Fällen von Unterkühlung weitete sich die Krankheit auf die Gelenke aus. Die Gelenke wurden „stufenweise" von unten nach oben in den pathologischen Prozess mit einbezogen. Als erster schmerzte der rechte große Zeh. Zwei Monate nach einer Schlammbehandlung der Radikulitis in der Klinik fühlte sie Schmerzen in den Knien. Hinzu kamen flüchtige Schmerzen, die in den Knien, Schultern, Fingern und Zehen erschienen. Sieben Jahre später traten Schmerzen in der linken Hüfte auf, die Deformation der Finger nahm zu, ihre Funktionsfähigkeit wurde eingeschränkt. Zunächst ging die Schädigung der Gelenke asymmetrisch voran, dann stellte sich eine Symmetrie ein, was eine Generalisierung der Gelenkerkrankung bedeutete. Die Hautpartien über den entzündeten Gelenken bekamen eine bläuliche Färbung. An den Augen entstanden ebenfalls Probleme, es traten ständig irgendwelche Absonderungen auf.

Und nun vergleichen Sie bitte die Symptome der Reiter-Krankheit mit der Geschichte unserer Patientin, und Sie werden merken, dass ihre Erkrankung keine Arthritis ist. Die „Triade" der Reiter-Krankheit ist hier offensichtlich: Pathologie des Urogenitalsystems, der Gelenke und der Augen. Im Institut für Rheumatologie steht in der Krankenkarte der Patientin außer der Hauptdiagnose eine weitere: Gebärmutterhalsentzündung. Doch in den 17 Jahren fand sich kein Spezialist, der sich von diesen Behauptungen gelöst, die gesamte Entwicklung der Krankheit verfolgt und schließlich eine richtige Diagnose der Erkrankung von S. gestellt hätte.

Doch ich muss bemerken – und darauf bestehe ich – dass die Chlamydien nicht die alleinigen Erreger der Reiter-Krankheit sind. Dazu gehören auch die Trichomonaden. Noch in den 1950er Jahren haben Parasitologen geschildert, wie die Trichomonaden mit den Chlamydien umgehen. Sie ernähren sich nämlich von ihnen auf dem Wege der Phagozytose. Doch nicht alle Chlamydien lassen sich verdauen. Einigen gelingt es um sich herum eine Vakuole zu bilden. Bildlich gesprochen zwingen sie den Wirt eine „Mauer aus eigenen Steinen" zum ungebetenen Untermieter aufzubauen. Zudem können die Trichomonaden an ihrer Oberfläche die Klebsubstanz Fibronektin absondern und damit auf sich Chlamydien wie auch andere Mikroflora adsorbieren. Damit weichen die Parasiten dem Immunsystem aus, die Angriffe unserer Antikörper erreichen nur die Bakterien auf ihrer Oberfläche. Auf diese Art haben Chlamydien die Möglichkeit mit Hilfe der Trichomonade, wie mit einem Panzer, in einen beliebigen Bereich unseres Körpers vorzudringen. Dabei bedienen sich Trichomonaden der von ihnen produzierten proteolytischen Enzyme, einschließlich der Hyaluronidase, die eine beliebige Gefäßwand „durchboxen" können. So bringt das Blut mit den Trichomonaden auch die Chlamydien an jeden Ort des Körpers, also in das Herz, in die Gelenke, in die Synovialhaut, von wo sie in die Synovia (Gelenkschmiere) gelangen können.

Dass S. nicht nur von Chlamydien, sondern auch von Trichomonaden befallen ist, bestätigte Dr. Sneshinkij, als er sich vorübergehend in Moskau aufhielt, mit Hilfe der EAV. Später bestand die Patientin darauf, dass sie auch am Institut für Rheumatologie auf Chlamydien untersucht wurde. Dort wurde meine Diagnose hinsichtlich ihrer Erkrankung bestätigt.

Übrigens, ungefähr zur gleichen Zeit untersuchte Sneshinkij einen mir bekannten Journalisten, der seit langer Zeit Schmerzen in der Wirbelsäule und in den Fußgelenken hatte. Der Arzt wies sowohl Chlamydien als auch Trichomonaden nach. Die Anwesenheit einer pathogenen Infektion überraschte den Patienten nicht. In seiner

Akte im Institut für Rheumatologie stand nämlich bereits die Diagnose Rheuma. Weiterhin wurde in einer anderen Klinik von einem Urologen Chlamydiose diagnostiziert. Unlängst ließ er sich gemeinsam mit der Ehefrau behandeln, ohne besondere Hoffnung auf Erfolg. Vergessen wir nicht, dass bei ihm während der gesamten Gelenkerkrankung nie jemand nach Krankheitserregern oder nach einer Verbindung zur Chlamydiose gesucht hat.

Jetzt ist es verständlich, warum es für die ausländischen Wissenschaftler eine Sensation war Chlamydien im Blut und in den sklerotischen Ablagerungen zu entdecken. Denn sie können es sich bis heute nicht vorstellen, auf welche Art es diesen Mikroorganismen gelingt aus dem Geschlechtsbereich in die geschlossene Blutbahn einzudringen. Wir aber wissen, dass sich die Chlamydien dabei der Trichomonaden bedienen. Leider lassen die Mediziner die Rolle der Trichomonaden beim Schutz und beim Transport der Chlamydien im Körper außer Acht. Nachdem sie in der Blutbahn angekommen sind, befreien sich die Chlamydien und gehen auf eigene Wanderschaft. Und die anderen, die innerhalb der Trichomonaden geblieben sind und diese ständig durch ihre Anwesenheit aufreizen, dringen zusammen mit den Wirten in die Gefäßwände ein – deshalb findet man sie auch in den sklerotischen Verdichtungen. Auf die Frage, warum denn nur die Chlamydien entdeckt wurden, ist die Antwort elementar: Nach Trichomonaden hat niemand gesucht! Daher macht es keinen Sinn eine Therapie gegen Chlamydien zu unternehmen und die Gelenke zu kurieren, solange die pathogene Rolle der Trichomonade unberücksichtigt bleibt. Nur indem die Trichomonaden zerstört werden, können die meisten begleitenden Infekte eliminiert werden. Das ist der einzige Weg zur Genesung und zur Lösung der Probleme unserer Zeit, die durch die vielen unheilbaren Krankheiten entstanden sind.

Und jetzt können Sie, liebe Leserinnen und Leser, selbst beurteilen ob Hormone, die die Trichomonaden zur Vermehrung stimulieren, oder Immunsuppressiva, die die Körperabwehr unterdrücken, oder schließlich die entzündungshemmenden Medikamente (Entzündung ist eine Abwehrreaktion des Organismus!) die

Invasion der parasitär-bakteriellen Infektion bekämpfen können. Der gesunde Menschenverstand sagt hier eindeutig: Nein!

Das Drama von S. bestätigt dies. In den jungen Jahren war sie eine energische Frau, die verschiedene Sportarten betrieb, studierte, arbeitete und insgesamt einen aktiven Lebensstil hatte. Alles begann mit einem geringen Schmerz im Zeh. Und endete damit, dass es ihr große Schwierigkeiten bereitete, vom Stuhl aufzustehen, dass sie ohne Krücken keine zwei Schritte machen konnte und mit gekrümmten Fingern kaum den Löffel hielt. Wer ist schuld? Sie wird den Schuldigen, der sie angesteckt hat, nicht finden können, denn von Chlamydien hat sie bis zuletzt nie etwas gehört. So geht sie regelmäßig zur medizinischen Untersuchung und lässt sich weiterhin behandeln, während die Krankheit unaufhaltsam voranschreitet. Natürlich ist ihr bewusst, dass diese Behandlung keine Besserung bringt, aber sie ist gezwungen die Besuche beim Arzt fortzusetzen: Davon hängt die Bestätigung ihrer Invalidität und damit die Auszahlung ihrer Rente ab. Bald muss sie wieder ins Institut für Rheumatologie, zwecks der anstehenden Serie immununterdrückender Therapie. Wenn sie die Anwendung verweigert, wird die Invalidität für das nächste Jahr nicht verlängert. Jetzt hat sie den zweiten Behinderungsgrad, doch der erste ist auch nicht mehr weit – nämlich sobald sie die Fähigkeit sich zu bewegen vollständig verloren haben wird. Man sieht, dass für die Fehler der Medizin der Staat finanziell aufkommen muss und auch die armen Patienten, in deren Lage jeder von uns geraten kann. Wer ist schuld? Dies ist die ewige Frage in unserem Land...

Kapitel 11

Schuppenflechte - eine höchst komplexe Infektion

Die offizielle Version

Die Schuppenflechte, oder in der original-griechischen Bezeichnung Psoriasis, ist eine Hautkrankheit. Hierbei handelt es sich um eine verbreitete chronische Dermatose, die sich durch abschuppenden papulösen (knötchenförmigen) Ausschlag manifestiert. Die Schuppenflechte war schon zu Zeiten des Hippokrates bekannt und ist heute eine der meist verbreiteten Hautkrankheiten. Zum Beispiel machten in der Sowjetunion schon im Jahre 1979 die Psoriasis-Kranken mehr als 6 % aller Patienten mit Hautkrankheiten aus. Männer und Frauen sind gleichermaßen betroffen. Die Erkrankung kann in beliebigem Alter auftreten, doch die Zeit der Pubertät ist mit höherem Risiko belastet. Häufig ist die Schuppenflechte eine Familienkrankheit.

Es gibt unterschiedliche Theorien zur Herkunft dieser Krankheit: die Infektions-, die Stoffwechsel-, die neurogene Theorien sowie Hypothesen, dass die Krankheit erblich bzw. immunbedingt ist. Eine einheitliche Konzeption gibt es aber nicht. Im Jahre 1957 veröffentlichte A. Kritschewskij, später auch andere Wissenschaftler, die Hypothese über die virale Natur der Psoriasis. Dies wurde durch einige Faktoren bestätigt. Erstens wurden im Blutserum und in der Haut der Patienten Virus neutralisierende Antikörper festgestellt. Zweitens wurden an den Hautabschnitten mit neuen Ausschlägen Einschlüsse ermittelt, die den Viruskörperchen ähnlich waren. Drittens befanden sich in den Makrophagen der Haut und in den

Lymphozyten Teilchen, die eine Ähnlichkeit mit Virionen aufwiesen. Schließlich zeigten Experimente, die an Hühnerembryos und an Gewebezellen durchgeführt wurden, die zerstörende Wirkung des „Psoriasis-Virus“, der aus dem Blutserum, den Schuppen der Psoriasis-Herde oder dem Blut des Patienten gewonnen wurde. Gleichwohl haben Forschungen anderer Wissenschaftler, die ungefähr zur gleichen Zeit stattfanden, die virale Natur dieser Krankheit nicht bestätigt. Der Erreger konnte nämlich nicht identifiziert werden, und die experimentelle Nachbildung der Krankheit gelang nicht. Außerdem wurde kein einziger Fall einer Übertragung der Psoriasis von einem kranken auf einen gesunden Menschen beobachtet, nicht einmal nach Injektion von „infiziertem“ Blut.

Die Stoffwechseltheorie der Psoriasis basiert auf den zahlreichen Beobachtungen von Stoffwechselstörungen unterschiedlicher Art bei den betroffenen Patienten. Bei ihnen ist die Funktion der Biosynthese in der Leber gestört, die Zusammensetzung des Blutserums ist verändert und die Konzentration der freien Radikale in der Haut ist dreimal so hoch wie bei einem gesunden Menschen. Die Untersuchung der Gewebeatmung ergab, dass das Gewebe unzureichend mit Sauerstoff versorgt wird. In der Haut, besonders in den Psoriasis-Herden, ist die Synthese von Glykogen (tierische Stärke) deutlich aktiviert, worauf auch der erhöhte Energieumsatz mit verstärkter Enzymaktivität sowie die beschleunigte Entwicklung der Epidermis-Zellen hindeuten. Die Veränderung im Fetthaushalt stimuliert die Verhornung.

Den Ausgangspunkt der neurogenen Theorie bilden zahlreiche Untersuchungen, die auf die große Rolle von neuro-psychischen Traumen bei der Entstehung der Psoriasis hinweisen. N. Bogolepow ermittelte im Jahre 1976 bei Patienten mit Schuppenflechte eine Störung des funktionalen Zustands einiger Bereiche im Hirnstamm, und zwar aufgrund von Veränderungen in der bioelektrischen Aktivität des Gehirns.

Die Vererbungstheorie wurde in den 70er und 80er Jahren aktiv verfolgt. Die Forschungen von W. Mordowzew im Jahre 1971 deuteten auf die Rolle der genetischen Faktoren in der Entstehung der Schuppenflechte hin. Bezüglich der Art der Vererbung dieser Krankheit gingen die Meinungen allerdings auseinander.

Die Immuntheorie behauptet, dass eine gewisse Rolle in der Auslösung der Schuppenflechte den Immunitätsstörungen zukommt. Die Haut der Patienten weist während des progressiven Krankheitsstadiums drastisch veränderte Reaktivität sowie Überempfindlichkeit auf. Dies führt dazu, dass der charakteristische Ausschlag an Orten früherer mechanischer, chemischer, physischer und sonstiger Verletzungen auftritt. Im Blut verändert sich das Mengenverhältnis zwischen den T- und den B-Lymphozyten, sie weisen die Fähigkeit zur Kontaktsensibilisierung (Koloniebildung) auf, zudem sind im Blut Antikörper zu den Antigenen der Horn- sowie der Körnerzellenschicht der Epidermis nachweisbar. Es gibt die Vermutung, dass die Entwicklung eines primären Psoriasis-Herdes von einer Verletzung der Epidermis durch eine autoimmune Reaktion begünstigt wird, d. h. durch die Angriffe der Antikörper und der weißen Blutkörperchen auf eine bestimmte Hautschicht. Die Tatsache, dass von der Psoriasis auch Gelenke betroffen sind, lässt annehmen, dass die Psoriasis sich wie eine Systemerkrankung entwickeln kann.

Forschungen haben ergeben, dass bei einer Erkrankung an Psoriasis in den oberen Hautschichten die Kapillare erweitert sowie Infiltrationen, d. h. das Eindringen von Lymphozyten und Histiozyten in das Gewebe, zu beobachten sind. In den Basal- sowie in der Stachelzellenschicht der Epidermis sind intrazelluläre Ödeme stark ausgeprägt, in der Hornschicht und darunter Mikroabszesse.

Die Schuppenflechte kann plötzlich mit zahlreichen Ausschlägen beginnen. Die primären Herde des Ausschlags sind scharf abgegrenzte, rundliche rosafarbene Knötchen, die etwa die Größe eines Stecknadelkopfes erreichen. Die Oberfläche der Knötchen ist in der Regel mit silbrig-weißen Schuppen bedeckt. Die Fläche der Herde vergrößert sich allmählich, zudem nimmt die Infiltration zu. Die Knötchen überlappen sich häufig, sodass Plaques entstehen.

Der Ausschlag kann in jeder Region der Körperoberfläche auftreten. Die bevorzugten Lokalisationen sind dabei die Oberflächen der Extremitätenstreckungsorte, vor allem Ellenbogen und Knie, sowie die behaarten Gebiete des Kopfes und des Rumpfes. Es werden drei Stadien der Psoriasis unterschieden: das progressierende, das stationäre und das regressierende. Für das progressierende Stadium ist die Entstehung neuer Krankheitsherde sowie deren Verschmelzung charakteristisch. Die Papeln haben eine satte rote Farbe, sind von einem grell-rosa, nicht schuppenden unscharfen Rand umgeben und jucken. Im stationären Stadium lässt dieser Prozess anscheinend nach. Die Farbe der Herde verblasst, die Infiltration der Plaques gibt nach, die Papeln lösen sich von der Mitte aus auf. Der Juckreiz verschwindet. Gleichzeitig mit der Auflösung alter Plaques entstehen neue. Im regressierenden Stadium findet die Auflösung des Prozesses statt, es kommt zu einem Verschwinden der Papeln, die zunächst aufhören zu wachsen, dann kleiner werden und schließlich völlig verschwinden, wobei sie entpigmentierte oder überpigmentierte Flecken hinterlassen.

Im Jahre 1882 wurde von A. Pospelow erstmals die Psoriasis der Schleimhäute beschrieben. Bei dieser Erkrankung sind die Lippen, der Gaumen und die Zunge betroffen, in seltenen Fällen auch die Wangen, Augenlider, die Horn- und Bindehaut der Augen, das Trommelfell, die Harnröhre und die Harnblase.

Der Krankheitsverlauf kann unterschiedlich sein. Manchmal sind es schwach ausgebildete Ausschläge, die für Jahrzehnte erhalten bleiben. Häufig verläuft die Krankheit schwer und mehrere Jahre lang. Bei den meisten Patienten sind die Krankheitserscheinungen in der warmen Jahreszeit schwächer ausgeprägt, im Winter verschwinden sie ganz. Bei anderen verschärft sich die Krankheit wiederum im Sommer. Die Psoriasis wird aufgrund des klinischen Krankheitsbildes sowie der Ergebnisse histologischer Untersuchungen diagnostiziert.

Die Lebensprognose für Psoriasis-Kranke ist günstig. Die Ausnahme bilden schwere Formen der arthropathischen Psoriasis, die zur Invalidität oder sogar zum Tod führen können. Die Prognose hinsichtlich der Krankheitsdauer sowie der Genesungswahrscheinlichkeit ist äußerst individuell. Es ist auch eine spontane Heilung möglich. In sehr seltenen Fällen entwickelt sich auf einem psoriatischen Plaque ein Epitheliom (in der Regel ein Basaliom).

Die Psoriasis-Prophylaxe besteht in vorbeugenden Maßnahmen. Dabei ist die Stabilisierung des psychischen Zustandes von großer Bedeutung sowie die Einhaltung eines geordneten Tagesablaufs, regelmäßige Ruhepausen und bewusste Ernährung. Zwecks Vorbeugung von Krankheitsrückfällen ist die allgemeine Behandlung des Patienten auch noch einige Zeit nach dem Ausbleiben neuer Ausschläge fortzusetzen.

Die Behandlung der Patienten und die dabei verwendeten Methoden sollten das Krankheitsstadium berücksichtigen. Bei einer progressierenden Schuppenflechte werden vor allem Psychopharmaka angewendet, z. B. Brom-Präparate, Beruhigungsmittel (Elenium), entzündungshemmende Medikamente, Vitamine, Novokain. Im stationären sowie im progressierenden Stadium werden die Vitamine A, B1, B6, B12, B15, Bc, C, PP und D sowie lipotrope Substanzen und Pyrogenal verordnet.

Bei der arthropathischen Psoriasis (einer Form, bei der die Knochengelenke ebenso betroffen sind) werden auch andere Medikamente benutzt: kortikosteroide Hormone (Prednisolon) und Spurenelemente. Ferner ist eine fettreduzierte Diät einzuhalten. Die medikamentöse Therapie wird mit der physikalischen verbunden, womit warme Bäder, Baden im Meer- und Flusswasser, Sonnenbäder gemeint sind. All dies ist allerdings bei sommerlichen Verschärfungen der Krankheit gegenangezeigt. Die umfassende ultraviolette Bestrahlung ist während der Remissionszeiten nützlich. Zur lokalen Behandlung der Papeln wird 1-2%ige Salicylsalbe verwendet. Ebenso werden Salben mit Zytostatika und Kortikosteroiden angewendet. Jedoch schließt keines der genannten Medikamente, selbst wenn sie erfolgreich gewirkt haben, die Wahrscheinlichkeit eines Rückfalls aus. Immerhin führt die Entfernung der Ausschläge in der Regel zu längeren Remissionen.

Der Ausgestoßene aus Joschkar-Ola

Mehrere Leser meldeten sich auf meine Veröffentlichungen zum Thema der parasitären Ätiologie der Krebskrankheiten. Sie alle glaubten vorbehaltlos an die Richtigkeit der gemachten Entdeckungen sowie der zwecks Nachweises durchgeführten Experimente. Darunter waren auch Menschen mit Schuppenflechte. Sie versuchten dabei die Entdeckung auf sich und ihre Krankheit zu projizieren. Mit dem Brief eines solchen Geplagten aus Joschkar-Ola möchte ich auch Sie konfrontieren.

Der erste Brief.

„Ich grüße Sie, geehrte Tamara Jakowlewna!

Ich weiß nicht, ob Sie meinen Brief erhalten werden, denn ich habe Ihre Adresse von Bekannten, die sich selber deren Richtigkeit nicht sicher waren. Ich schreibe trotzdem. Ich heiße W., bin 30 Jahre alt. Ich arbeite zur Zeit an meiner geistigen und körperlichen Entwicklung. Da habe ich einige Presseartikel über Ihre Trichomonaden-Theorie der Entstehung mehrerer Krankheiten gelesen.

Wissen Sie, nach dem Lesen wurde mir irgendwie anders beim Gedanken, dass Kolonien dieser „Wesen" im menschlichen Körper parasitieren. Die Information hat mich sehr beeindruckt, sodass ich mich entschieden habe, Ihnen zu schreiben. Schon sehr lange, nämlich seit 15 Jahren, leide ich an einer Hautkrankheit, die Schuppenflechte heißt. Womit und wo habe ich mich in dieser Zeit nicht alles behandeln lassen. Es hilft nichts. Ich habe selbst gekämpft – ebenfalls ohne Ergebnis. Langsam bin ich verzweifelt, weiß nicht mehr weiter…

Wenn Sie gestatten, einige Fragen an Sie:

- *Kennen Sie die Ursache für meine Erkrankung?*
- *Fällt sie auch unter Ihre Theorie?*
- *Wie wird Psoriasis geheilt, und ist sie überhaupt heilbar?*
- *Gibt es inzwischen Bücher oder Monographien von Ihnen, in denen die Punkte Ihrer Theorie und die Methoden der Trichomonaden-Bekämpfung ausführlich behandelt werden?*
- *Wenn es solche Bücher gibt, wo und zu welchem Preis können sie bestellt werden?*

- *Wenn möglich, schreiben Sie etwas über sich: Welchen Lebensstil Sie haben, wie Sie sich ernähren, Ihre Gesundheit aufrechterhalten und so weiter.*

Ich warte sehr auf Ihre Antwort. Ich wünsche Ihnen alles Gute! Viel Erfolg im Kampf gegen unsere erbärmliche offizielle Medizin! Gott bewahre Sie!

Auf Wiedersehen. W." Aus Joschkar-Ola.

Der zweite Brief.

„Vielen Dank für Ihre Antwort auf meinen Brief. Ich bin sehr angetan, dass Sie Zeit gefunden haben, um einem einfachen Patienten einen sehr herzlichen warmen Brief als Antwort zu schreiben! Haben Sie ein ganz herzliches Dankeschön für Ihre Unterstützung und die Ratschläge, die sie mir erteilt haben!

Nun die Antworten auf Ihre Fragen:

1. *Besonders stark sind bei mir der Kopf und das Gesicht betroffen. Am Rumpf ist es weniger, doch die Plaques verteilen sich über den ganzen Körper. Ich war bei Kräuter-Therapeuten und bei Gesundbetern, habe Körperreinigungen gemacht (den Darm mit Klistieren, die Leber mit Olivenöl und Zitronensaft), machte Fastenkuren (56 Tage) sowie Fastendiät mit Urin (13 Tage). Der größte Effekt wurde beim Fasten erzielt, und zwar nicht nur in Hinsicht auf den Körper, sondern auch auf die Seele – meine Lebensauffassung hat sich nämlich verändert, mein Verhältnis zu den Menschen, zum Leben überhaupt und zu meiner Krankheit im einzelnen.*

   Bei Ärzten lasse ich mich praktisch nicht mehr behandeln, weil ich ihre Methoden für aussichtslos halte. Sie haben mir nämlich nur Hormonsalben gegeben und sonst nichts.

   Diese Salben können aber das Hormongleichgewicht im Körper verschieben und rufen eine Medikamentenabhängigkeit hervor. Zudem habe ich noch keine Kinder und befürchte eine Nebenwirkung auf die Fortpflanzungsfunktion. Die Salben haben mir nicht geholfen. Außerdem bin ich der Meinung, dass sie die Folge, nicht die Ursache der Krankheit bekämpfen. Die Ursache liegt aber viel tiefer im Organismus. Aber wo?

2. *Tamara Jakowlewna, ich danke Ihnen dafür, dass Sie angeboten haben mein Blut unter dem Mikroskop anzuschauen. Diesem Brief lege ich Laborgläser mit meinen Blutproben bei: einmal gefärbt, einmal ohne Färbung (vielleicht wird es ebenfalls nützlich sein). Doch alles sind Gläser mit meinem Blut. Ich bin sehr gespannt, denn es ist sehr interessant, was Sie dort sehen werden. Ich bin im Voraus dankbar für die Mühe, die Ihnen durch meine Proben entsteht.*
3. *Entschuldigen Sie bitte die verspätete Antwort. Das musste ja auch passieren, dass ausgerechnet nach dem Eintreffen Ihres Briefs in unserer Familie ein Unglück passierte (Sie können natürlich nichts dafür). Kaum ist bei mir das Interesse für Ihre Theorie entstanden, habe ich sofort eine Bestätigung dafür bekommen, und zwar eine unglückliche. Mein Vater – er ist 56 Jahre alt – hat einen Herzinfarkt erlitten. Er ist beinahe gestorben. Es folgten 35 Tage Krankenhausaufenthalt, davon zehn auf der Intensivstation. Gott sei Dank, hat er es überlebt.*
   Bei ihm wurde natürlich keine Blutuntersuchung auf Trichomonaden durchgeführt. Außerdem wissen die Ärzte nichts von Ihrer Theorie!!! Als ich versuchte ihr Interesse dafür zu wecken, schauten sie mich wie einen Verrückten an und warfen mich hochkantig raus. So ist es: Ich bin kein Arzt und weiß über Ihre Theorie Bescheid, während die Fachleute dies nicht wissen. Jetzt ist Vater zu Hause, hält Bettruhe. Das Herz schmerzt trotzdem, er nimmt ständig Tabletten. Sein Blutdruck ist 190:120 und lässt sich selbst mit den stärksten Medikamenten nicht senken. Ich habe große Angst um ihn. Obwohl bei ihm keine Untersuchung auf Trichomonaden erfolgte, sind sie nach Ihrer Theorie sicherlich anwesend, und zwar in großen Mengen. Diese traurige Bestätigung Ihrer Theorie hat mein Vater zusammen mit der ganzen Familie erfahren. Frau Lebedewa, kann man ihm helfen? Kann der hohe Blutdruck gesenkt werden? Was normalisiert ihn?
4. *Frau Lebedewa, ich würde sehr gerne Ihr Buch erwerben, das bald herauskommen soll. Doch ich denke, es wird nicht so ein-*

fach sein, wegen der kleinen Auflage usw. Ich bitte Sie sehr, mir nach Möglichkeit zu helfen dieses langersehnte Buch zu erwerben. Im Voraus danke ich für Ihre Mühe!

5. *Wenn ich Ihnen irgendwie nützlich sein kann, bin ich bereit, Ihnen bei der Verbreitung Ihrer Theorie bei uns in der Stadt und in der Republik zu helfen. Teilen Sie mir mit, was ich hierzu beitragen kann. Ich werde versuchen, Ihnen nach meinen Kräften und Möglichkeiten zu helfen. Ich wünsche Ihnen Gesundheit und Glück und dass Ihre Theorie anerkannt wird! Ihnen alles Gute! Gott sei mit Ihnen!*

Auf Wiedersehen. Mit Hochachtung W."

Nun haben Sie ein weiteres zerstörtes Schicksal kennen gelernt. Der junge Mann ist schon 30. Er träumt von Kindern, doch das entstellte Gesicht und der entstellte Körper sind für ihn zum unüberwindbaren Hindernis auf dem Weg zum einfachen menschlichen Glück geworden. Da ist wohl das Gefühl des Misstrauens gegenüber den Medizinern verständlich, die solchen Patienten wie dem Briefautor und seinem Vater zwar nicht helfen können, doch mit einer beleidigenden Verachtung all das ablehnen, was nicht in ihre festgefahrenen Schemata und zu ihren vorgefertigten Rezepten passt. So sind die Patienten zuweilen besser informiert als ihre Ärzte. Nachdem W. beispielsweise von der Schädlichkeit der Hormonpräparate von seinen Leidensgenossen erfahren hatte, lehnte er die Einnahme ab. Warum sind denn die Mediziner außer Stande ähnliche Schlüsse zu ziehen und eine gewisse Menge an Arbeit in die Suche nach Gründen für die Nebenwirkungen zu investieren? Es kann ihnen doch nicht entgangen sein, dass diese Nebenwirkungen zuweilen den Betroffenen mehr als die eigentliche Krankheit gefährden.

Nun ist dies ein Beispiel dafür, wie die Trichomonade von Generation zu Generation die Gesundheit der Menschen ruiniert. Beim Vater passiert der Herzinfarkt im Alter von 56 Jahren, der Sohn hat seit der Pubertät die Schuppenflechte. Leider haben nicht die Ärzte den Zusammenhang zwischen diesen scheinbar unterschiedlichen Krankheiten vermutet, sondern die Patienten selbst. Und sie hatten Recht. Um uns zu vergewissern, kommen wir auf die Schilderung der offiziellen Version der Psoriasis zurück. Wir werden sehen, dass sämtliche Hypothesen zur Entstehung dieser Krankheit in all ihrer Verschiedenheit praktisch in meine Konzeption der hyperparasitären Natur der Psoriasis hineinpassen.

Schuppenflechte ist eine hyperparasitäre Krankheit

Wir haben gesehen, dass es mehrere Entstehungstheorien für die Psoriasis gibt. Demnach kann die Krankheit virus-, stoffwechsel-, neurogen-, erblich und immunbedingt sein. Die erste Hypothese wurde experimentell von A. Kritschewskij nachgewiesen, der im Blutserum und in der Haut der Patienten Antikörper gegen Viren ermittelt sowie Virionen in den Hautmakrophagen und in den Lymphozyten gefunden hatte. Wenn man allerdings meine Beweise in Form von Farbaufnahmen bei 20.000facher Vergrößerung berücksichtigt, denen zufolge Makrophagen amöboide Riesentrichomonaden sind und die untypischen Lymphozyten (kleine, atypische und sonstige) – vorwiegend die zystoide Form des Parasiten, dann wird deutlich, dass der Wirt für die von Kritschewskij entdeckten Virionen die Trichomonade ist. Wenn solche Viren in den Organismus von Protozoen eindringen, finden bei den letzteren laut des bekannten Parasitologen Ju. Teras unumkehrbare Veränderungen sowohl in der antigenen Struktur als auch in der Pathogenität statt, sodass sogar die Umwandlung einer apathogenen Art in einen Krankheitserreger stattfinden kann. Das Eindringen solcher Protozoen in einen empfindlichen menschlichen Organismus kann zu einer schweren Krankheit führen, eventuell mit tödlichem Ausgang. Gerade deshalb gelang es den Virologen, die sich nicht in der Parasitologie auskannten, nicht die eigens von ihnen aufgestellte Hypothese über die Virusnatur der Psoriasis nachzuweisen. Erstens wurde bei der Virusidentifizierung außer Acht gelassen, dass die in Trichomonaden parasitierenden Viren unter Einfluss ihres Wirts die antigene Struktur stark variieren können. Zweitens wurde nicht berücksichtigt, dass die gesunden Freiwilligen, die an dem

Experiment teilnahmen, unempfindlich gegenüber dem „psoriatischen“ Blut gewesen sein könnten.

Diese Überlegungen erlauben die Annahme, dass die hauptsächlichen Erreger der Schuppenflechte zwei Parasiten sind: erstens die Trichomonade als Parasit des Menschen, zweitens der Virus als Parasit der Trichomonade. In diese Konzeption des Hyperparasitismus passen auch die übrigen oben genannten Hypothesen. Die Stoffwechselhypothese zum Beispiel basiert auf den zahlreichen Beobachtungen von Stoffwechselstörungen bei Psoriasis-Patienten. Dazu gehören die erhöhte Konzentration von freien Radikalen, Sauerstoffarmut im Gewebe sowie verstärkte Glykogensynthese; dies alles sind Folgen von Trichomonaden-Aktivitäten. Denn indem diese Parasiten sich in der Haut und in den Gefäßwänden niederlassen, ihre Zellen vergiften, phagozytieren und selbst an ihre Stelle treten, behindern sie den Sauerstoffaustausch im Gewebe und werden zum Verursacher des Sauerstoffmangels. Die kontinuierliche Reizung, der die einzelligen Wirte seitens ihrer Parasiten über die abgesonderten Toxine ausgesetzt sind, zwingt die Trichomonaden zur verstärkten Glykogenproduktion. Glykogen ist, wie bekannt, an der Stärkung der Widerstandsfähigkeit der Parasiten gegenüber äußeren und inneren negativen Einflüssen beteiligt. Außerdem entwenden die durch die Viren aktivierten Trichomonaden bei ihrem Wirt Glukosen und andere Nährstoffe, um sie intensiver und nach vereinfachtem Schema zu spalten. Dabei bekommen sie im Gegensatz zu normalen Hautzellen wenig Energie, aber viel Milchsäure. Gleichzeitig entstehen auch die freien Radikale. Wie wir sehen, ist jede Pathologie, die von den Wissenschaftlern bei den Psoriasis-Patienten festgestellt wird, auf die Folgen von Lebensfunktionen der mit Viren gespickten Trichomonaden zurückzuführen.

Die neurogene Theorie passt ebenso in die hyperparasitäre Konzeption der Psoriasis wie auch die Immuntheorie. Einerseits können die Parasiten die Ursache für die Zerstörung des Nerven- bzw. des Immunsystems sein. Denn die Trichomonaden sind allgegenwärtig. Mit Hilfe des Enzyms Hyaluronidase, das den Zellenzwischenraum auflockert, dringen sie in die Blutbahn ein und werden so im ganzen

Körper verteilt, wobei sie auch ins Gehirn und in die immunbeteiligten Organe gelangen. Diese werden dann zerstört. Andererseits kann auch ein psychisches Trauma zum Anlass der Entwicklung der Schuppenflechte werden, denn selbst eine vorübergehende Störung in der Arbeit des Nervensystems wird von den Trichomonaden zur Aktivierung ihrer Lebenstätigkeit genutzt, zum Nachteil unserer Gesundheit. Was die Vermutung der Immunologen darüber angeht, dass die Entwicklung der primären psoriatischen Herde durch die Verletzung der Epidermis infolge einer autoimmunen Reaktion begünstigt wird, so ist sie fehlerhaft. Die eigenen Antikörper, die vom Immunsystem des Patienten produziert werden, können nicht die Ursache für die Hautpathologie sein. Sie entdecken die Parasiten in der Epidermis absolut fehlerfrei und greifen diese an. Leider haben die Mediziner das Wesen der ablaufenden immunen Prozesse nicht vollständig geklärt, sodass sie nicht nur die Antikörper in ihrem Kampf gegen die Parasiten ohne Unterstützung lassen, sondern ihnen sogar die Schuld für die Verletzung der menschlichen Haut geben. Der Grund dafür ist, dass die Mediziner die Existenz einer Mikrowelt in uns außer Acht lassen und die ganze Komplexität der Beziehungen zwischen unserem Organismus und den Mikroorganismen nicht berücksichtigen. Dementsprechend ist auch ihr Behandlungsansatz bei einer Psoriasis falsch.

Die Vererbungstheorie, die eine Beteiligung von genetischen Faktoren an der Entstehung der Psoriasis vermutet, wurde nicht experimentell belegt. Zudem gingen die Meinungen der Wissenschaftler bezüglich der Art der Vererbung auseinander. Die hyperparasitäre Konzeption hingegen liefert auch hier eine klare Antwort auf die Frage, wie das Kind von der Mutter die Infektion erben kann. Die Trichomonade ist nämlich in der Lage in die Gebärmutter einer schwangeren Frau einzudringen und somit den Fötus anzustecken. Die Ansteckung kann ebenso während des Geburtsvorgangs passieren, wenn das Kind sich mit großer Anstrengung durch die Geburtswege drängt und dabei sämtliche Mikroben seiner infizierten Mutter aufsammelt. Die letztgenannte Möglichkeit spielt eine nicht geringe Rolle dabei, dass sich die Schuppenflechte an solchen

Körperstellen wie Augenlidern, Horn- und Bindehaut der Augen, Trommelfell, Harnwegen usw. entwickelt.

Die satte Farbe der Papeln mit grellrosa Umrandung, die mit der Zeit abnimmt, kann durch die Phagozytose von Erythrozyten erklärt werden, mit deren fortschreitender Verdauung die Trichomonaden immer blasser werden. Von der Anwesenheit des Infekts in der Haut rührt auch der Juckreiz her: Solange nämlich die Parasiten aktiv in der Haut herumwühlen und damit die Nervenenden reizen, juckt die kranke Stelle. Nach einer Auflösung der Trichomonaden-Kolonie (also des Plaques) verschwindet auch der Juckreiz. Aber mit Auflösung alter Plaques entstehen bekanntlich neue. Das passiert, weil unsere Haut viel Glykogen enthält, das ja die beste Nahrung für Trichomonaden darstellt. Nachdem die Parasiten, die auch noch durch ihre aggressiven Untermieter (Viren) angestachelt werden, das Glykogen auf einer Hautpartie abgeerntet haben, verlagern sie sich auf andere „Glykogen-Weiden". Mit anderen Worten ist hier das gleiche Bild zu beobachten wie bei Patienten mit Multipler Sklerose. Der Unterschied rührt lediglich vom „Geschmack" der Trichomonaden in diesen Fällen her: Die einen bevorzugen Myelin, die anderen Glykogen. Doch dies kommt durch die Affinität der Parasiten zu den Schwachstellen des Organismus, die bei unterschiedlichen Personen offensichtlich nicht identisch sind. Außerdem haben die Verbindungen der Parasiten mit der begleitenden Mikroflora unterschiedlichen Charakter.

Die periodischen Verschärfungen der Schuppenflechte bei manchen Patienten im Frühling, bei den anderen im Sommer sowie die allgemeine Abschwächung der klinischen Erscheinungen im Winter kommen durch die saisonbedingten Aktivzeiten der Krankheitserreger zustande. Diese Eigenschaft ist bei den Trichomonaden stark ausgeprägt, die streng nach den saisonalen Gesetzmäßigkeiten leben, unabhängig von den Biorhythmen des Wirts. Schließlich ist ein weiteres überzeugendes Argument für die parasitäre Natur der Psoriasis die Tatsache, dass sich Hautkrebs über die Bildung von Geschwülsten in den Bereichen von psoriatischen Plaques entwickelt. Dies passiert wegen der lokalen Aktivierung der Vermehrung und des Wachstums von Trichomonaden-Kolonien.

Was die Entstehung von Neubildungen bei Psoriasis-Patienten anbelangt, da erlaube ich mir eine weitere Vermutung an dieser Stelle. In den fertigen Epitheliomen bzw. Basaliomen werden Wissenschaftler kaum die Viren finden können, die sich ursprünglich in den Trichomonaden befanden, aus denen die Papeln bestanden haben. Seinerzeit konnte nämlich auch der Autor der virusgenetischen Krebsentstehungstheorie, L. Zilber, keine Viren in den Geschwülsten feststellen, die nach seiner Meinung der Grund für die Transformation der normalen Zellen in Tumorzellen waren. Dieses Phänomen erkläre ich mir auf folgende Weise: Einem Teil der Trichomonaden gelingt es, sich von den parasitierenden Viren zu befreien, und zwar weil bei der Vermehrung mittels Knospung der nicht infizierte Körperteil losgelöst wird. Sodass sich die „sauberen" Parasiten, um eine gesunde Nachkommenschaft zu hinterlassen, verstärkt vermehren und größere Kolonien bilden. Das hohe Tempo der geschlechtslosen Vermehrung bedeutet nicht die Abgeschlossenheit der Fortpflanzungsprozesse. Infolgedessen bilden die Tochterzellen, die sich selbst noch nicht losgelöst haben, schon neue Zellen. Auf diese Art entsteht eine Geschwulst, die nicht nur gegen die Viren, sondern auch gegen die Abwehrkräfte des Menschen resistent ist.

Ich hoffe, dass die dargestellten Argumente Sie überzeugt haben, dass die allgemein gültigen Theorien zur Entstehung der Psoriasis lediglich einzelne Fragmente des hyperparasitären Ansatzes sind. Demzufolge ist die Schuppenflechte eine hyperparasitäre Krankheit. Nun kommen wir zu unserem Ausgestoßenen aus Joschkar-Ola zurück. Die zugeschickten Blutproben untersuchte ich sorgfältig unter dem Mikroskop bei einer 1.000fachen Vergrößerung, und zwar mit Immersion, d. h. unter Benutzung von Zedernöl. Bedauerlicherweise befand sich das Blut des jungen Menschen in einem katastrophalen Zustand. Ein Großteil der Erythrozyten hatte eine Pathologie. In der Hämatologie wird dies als Anisozytose bezeichnet. Damit es verständlicher wird, ziehe ich eine Parallele zwischen dieser Definition und der allgemein bekannten Diagnose der akuten Atemwegserkrankung. Ein Arzt stellt sie nämlich einem Patienten, der erkältet ist und hohes Fieber hat, ohne sich zu interessieren, welcher Infekt diese stürmische Körperreaktion ausgelöst hat. Infolgedessen gibt es Fälle, in denen die „Erkältung“ wegen einer falschen Behandlung in eine Pneumonie übergeht oder mit anderen Komplikationen bis hin zu einem tödlichen Ausgang endet.

Genauso verhält es sich mit der Blutpathologie bei vielen Patienten. Bei unserem S. sehen die roten Blutkörperchen nicht wie die typischen zweifach-konkaven Plättchen aus. Es scheint, als seien sie von „Motten durchfressen“: Die einen haben durchgehende Beizstellen im Zentrum, die anderen am Rand, in den dritten sind Bläschen sichtbar, die einzelne oder gruppierte Infekte enthalten. Höchstwahrscheinlich ist es eine bakterielle Infektion, denn auch zwischen den Erythrozyten sind die runden Körper der Bakterien zu sehen. Diese Bakterien dürften Staphylokokken sein.

Und warum entdecken die Ärzte keine Infektion im Blut ihrer Patienten? Aus dem einfachen Grund, dass die herrschende Lehrmeinung die Blutbahnen für steril hält. Laut Richtlinien hat ein Labormitarbeiter lediglich die Anzahl der Erythrozyten, Leukozyten und anderer Zellen zu bestimmen, ohne auf ihre Pathologie zu achten. Dabei kann die Zählung schneller vollzogen werden, wenn das Mikroskop eine geringere Vergrößerung hat und somit der auf dem Präparat sichtbare Bereich größer wird. Allerdings nimmt dabei die Sichtbarkeit der Pathologie in den Blutkörperchen noch weiter ab. Daher wird auch nur die Quantität geprüft, ohne an die Qualität zu denken und an die Ursachen für die Entstehung von Pathologien. Deshalb kommen solche Merkmale wie Anisozytose (Ungleichheit der Zellenabmessungen) und Peukilozytose (Vielfalt der Zellenformen) in den Laborergebnissen gar nicht vor.

In den Ergebnissen, die den Blutproben unseres Patienten beigefügt waren, waren Anisozytose und Peukilozytose nicht vermerkt, die Anzahl der Erythrozyten nicht angegeben. Die Anzahl der Lymphozyten überstieg die Norm, weil hierbei auch Trichomonaden mitgezählt wurden, die im Blut deutlich stärker vertreten sind als echte Lymphozyten. Von den segmentkernigen Leukozyten, die mit den Trichomonaden nicht zu verwechseln sind, gab es 1,5 mal weniger als normal. Hingegen überstiegen die Eosinophile, die als

Marker einer parasitären Invasion gelten, die normale Anzahl um das Doppelte. Dass das Blut mit einzelligen Parasiten befallen ist, ist auch anhand der Blutpräparate eines Psoriasis-Patienten zu sehen, denn es sind Trichomonaden sichtbar, vorwiegend in amöboider Form. Bei einigen von ihnen sind Pseudopodien (Körperausstülpungen) zu beobachten, die in Richtung Erythrozyten zeigen. Dies ist für die letzteren nicht gerade harmlos, denn in diesen Bereichen haben die Zellen tiefe Dellen bekommen – das sind die Folgen der Enzymwirkung der Trichomonaden.

Anhand von Versuchen mit Mäusen ist in den 1960er Jahren nachgewiesen worden, dass die gleichzeitige Ansteckung des Tieres mit Trichomonaden und einigen Bakterienarten zu einer vier- bis sechsmal höheren Sterblichkeitsrate sowie einem schnelleren Tod unter den Versuchstieren führte, als dies bei der ausschließlichen Invasion von Parasiten der Fall war. Festgestellt wurde, dass bei einer kombinierten Ansteckung die Entfaltung der pathogenen Eigenschaften der Bakterien durch die Trichomonaden begünstigt wird. Die Pathologien, die sich bei der doppelten Ansteckung entwickelten, waren bedeutend schlimmer, als es die Summe der Folgen von zwei einzelnen Ansteckungsvorgängen wäre. Ist nun deutlich geworden, warum der Briefautor so schlechtes Blut hat? Trichomonaden und Bakterien verstärken ihre Pathogenität gegenseitig. Deshalb treten Trichomonaden in der amöboiden, also der aggressivsten Form auf, und die Bakterien werden zu Krankheitserregern und attackieren aktiv die Erythrozyten.

An dieser Stelle können wir behaupten, theoretisch und mit Hilfe von Blutprobenaufnahmen belegt zu haben: Die Haut des Patienten S. ist von einer virus-parasitären Infektion befallen und das Blut von einer bakteriell-parasitären – abgesehen von den sonstigen nicht entdeckten Arten von Infektionen. Dazu können Lamblien, Staphylokokken, Candida-Pilze, Herpes-Viren und andere gehören.

Jetzt stelle ich meine schon obligatorisch gewordene Frage: Kann denn dieser Mensch allein mit Hilfe der Hormonsalben auskuriert werden, die er von seinem behandelnden Arzt verordnet bekommt? Natürlich nicht! Die allgemein gültigen Empfehlungen zur

Behandlung der Psoriasis sind widersprüchlich, wenig effektiv und zuweilen sogar schädlich. Es ist deutlich, dass die medizinischen Empfehlungen der für den Körper notwendigen Spurenelemente, Vitamine und Meerwasser kombiniert werden mit den gefährdenden Immunsuppressiva, Psychopharmaka und Hormonen, die allesamt die Abwehrkräfte des Organismus schwächen. Allerdings werden Antibiotika ebenso empfohlen. Aber welche von ihnen soll man einnehmen, wenn die Natur des Erregers gar nicht feststeht?

Was können also Betroffene unternehmen, bis die Mediziner anerkennen, dass die Psoriasis eine komplexe Infektionserkrankung ist? Zuallererst ist eine Wahl zu treffen: entweder alles beim alten zu lassen oder einen fortschrittlichen Arzt zu finden, um unter seiner Beobachtung eine Behandlung nach dem unten vorgeschlagenen Schema in Angriff zu nehmen. Dabei hat man sich regelmäßig den notwendigen Kontrolluntersuchungen zu unterziehen.

Behandlungsschema

- Reinigung des Organismus mit Hilfe von natürlichen resorbierenden Stoffen, Entschlackung und Entgiftung der einzelnen Organe
- Auffüllen des Organismus mit Spurenelementen und natürlichen Vitaminen, Wiederherstellung des Blutzustandes
- etappenweise Befreiung des Organismus von der Infektion mit Hilfe von pilzbekämpfenden, trichomonaziden, antiviralen und antibakteriellen Medikamenten, bei gleichzeitiger Hautbehandlung
- Immunstimulation und Abhärtung des Organismus, Trennkost und nach Bedarf Fastenkuren.

Bei Durchführung der Behandlung werden Ihnen die Erkenntnisse der Hautärztin Botalowa von großer Hilfe sein. Sie werden im nächsten Kapitel vorgestellt.

Kapitel 12

Krätze - Schuppenflechte - Krebs

Unser Land ist wahrhaftig unerschöpflich, was Talente anbelangt. Ein Talent kommt vor allem durch eine ungewöhnliche Denkweise zum Vorschein. So sucht zum Beispiel eine Ärztin aus der tiefsten Provinz nach Zusammenhängen zwischen verschiedenen Krankheiten – nämlich zwischen Krätze, Psoriasis und Krebs, und das unter Bedingungen einer eng spezialisierten Medizin. Diese Ärztin ist Nadeschda Botalowa aus der kaum bekannten Stadt Kudymkara. Sie ist Hautärztin an der Station der regionalen Abteilung für Haut- und Geschlechtskrankheiten, also eine für diesen bestimmten Fachbereich spezialisierte Fachkraft, zu deren Pflichten (nur) die Behandlung der menschlichen Haut gehört. Das ist aber keine einfache Aufgabe, denn weltweit sind etwa 2.000 Hautkrankheiten bekannt, von denen viele als unheilbar gelten.

Wie schwierig es ist Patienten mit Hautkrankheiten zu behandeln, wissen nur die Fachleute und die Patienten selber. Doch Dr. Botalowa fand eine eigene Lösungsvariante: Infolge praktischer Beobachtungen kam sie zu dem Schluss, dass sämtliche Hautkrankheiten als Grundlage die Krätze haben. Mit Hilfe der eigens von ihr entwickelten Methoden erreicht sie bei den meisten Patienten eine Remission für fünf Jahre, d. h. ein Übergang der Krankheit in die latente Form ohne Entstehung von akuten Krankheitserscheinungen. Die neue Behandlungsmethode für Patienten mit Hautkrankheiten baut auf einer Idee auf, die sie bereits im Jahre 1986 hatte. Den Ausgangspunkt dieser Idee bildete der Artikel einer Wissenschaftlergruppe aus Moskau – Fjodorowskaja, Sokolowa und Morosowa – der unter dem Titel „Einige Besonderheiten des gegenwärtigen Krankheitsverlaufs der Krätze“ im Band „Aktuelle Fragen der Dermatologie und Venerologie“ erschienen ist.

Früher kam es Frau Botalowa gar nicht in den Sinn bei jedem Fall von Allergie die Frage zu stellen, ob da nicht Krätze im Spiel ist. Sie hatte nämlich – wie viele ihrer Kollegen auch – eine vereinfachte Vorstellung von Krätze. Das war auch der Grund, warum diese Krankheit relativ selten diagnostiziert wurde. Mittlerweile hat die Ärztin aber in Erfahrung gebracht, dass bei Krätze drei Typen von Ausschlägen vorkommen, nämlich die Milbengänge (davon werden etwa 15 unterschiedliche Arten erwähnt) die morphologischen Elemente (Exantheme), die mit der Anwesenheit von nicht geschlechtsreifen Formen der Krätzemilben auf der Haut einhergehen, und die allergischen Ausschläge. Ferner hat sie die Monografie „Die Krätze" aus dem Jahre 1989 von N. Sokolowa zusätzlich studiert. Die neuen Kenntnisse in Verbindung mit eigener Erfahrung nutzte Frau Botalowa, um neue, ungewöhnliche Schlüsse zu ziehen. Sie unterstreicht die Tatsache, dass jeder von uns (also nicht nur ihre Patienten) mit einer Unmenge von Mikroorganismen zusammenlebt: Eine Schätzung hat ergeben, dass sich allein auf der menschlichen Haut bis zu drei Millionen Mikrokörper befinden, einschließlich der Krätzemilbe. Anfänglich ist die Form ihres Zusammenlebens mit dem menschlichen Organismus eine Symbiose. Doch diese vorübergehende Friedenssituation kann in kurzer Zeit gestört werden, wovon die unterschiedlichen Arten von Allergien zeugen. Frau Botalowa behauptet: „Jeder Fall einer Allergie ist eine Folge der gestörten Beziehungen zwischen dem Makroorganismus (dem Menschen) und den Mikroorganismen (den Hautparasiten)". Ich meinerseits füge als Autorin dieses Buches noch hinzu, dass bei der Entstehung vieler Allergien ebenso die inneren Parasiten eine beträchtliche Rolle spielen, darunter auch Trichomonaden.

Krätze

Krätze ist eine ansteckende parasitäre Erkrankung der menschlichen Haut. Deren Erreger ist die Krätzemilbe, die zur Klasse der Spinnentiere des Stammes Gliederfüßler gehört. Die Krätzemilbe ernährt sich von den Hornabschuppungen der Epidermis, sprich von der oberen Hautschicht. Wenn das Weibchen an die Körperoberfläche gelangt, saugt es sich mit den vorderen Beinchen an der Haut fest. An der gleichen Stelle findet ihre Befruchtung statt. Anschließend stirbt das Männchen, während das Weibchen sich mit Hilfe ihrer Kiefer in die Hornschicht der Epidermis einbohrt. Zunächst bohrt sie eine senkrechte brunnenähnliche Öffnung, dann „gräbt" sie parallel zur Hautfläche S-förmige Milbengänge, die in der Regel etwa 1-3 cm lang sind.

Für das Eindringen in die Haut benötigt das Weibchen nicht mehr als 15-30 Minuten. Unter der Haut hingegen kommt es an einem Tag nur einen Millimeter voran, denn es muss sich regelmäßig von seiner Hauptbeschäftigung ablenken und Öffnungen ins „Dach" der Milbengänge bohren, damit die für den Parasiten lebensnotwendige Luft hineinströmen kann. Das Graben der Brunnen und der Gänge in der menschlichen Haut ermöglicht den Milben der von ihnen abgesonderte Spezialstoff, der leicht von der Haut aufgenommen wird, die Hornschicht der Epidermis auflockert und durch die Reizung der Nervenenden Juckreiz auslöst. Dieser ist besonders stark in der Nacht, bedingt durch die höchste Aktivität der Milben zu dieser Tageszeit. Milbengänge sind schmale, geschlängelte, gräuliche oder weißliche Streifen mit einzelnen schwarzen Punkten, die kleinste Ablagerungen von Schmutz, Eiern und Milbenkot darstellen. Das eine Ende des Milbengangs ist offen (das ist der Anfang), das andere ist geschlossen. In dieser Sackgasse wird häufig ein durchsichtiges oder getrübtes Bläschen entdeckt, in dem in der Regel das Milbenweibchen sitzt.

Während die Parasiten ihre Milbengänge legen, vergessen sie auch die Fortpflanzung nicht. Im Laufe der sechs bis acht Wochen seines Lebens legt das Weibchen bis zu 50 Eier. Drei bis sieben Tage nach dem Legen entwickeln sich daraus Larven, die nach dreimaligem Häuten geschlechtsreif werden. Also beträgt der gesamte Zyklus bis zur Entstehung einer erwachsenen Milbe 10-14 Tage. Die Milbengänge sind an den Hautpartien mit zarter Hornschicht relativ deutlich ausgeprägt (das sind Zwischenfingerfalten, die seitlichen

Hautflächen an den Fingern, die Beugeseiten der Handgelenke, die Innenseite der Ellenbogen, vordere Achselfalten, Brustwarzenhof bei Frauen). An dünnen Hautpartien, zum Beispiel am Penis, können Milben tief in die Epidermis eindringen und eine Entzündung auslösen.

Die Ansteckung eines Menschen mit Krätze kann mittels direkten Kontakts mit einem Krätze-Kranken erfolgen, ebenso bei der Benutzung seiner Kleidung, Bettwäsche und anderer Haushaltsgegenstände. Möglich ist eine Ansteckung in Badeanstalten, Eisenbahnwaggons und Kajüten. Kinder können sich mittels Spielzeug, Sportgeräten oder Schreibgegenständen anstecken. Ebenso kann die Krankheit von Haustieren (Katzen, Hunden, Pferden, Kühen, Schweinen, Schafen, Kamelen) wie auch von Wildtieren (Ratten, Hasen, Füchsen, Wölfen) übertragen werden.

In der konventionellen Dermatologie herrscht die Meinung, dass bei der typischen Form der Krätze neben den Milbengängen auch Knötchen- und pustelartige Ausschläge, Kratzeffekte und blutige Krüstchen vorhanden sind. Die Ausschläge finden sich vorwiegend auf der Haut an den Beugeseiten der Extremitäten, an der Vorderseite des Rumpfes, den Hüften und am Gesäß. Die Papeln (Knötchen) und die Pusteln sind im Durchmesser ein bis drei Millimeter groß, ohne jegliche Entzündungserscheinungen. Im Gegensatz zu Kindern fehlt bei erwachsenen Patienten der Ausschlag im Gesicht, am behaarten Teil des Kopfes, unter den Achseln sowie an den Fußsohlen. Bei Männern können die Papeln am Geschlechtsteil dem syphilitischen Ausschlag ähnlich sein. Doch das typische klinische Bild ist heutzutage in nicht mehr als 30 % der Fälle anzutreffen. Meistens, besonders bei älteren Menschen, werden schwach ausgeprägte Formen der Störung beobachtet. Wenn die Haut häufig gewaschen wird, insbesondere wenn dabei eine Seife mit antiparasitären oder antibakteriellen Bestandteilen benutzt wird, bleibt der Juckreiz unbedeutsam oder ganz aus. Bei einer atypischen Form der Krätze ist es möglich, dass die Milbengänge fehlen und in der Regel nur einzelne Papeln bzw. bei Kindern einzelne Pusteln zu beobachten sind.

Kommen wir zu den allgemeingültigen Vorstellungen über die Krätze zurück. Bekanntlich werden demnach zwei Arten von klinischen Erscheinungen dieser Krankheit unterschieden: die Milbengänge sowie das Nisten von nichtgeschlechtsreifen Formen der Krätzemilbe außerhalb der Gänge. Primäre Erscheinungen sind Papeln und Pusteln. Sekundär sind Punktblutungen mit Krüstchen, Erosionen und lineare Kratzeffekte. Daher war es für die Hautärztin schon eine riesige Überraschung zu erkennen, dass es noch eine dritte Art von Ausschlägen gibt – nämlich die allergischen. Die weitere Erkenntnis dessen, dass „die Komplikationen öfters das wahre klinische Bild der Krankheit tarnen und es so zu häufigen Fehldiagnosen kommt“, bewog Frau Botalowa dazu sich noch aufmerksamer mit den Patienten zu beschäftigen. Außerdem kam sie auf einen Gedanken, dessen Prinzip darin besteht, dass die primäre Ursache für die meisten Hauterkrankungen die Krätze ist, bedingt durch die Allergie auslösenden Eigenschaften der Krätzemilbe. Als Beispiel nennt sie den Fall eines fünfjährigen Mädchens, für das die Diagnose lautete: Kinderekzem. Doch die zuständige Krankenschwester aus der Abteilung für Hautkrankheiten entdeckte bei der kleinen Patientin einen typischen Milbengang in der Nabelgegend. Frau Botalowa verordnete eine antiskabiöse Behandlung und erzielte hervorragende Ergebnisse. Das war bereits 1985.

In den nachfolgenden Jahren machte sie eine Menge ähnlicher „Entdeckungen“, die sie alle „in ihrer Sammlung ablegte“. Heute sind dort praktisch alle Hautkrankheiten vertreten, die Frau Botalowa gesehen und behandelt hat: Ekzeme, Neurodermitis, atopische Dermatose, welche mit den als exsudative Diathese bezeichneten Erscheinungen beginnt, allergische Dermatitis, Toxikodermie, toxische epidermale Nekrose, Nesselsucht, Lymphom, Pyodermie, Sklerodermie, Pemphigus (Blasensucht), Duhring-Dermatitis, Akne, Glatzenbildung. Später kamen „Hautpilze“ und die Gürtelrose hinzu. Den größten Schock bekam die Hautärztin aber, als die Schuppenflechte in diese Liste aufgenommen wurde.

Die Literaturrecherche erweiterte jedoch nicht nur den Wissenshorizont der Ärztin über die Symptomatik der Krätze, sondern erlaubte auch gewisse Beobachtungen, von denen sie uns einige mitteilte. Typisch für die Krätze ist das Gortschakov-Symptom, nämlich die punktuellen Blutkrüstchen am und rund um den Ellenbogen. Die Krätze ist im anfänglichen Stadium schwer diagnostizierbar, doch im Laufe des Krankheitsfortschritts beträgt die Trefferquote bei der Diagnose bis zu 72,4 %. Laut den Autoren der Monographie „Die Krätze", sind die klinischen Besonderheiten dieses Symptoms die deutliche zahlenmäßige Überlegenheit der einzelnen Krüstchen (78,2 %) über die gruppierten (21,8 %) sowie deren Anhäufung in der Gegend rund um den Ellenbogen. Der Ausschlag in Form von Pusteln und Krüstchen, die im Übergang der Gesäßfalte in die Kreuzbeingegend lokalisiert sind, werden als Dreieck-Symptom oder Michaelis-Rombus bezeichnet. Manchmal werden hier Ekthyme festgestellt, die mit einer Narbenatrophie enden. Nach einer spezifischen Behandlung bleiben an diesen Stellen Pigmentflecken zurück, die ein Zeichen für die überstandene Krätze sind. Außerdem ist Frau Botalowa aufgrund ihrer mehrjährigen Erfahrung der Meinung, dass zu den typischen Körperstellen, an denen sich der Ausschlag bei Krätze lokalisiert, auch die Projektionsgegend des Brustbeinschwertfortsatzes sowie des siebten Halswirbels hinzugerechnet werden sollten. Umgekehrt können in den typischen Ausschlaggegenden auch untypische Ausschläge in Form von Hämorrhagien (Blutungen) und Petechien auftreten. Manchmal kommen sie vor dem Hintergrund der Knötchen bzw. in Verbindung mit diesen zum Vorschein.

„Ähnliche Elemente habe ich bei einer Patientin festgestellt, bei der eine enteropathische Akrodermatitis diagnostiziert wurde, und zwar in der Gegend des rechten Ellenbogens, – dort, wo in der Regel bei der chronischen Krätze das Gortschakow-Symptom auftritt. Bei uns in der regionalen Abteilung für Haut- und Geschlechtskrankheiten gab es einen weiteren Patienten mit dieser Diagnose. Die Diagnose stand fest, sodass der Patient sich im Zentralen Wissenschaftlichen Forschungsinstitut für Haut- und Geschlechtskrankheiten in Moskau behandeln ließ. Während der Einnahme von Zinkpräparaten sind bei ihm auch die Elemente der typischen

Krätze zum Vorschein gekommen. Vielleicht hätte man eine stabile Remission erreichen können, wenn ich gewagt hätte, antiskabiöse Medikamente anzuwenden", – erinnert sich Frau Botalowa mit Bedauern. Von mir aus füge ich hinzu: Auch hier, in der Dermatologie, wird der Vorzug nicht der Ermittlung des wahren Erregers gegeben, sondern der Symptomatik. Sodass eine Gefahr von ärztlichen Fehlern besteht: Sobald sich die Symptome verändern (unter Einfluss irgendwelcher Faktoren oder der begleitenden Infektion), wird der Behandlungsprozess komplexer oder er landet gar in einer Sackgasse, und leiden werden darunter in erster Linie die Patienten.

Schuppenflechte

Doktor Botalowa kann sich gut an ihren Patienten K. B. A. erinnern, der ab dem Alter von 52 Jahren zwölf Jahre lang an Schuppenflechte litt. Die Fragen an den Patienten ergaben, dass er mit 22 Jahren während seines Wehrdienstes Krätze erlitten hatte. Die Diagnose der Krätze fällt natürlich schwer, wenn man berücksichtigt, dass sie unterschiedliche Formen annehmen kann: erstens unerkannt (eine Krankheit, die sich während der Einnahme von steroiden Hormonpräparaten entwickelt hat), zweitens symptomatisch schwach ausgeprägt, drittens als „Sauberkeitskrätze" (d. h. die Milbengänge sind nicht ermittelbar), viertens ohne Juckreiz. Daher bleiben viele Krankheitsfälle nicht diagnostiziert. Das alles lieferte unserer Hautärztin Stoff zum Nachdenken.

Doch wie groß war ihre Überraschung, als sie während der Vorlesungsvorbereitung für die medizinische Fachschule im Lehrbuch „Allgemeine Dermatologie" von Koshewnikow entdeckte, dass dies alles nicht neu war. Das Sprichwort, dass nichts so neu ist, wie das in Vegressenheit geratene, enthält wirklich viel Wahres. Frau Botalowa überzeugte sich in den letzten Jahren durch die Arbeit mit ihren Patienten immer mehr und mehr von der Richtigkeit ihrer Idee, dass die Krätze die Basis für viele Hautkrankheiten darstellt.

Und letztendlich stellte sich heraus, dass sie gar kein „Amerika entdeckt“ hatte. Bereits vor anderthalb Jahrhunderten hatte nämlich F. Gerba mit seiner wissenschaftlichen Schule gewusst, dass alle Hauterkrankungen (bis auf die Syphilis) auf der Krätze-Krankheit basieren. Er hatte diese Erkenntnis in der Praxis umgesetzt und hierbei intensiv antiskabiöse Behandlung bei den Patienten durchgeführt.

Während der ständigen Analyse des Problems der Hauterkrankungen stellte sich Frau Botalowa die Frage, ob es möglich sei, dass bei einem jeden Patienten Krätzemilben vorhanden sind. In diesem Zusammenhang ist sie zu folgenden Überlegungen gekommen:

- Es entsteht der Eindruck, dass die Krätze quasi den Boden für eine andere Pathologie vorbereitet.
- Es ist offensichtlich, dass es kombinierte Einflüsse von zwei oder gar mehreren Erregern gibt. Zum Beispiel ist die Schuppenflechte nicht nur das psora (Krätze), sondern auch der Virus des elementaren Herpes. Häufig werden während des Behandlungsprozesses bei Psoriasis-Kranken Exazerbationen von einfacher Blasenflechte (Pemphigus) beobachtet.
- Wie kompliziert unser Organismus gebaut ist, können wir uns alle vorstellen. Kann man denn nicht annehmen, dass bei einer gemeinsamen Ausgangsgröße (obwohl es davon selbst zu Beginn der Erkrankung mindestens zwei gibt – nämlich die Mikro- und die Makroorganismen), die unterschiedlichen „Funktionsstörungen“ in dem einen oder anderen Organ, die vielfältigen Mikroben und die negativen äußeren Faktoren ihren Beitrag zum endgültigen Bild der Pathologie beisteuern? Zum Vergleich denke man an die elementare Mathematik, wo aus zehn Ziffern eine unendlich große Menge von Kombinationen – also Zahlen – entsteht die sich auf verschiedene Weise voneinander unterscheiden.

Eine Gruppe junger Wissenschaftler veröffentlichte eine These in der Zeitschrift „Volksuniversität der Gesundheit“, laut der die heutige Medizin außerstande ist auch nur eine einzige Krankheit auszukurieren. Dr. Botalowa war mit ihnen einer Meinung, weil sie zum Schluss kam, dass Krätze ebenfalls nicht heilbar ist. Gemeint sind dabei nicht die klinischen Symptome, die ja bekanntlich unterdrückbar sind, sondern die Tatsache, dass die Krätzemilbe im menschlichen Organismus erhalten bleibt. In der Monographie „Die Krätze" heißt es, dass Ascariden (Spulwürmer) im typischen Fall mehrere Existenzstadien durchlaufen: die Larve, drei Nymphenstadien und die Geschlechtsreife. Bei frei lebenden Ascariden ist eins der Nymphenstadien, und zwar das der Deutonymphe, zum speziellen „Überlebensstadium" geworden, in das eine Nymphe bei ungünstigen Verhältnissen wie Austrocknung, Nahrungsmangel usw. wechselt. Ist das nicht des Rätsels Lösung? Mit anderen Worten, Frau Botalowa ist der Meinung, dass die Krätze nicht nur die den Medizinern geläufige Form annehmen kann, sondern auch eine verborgene, die sich in unterschiedlichen Hautkrankheiten manifestieren kann, deren Ätiologie bis heute ungeklärt ist und für die keine Heilung gefunden wurde.

Doch ihre praktischen Beobachtungen erlauben es die getarnten Formen der Krätze zu erkennen und folgende Schlussfolgerung zu ziehen: Von der Tatsache einer erlittenen Krätze (in welcher Form auch immer) können die Veränderungen in der Ellenbogengegend zeugen. Sie können als Marker, also als Spuren der Krätze angesehen werden. Zu den Veränderungen zählen das verstärkt dünne Hautbild, mehr oder weniger ausgeprägtes spreuartiges Abschuppen, gänsehautähnliche Papeln (wie bei der Darje-Krankheit) usw.

Allergie

Die Krätzemilbe besitzt Allergie auslösende Eigenschaften. Dies ist eine wichtige Tatsache für den Versuch sich in der Natur von Allergien zurechtzufinden. Die Nichtverträglichkeit von Gerüchen, Blütenpollen, Pappelflaum, Tierhaaren und anderen Allergenen ist eine richtige Plage für die Betroffenen. Meiner Meinung nach sehen die Mediziner die Krankheitsursache ausschließlich in äußeren Faktoren, während der wahre Grund für die allergische Erkrankung eine innere Infektion des Menschen ist. Gerade Mikroorganismen reagieren als erste auf die so genannten Allergene. Sie kommen dabei zum Vorschein, sodass sie vom Immunsystem erkannt werden, welches sie dementsprechend aus dem Organismus abstößt – infolgedessen entstehen ein allergischer Ausschlag und andere Erscheinungen der Körperreaktion. Ohne dies zu ahnen, beschränken sich die Ärzte auf die Empfehlung die Auslöser zu meiden sowie auf die Verordnung von Antiallergika wie Kaliumchlorid oder Dimedrol. Auf diese Art werden lediglich die Krankheitssymptome ausgeschaltet, doch die Erkrankung selber wird nicht geheilt.

Die Hautärztin Dr. Botalowa äußerte jedoch in Bezug auf Allergie folgende Meinung: „Jeder Fall einer Allergie steht im Zusammenhang damit, dass die Beziehung zwischen den Mikroorganismen und deren Träger – dem Menschen – nicht geklappt hat. Dort, wo es nicht gelungen ist den Frieden zu erhalten kommt es zum Krieg – also zu einer Krankheit, im gegebenen Fall zur Allergie. In Abhängigkeit davon, in welchem Maße das Immunsystem belastet ist, entsteht die eine oder andere Pathologie". Frau Botalowa ist nicht nur eine wissende und mitdenkende Ärztin, sondern auch ein hoch geistiger Mensch. Sie meint: „Damit jeder von uns gesund wird, soll man den eigenen Weg der geistigen Entwicklung für sich finden und ihn beschreiten. Dabei muss man stets bedenken, dass man in diesem Leben nur das schätzen sollte, was man mit in den Tod nehmen kann – das wäre die Energie des Geistes, die sich aus der Summe der guten Taten zusammensetzt, aus dem der Evolution geleisteten Dienst."

Was das Immunsystem betrifft, verweist Frau Botalowa auf Dahl (1983), der vier Typen von immunologischen Reaktionen unterscheidet, die die Entwicklung des klinischen Bildes bestimmen. Die Reaktionen vom Typ 1 sind akut entzündliche. Sie entstehen an den Eindringstellen der Milbe durch das Zusammenwirken des Antigens mit dem Immunglobulin IgE auf den Gewebebasophilen. Die Reaktionen vom Typ 2 sind die typisch zytotoxischen, die durch Kombination der Immunglobuline IgG und IgM mit dem Antigen entstehen und oft durch das Komplementsystem sowie die Phagozytose vermittelt sind. Die Reaktionen von Typ 3 sind die Folge der zellvermittelten Immunität.

Die Immunglobuline IgE haben eine große Bedeutung bei der Entwicklung einer Immunität gegen die Parasiten. Der erhöhte Gehalt von IgE im Blutserum der Krätze-Patienten ist von mehreren Autoren festgestellt worden. Es ist ferner eine Korrelation zwischen den IgE-Werten und dem Ausprägungsgrad des pathologischen Prozesses gefunden worden. Dabei wird die höchste Konzentration von IgE bei Patienten mit atopischer Dermatose beobachtet. Außer der verstärkten humoralen Immunabwehr aktiviert sich bei parasitären Erkrankungen auch die zellvermittelte Immunität, vor allem die Eosinophile.

Den sekundären Ausschlag bei der Krätze betrachten die Wissenschaftler als Folge des Einflusses zirkulierender Immunkomplexe. Die Antigene in diesen Komplexen sind unbekannt. Genauere Angaben über die Rolle der zellvermittelten Immunität in der Pathogenese der Krätze können nur vermutet werden, solange das Milben-Antigen nicht ermittelt ist.

Was haben wir also heute für einen Stand? Erstens gibt es Millionnen von Menschen, die an unterschiedlichen Hauterkrankungen leiden, einschließlich der Krätze, wobei ein Teil von ihrer Krankheit gar nichts ahnt. Zweitens wird selbst die allgemein bekannte Krätze, deren Erreger längst als ermittelt gilt, aus Sicht der Immunologie wenig untersucht, wird nicht immer klinisch diagnostiziert und häufig nicht vollständig auskuriert. Und schließlich behauptet drittens eine aus der tiefen Provinz stammende Hautärztin, deren Name kaum jemandem geläufig ist, dass sämtliche Hautkrankheiten, einschließlich der Psoriasis, von der Krätze abstammen. Sie geht sogar noch weiter in ihren Vermutungen und stellt die Hypothese auf, dass der mehrzellige Parasit Krätzemilbe auch der Auslöser der Krebskrankheit ist.

Krebs

„Was Krebs anbelangt“, so Dr. Botalowa, „hat mir die Veröffentlichung von W. Romanenko in der Zeitung ‚Argumenty i Fakty‘ (Nr. 46; Jahrgang 1991) mit dem Titel ‚Es ist alles nicht so hoffnungslos‘

sehr gefallen. Laut T. Lebedewa, die eine neue Theorie zur Krebsentstehung aufgestellt hat, 'gibt es nur einen Krebs, denn alle Krebsarten haben die gleiche Herkunft, nämlich den begeißelten Parasiten, der außerhalb der Aufmerksamkeit von Krebsforschern geblieben ist. Chemische Kanzerogene jedoch sowie Viren, radioaktive Strahlung und Ähnliches sind zwar wichtige, aber sekundäre Faktoren, die die Entstehung von Geschwülsten begünstigen…' Ich hatte nicht die Möglichkeit alle Punkte der neuen Krebsentstehungstheorie kennen zu lernen, doch ich nehme an, dass die Pathogenese bei den Geschwülsten etwas anders aussieht."

Ferner erläuterte Frau Botalowa einige Thesen ihrer Theorie: „Die Ergebnisse der 'nebenläufigen' Beobachtungen sollten nicht unerwähnt bleiben. Und zwar stehen Bronchialasthma, Krebs, Aids und Kollagenkrankheiten möglicherweise auch in einem unmittelbaren Zusammenhang mit der Krätze. Überhaupt entsteht der Eindruck, dass die Krätzemilbe (bzw. die Produkte ihrer Lebensfunktionen) über enorme Allergie auslösende Eigenschaften verfügt, insbesondere wenn im Organismus Herde von chronischen Infektionen oder Pathologien im Magen-Darm-Trakt vorhanden sind.

Was die AIDS-Krankheit betrifft, ist es sicher sehr mutig meinerseits, so etwas zu behaupten, denn ich habe ja keine HIV-Infizierten gesehen. Und im Rahmen einer Hypothese? Ist denn der Ausschnitt aus der Artikelübersetzung von Bourlond, Belgien, keine Bestätigung dieser Hypothese: 'Von den Hautmanifestationen der Aids-Krankheit sind die schwersten und die häufigsten die opportunistischen Infektionen, die durch die Suppression der zellvermittelten Immunität bedingt sind, die neoplastischen proliferierenden Krankheiten (das Kaposi-Sarkom, Lymphome und andere) sowie etwa Xerosis, Ichthyosis, seborrhoisches Exzematoid und Psoriasis. Die im Epithelium proliferierenden (wuchernden) Erkrankungen, vor allem das seborrhoische Exzematoid und die Schuppenflechte, werden zu einem nicht wegzudenkenden Teil der klinischen Erscheinungen von AIDS.'"

Als weiteres Argument für ihre Hypothese über die parasitäre Ätiologie der Krebskrankheiten bringt Frau Botalowa folgenden Ausschnitt aus dem Artikel des behandelnden Arztes A. Dola, der als

Bioenergotherapeut in der Funktion des Leiters des Gesundheitszentrums „Jaguar“ tätig ist. Dieser Artikel wurde in der Zeitschrift „Bote der Volksmedizin“ veröffentlicht: „Eine echte, wissenschaftlich belegte Theorie der Krebsentstehung muß die gemeinsame Ursache für die Entstehung sämtlicher Arten von Krebs beschreiben sowie den biologischen Krankheitserreger benennen ... Bis heute ist noch kein signifikanter Fortschritt in der Behandlung von Krebs erzielt worden. In Anbetracht all dieser Tatsachen müssen wir die Anstrengungen sämtlicher Richtungen der Medizinforschung und der Praxis vereinigen sowie die besondere Aufmerksamkeit auf die Vorbeugung der Krankheit richten.“

Dementsprechend empfiehlt die Hautärztin Botalowa zwecks allgemeiner Gesundheitsverbesserung hinsichtlich der Krebsvorbeugung folgende antiskabiöse Medikamente: Schwefelsalbe 33 %, 20 % der Salbe Benzibenzonat sowie 10-30 % Birkentee, der vorsichtig eingenommen werden sollte, weil er die Blutversorgung des Gewebes zwar verbessert, doch dabei die Regeneration der Epidermis sowie die Verhornungsprozesse stimuliert und auch die Empfindlichkeit gegenüber Sonnenstrahlen erhöhen kann. Die genannten Mittel sollten wenigstens von Zeit zu Zeit eingenommen werden, zum Beispiel einmal monatlich, nach einer obligatorischen vorangehenden Entschlackung des Organismus.

Was halten Sie davon?! Eine völlig unbekannte Hautärztin aus der tiefen Provinz, in dessen Verantwortungsbereich lediglich die Behandlung von Krätze und sonstiger unangenehmer Hauterkrankungen fällt, macht sich Gedanken darüber, wie die Menschen von Krebs gerettet werden können. Ein im höchsten Maße beeindruckender Einsatz!

Daher war es für mich sehr interessant diese ungewöhnliche und zielstrebige Frau kennen zu lernen, als sie im Herbst 1997 nach Moskau kam. Im Prinzip war sie meine Kontrahentin in einer Diskussion, indem sie ihre eigene Theorie aufstellte und damit die meinige quasi zum Kippen bringen wollte. Deshalb war sie über mein loyales Verhältnis ihr gegenüber nicht wenig erstaunt. Die Erklärung dafür ist jedoch einfach: Dass meine Trichomonaden-theorie zur Entstehung von Krebs und anderen nicht heilbaren Krankheiten stimmt, dessen bin ich absolut sicher, sodass die Ausarbeitungen anderer Spezialisten, insbesondere der aus der Parasitologie, meine Theorie nur ergänzen und bereichern. Warum soll man sie nicht schätzen?! Zudem war meine Bekanntschaft mit Frau Botalowa ziemlich erfolgreich: Sie hatte meinen Auftritt in einer der wissenschaftlichen Gesellschaften Moskaus verfolgt, hat mein Buch erworben, durchgelesen, die darin beschriebenen Ideen anerkannt und ist somit zu meiner Verbündeten geworden. Dabei ist Frau Dr. Botalowa ebenfalls nicht schlecht weggekommen. Sehen Sie doch selber, diese Ärztin hat ohnehin einen wichtigen Beitrag zur Hautmedizin geleistet: Sie hat nämlich eine eigene Methodik entwickelt, die es erlaubt nicht nur die Krätze allein zu behandeln, sondern mehr als 20 Hautkrankheiten. Das ist ihr wichtigster Erfolg und auch der Grund dafür, ihr dieses Kapitel zu widmen. Hoffentlich werden die Erfahrungen, die Frau Botalowa in der Behandlung gesammelt hat, nicht nur für die Fachleute nützlich sein, sondern auch uns allen.

Behandlung

Das Wesen der neuen Behandlungsmethode bei Hautkrankheiten besteht darin, dass Dr. Botalowa parallel zu allgemeingültigen Verordnungen antiskabiöse Medikamente verwendet. Dabei nimmt sie für die Behandlung von Kindern die gleiche Konzentration in den Salben und Emulsionen wie im Falle von Erwachsenen. Das begründet sie so: „Die Krätzemilbe ist doch als biologisches Objekt die gleiche, ob sie bei Erwachsenen oder beim Kind gefunden wird, demzufolge sollte auch die Einwirkung auf ihn in diesen Fällen identisch sein.“ Die Anwendung der antiskabiösen Medikamente wird nach dem Schema von Sokolowa-Lange durchgeführt, einmal in drei Tagen nach einer vorangegangenen Körperreinigung in der Badewanne. Das Badewasser kann sowohl hygienisch als auch heilungsfördernd sein. Als Zusätze werden Kaliumpermanganat, Kupfersulfit (Kupfervitriol), Schöllkraut- oder Zweizahnextrakt und andere Stoffe empfohlen.

Nach dem „Einweichen“ in der Badewanne wird auf die gesamte Körperoberfläche bis auf den Kopf und den Hals 33%ige Schwefelsalbe aufgetragen. Diese behält man, bis am vierten Tag alles wieder abgespült wird. Anschließend muss man sich wieder gut einweichen, um die abschuppende Haut abzulösen, und sich wieder mit der Salbe bepinseln. An der täglichen Anwendung der antiskabiösen Mittel besteht kein Bedarf, denn im gegebenen Fall wird die biologische Natur des Erregers berücksichtigt: Die Larven entspringen den in den Milbengängen verbliebenen Eiern am vierten Tag. Die zweitägigen Pausen zwischen den Anwendungen (von denen es viele geben darf) können zur Behandlung der Haut mit anderen Präparaten genutzt werden, wie Schüttelmischungen, Salben, Kompressen.

Insgesamt sollte die Behandlung einen umfassenden Charakter haben: Diät, parentarale Mittel, physikalische Therapie und andere Methoden, die auf den Patienten und seine Krankheit Wirkung haben sollen. So hat sich Frau Botalowa die Methode der Fastenkur angeeignet und praktiziert sie häufig, besonders bei Schuppenflechte-Patienten. Sie hält es für besonders wichtig, dass eine vollständige Sanierung des Mund- und Rachenraums von einem Zahnarzt durchgeführt wird. Sie beobachtete nämlich, dass bei Zahnkaries kein überzeugender Behandlungserfolg zu erzielen ist, selbst im Falle der einfachen Krätze – sie rezidiviert nämlich! Auf solche Art lernte sie mehr als 20 Hauterkrankungen zu heilen, die in der nachfolgenden Tabelle aufgeführt sind.

Angaben über Patienten, die mit Hilfe von antiskabiösen Mitteln behandelt wurden:

Nozologische Krankheitsform	Anzahl behandelter Patienten	Anzahl der Bett-Tage	Durchschn. Behandlungs dauer	Dauer der Remission (in Jahren)
Atopische Dermatose	40	221	10	5,5
Vitiligo	6	54	13,5	5,0

Lupus erythe-matodes	6	105	17,5	5,3
Allergische Dermatitis	116	1447	7,8	5,1
Nesselsucht	21	112	7,7	5,3
Flache Knöt-chenflechte	5	1095	14,8	4,6
Schuppen-röschen	6	33	10,1	5,5
Kleienflechte	3	28	9,3	5,0
Neurodermitis	19	242	12,7	4,5
Haarausfall	10	141	19,1	5,0
Gürtelrose	7	64	9,1	5,0
Schuppen-flechte	117	2042	17,3	3,8
Pyodermie	104	858	8,2	5,5
Rosazea	6	89	14,8	4,6
Sklerodermie	6	120	20	3,6
Akne	10	102	10,2	5,1
Photoder-matose	11	132	9,3	5,4
Ekzem	224	2638	11,7	4,8
Erythema	26	244	9,3	3,5
Erythrodermie	9	227	25,3	4,5
Geschwüre	10	214	21,4	5,0
Sonstige	18	215	11,9	4,5
INSGESAMT:	**778**	**10270**	**13,2**	**4,8**

Das ist ein Zeichen für die Behandlungserfolge von Frau Botalowa. Sie bringt die Entwicklung von Lupus und Sklerodermie zum Stillstand, bei einer Kombination mit Fastenkur lässt sich auch die Schuppenflechte auflösen. Während der Behandlung von Hautkrankheiten sind die Unter- sowie die Bettwäsche zu kochen und vor dem An- bzw. Beziehen heiß zu bügeln, Spielzeug ist unbedingt zu desinfizieren.

Während Frau Botalowa ihre Erfolge schildert, kann sie auch nicht zurückhalten, was sie bedrückt: „Die Freude bei der wahrhaftig schöpferischen Zusammenarbeit mit den Patienten ist mit Worten nicht wiederzugeben! Die Behandlung von atopischer Dermatose fällt nicht so leicht. Denn kaum erfahren die Eltern, dass ihr Sprössling (ihr geliebtes, ihr allerbestes Kind) gegen Krätze behandelt wird, kommt Protest auf. Sodass die Krankheit jubelt. Das ist nicht überraschend: Im Bewusstsein der Menschen ist nämlich verankert, dass Krätze Dreck und Schande bedeutet. Der Begriff „Sauberkeitskrätze" ist eben nicht so geläufig und nicht ganz verständlich. Daher kommt man auf den Gedanken, ob es nicht sinnvoll wäre, die Krankheitsbezeichnung zu ändern, z. B. auf „Sarkoptose" oder ähnlich? Denn das Bewusstsein der Menschen ist bekanntlich am schwierigsten zu ändern..."

Ich hoffe, dass diese Geschichte über Dr. Botalowa vielen Patienten nützlich sein wird, die an Hautkrankheiten leiden. Und nicht nur ihnen, weil es für jeden Menschen wichtig ist einen kompetenten und freundlichen Arzt kennen zu lernen, unabhängig davon, wo diese Begegnung stattfindet, in der Praxis oder auf den Seiten eines Buches. Deshalb habe ich mich entschieden, nachdem ich ihre hohe fachliche Kompetenz erkannt habe, über sie zu schreiben, damit betroffene Menschen von ihrer schöpferischen Arbeit erfahren und die von ihr entwickelte Methodik nutzen können.

Ich habe allerdings auch einige kritische Gedanken zu erwähnen. Erstens bin ich nicht mit dem Vorschlag einverstanden die Krankheit umzubenennen. Denn die Ärztin gibt schon zu, dass, wenn ihr eine auf gegenseitigem Verständnis beruhende Beziehung zum Patienten gelingt, auch der Behandlungsprozess besser vorangeht. Also ist das

Ziel, sich nicht von den Menschen durch medizinische Terminologie abzuschirmen, sondern die Menschen aufzuklären. Natürlich ist dies von einem Arzt alleine nicht zu leisten, es hätten nämlich schon längst sowohl die Russische Akademie der Wissenschaften als auch das Gesundheitsministerium offenlegen sollen, dass der Mensch kein steriler Körper ist. Nur auf solche Art kann die Aufmerksamkeit der Menschen auf ihre eigene Gesundheit gelenkt werden, wobei der Medizin dadurch der Übergang auf die prophylaktische Schiene erleichtert wird. Das wäre dann die Gewähr für die allgemein positive Gesundheitsentwicklung in der Bevölkerung.

Zweitens haben vermutlich auch Sie gemerkt, dass Frau Botalowa nicht von Heilung spricht, sondern lediglich von langfristiger Remission. Das geschieht, weil sie vor allem die Haut des Patienten behandelt, anstelle den Organismus als Ganzes in den Prozess einzubeziehen; obwohl sie selber einräumt, dass mit der Krätzemilbe auch der Herpesvirus zum Vorschein kommen kann. Die Ärztin nimmt auch an Standardmethoden keinen Anstoß, die die Verwendung von Hormonpräparaten vorsehen. Deshalb muss ich an dieser Stelle nochmals erinnern: Die Behandlung von parasitären Krankheiten sollte erstens aus mehreren Abschnitten bestehen, und zwar mit Entschlackung und Entgiftung des Organismus beginnen, und zweitens kombinierten Charakter haben, d. h. auf die Entfernung des hauptsächlichen Erregers wie auch der begleitenden pathogenen Mikroflora ausgerichtet sein.

Doch ungeachtet einiger Unvollständigkeiten ist es schwierig den Beitrag von Frau Botalowa für die heutige Medizin zu überschätzen. Indem sie allgemein bekannte Medikamente (Schwefelsalbe, Sulfor, bereinigter Schwefel, der über antihelmithische und leicht abführende Wirkung verfügt) verwendet, kann sie gute Ergebnisse bei der Behandlung unterschiedlicher Krankheiten aufweisen. Wissen Sie, warum? Aus dem einfachen Grund, dass, wenn die angewendeten Medikamente gegen mehrzellige Parasiten wirksam sind, sie es auch gegen einzellige sein werden, einschließlich der Trichomonaden. Daher steht außer Zweifel, dass Schwefelpräparate (in Verbindung mit anderen antibakteriellen und immunstimulierenden Mitteln) sowohl für die Prophylaxe als auch für die Behandlung von Krebs angebracht sind. Nach Beispielen brauche ich nicht lange zu suchen, denn diese liefert das Leben selbst, unter anderem auch mein eigenes. Vor einigen Jahren hatte sich meine Gesundheit aus mehreren unterschiedlichen Gründen stark verschlechtert. Damit gingen Schmerzen im linken Ohr einher: Im Trommelfell entwickelten sich Narben, die akustische Empfindlichkeit ließ nach und es entstanden Ohrgeräusche; gleichzeitig verschwand der Ohrenschmalz (ein Schwefelsekret), das Ohr wurde also „sauber". Jetzt, während ich meine Gesundheit wiederherstelle, bemerke ich, dass die allgemeine Zustandverbesserung auch das Ohr betrifft, wovon das erste Zeichen das Vorhandensein des Ohrenschmalzes ist. Also ist Schwefel eine gute Sache! Mit den Worten von Frau Dr. Botalowa: Schwefel geht für die Medizin des dritten Jahrtausends mit einer positiven Bewertung durch. Dieses Element wird vielen helfen können, wenn es von den Ärzten erst einmal richtig eingeschätzt worden sein wird. Dies wird wiederum stattfinden, wenn die Medizin die parasitäre Natur mehrerer heute nicht heilbarer Krankheiten anerkennen wird und die Ärzte den gezielten Kampf mit ihren Erregern in Angriff nehmen. Gott helfe ihnen bei dieser heiligen Aufgabe!

Nachwort

Nun nähert sich unsere Begegnung mit den wichtigsten unheilbaren menschlichen Krankheiten des 20. Jahrhunderts dem Ende. Wir haben lediglich einige Beispiele solcher Krankheiten betrachtet, dabei zählt die Medizin über 20.000 dieser Art.

Wollen wir hoffen, dass bald die Zeit kommt, in der sich die Wissenschaftler gründlich damit auseinandersetzen und die infektiöse Natur dieser Krankheiten experimentell belegen und schließlich anerkennen werden. Genau auf solche Art wird das Postulat der traditionellen Medizin wieder ins Leben gerufen, womit seinerzeit die todbringenden Epidemien bezwungen werden konnten: „Wenn sich eine Krankheit entwickelt hat, dann ist dies durch einen biologischen Erreger bedingt!" Damit werden Mediziner solche Methoden zur Prophylaxe und Behandlung entwickeln können, die ihnen die Möglichkeit geben werden, sämtliche unheilbare Krankheiten zu besiegen, deren Erreger bis heute noch nicht ermittelt sind.

Doch nicht die letzte Rolle in dem Ganzen gehört uns selber, die wir Träger von unterschiedlichen Infekten sind. Es ist an der Zeit sich der Tatsache bewusst zu werden, dass der Mensch nicht keimfrei ist! Und sobald dieses Axiom begriffen ist, sollte man nicht nach der Vogel-Strauß-Methode den Kopf in den Sand stecken, sondern eine feste Entscheidung zu einer entsprechenden Veränderung des eigenen Lebens treffen, damit immer eine gewisse Zeit für den Kampf mit dem inneren Feind bleibt. Vertagen Sie die Sorge um die eigene Gesundheit nicht auf „später", denn diese Frage steht schon seit langem an und ist akut: WIR oder die TRICHOMONADE (und sonstige begleitende Infektion)!

Doch es gibt noch eine weitere Gefahr. Nehmen wir an, das Kind sei praktisch gesund zur Welt gekommen. Doch kaum hat es das Pubertätsalter erlangt, eilt es in das "erwachsene" Leben, in dem solche Gefahren wie Rauchen, Alkohol, Drogen und Sex mit wechselnden Partnern lauern. Wer sich gedankenlos diesen Gefahren ausliefert, kann nicht sicher sein, dass er gesunde Enkel bekommen wird. Auf diese Art kann die Familie von jedem von uns ihr Ende finden. Bemühen Sie sich also, dass es Ihnen nicht so ergeht!

Hierfür wenden Sie sich der umgebenden Natur zu, erkennen Sie diese und verwenden Sie ihre Möglichkeiten zum Zwecke der Genesung Ihrer Familie. Wenn Sie selbst auf eine gesunde Lebensweise umgestiegen sind, erziehen Sie dementsprechend auch Ihre Kinder und Enkel. Wie das zu erreichen ist, werden Sie wohl selbst wissen. Auch wir werden dies später noch behandeln. Fortsetzung folgt.

E-BOOK
Jetzt auch in
ENGLISCHER
SPRACHE!

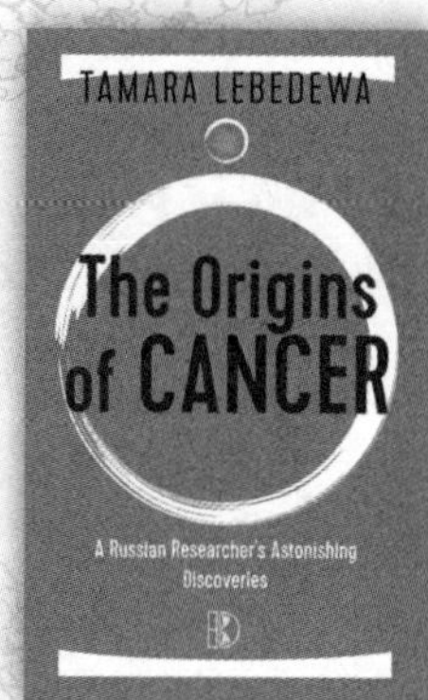

TAMARA LEBEDEWA
THE ORIGINS OF CANCER

A RUSSIAN RESEARCHER'S
ASTONISHING DISCOVERIES

English e-book:
ISBN: 978-3-932130-69-4

NEU!

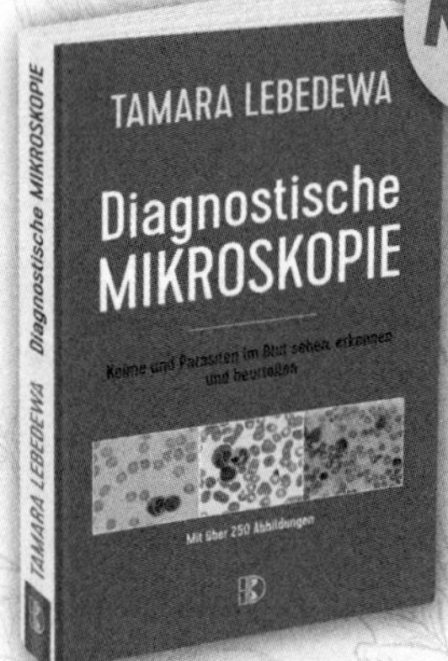

TAMARA LEBEDEWA
DIAGNOSTISCHE MIKROSKOPIE

Keime und Parasiten im Blut sehen, erkennen und beurteilen

• Erfahren Sie, warum es so wichtig ist, dass Sie Ihr Blut kennen und somit Ihren Gesundheitszustand selbst überwachen sowie einer Krankheit aktiv vorbeugen können!

• Denn: Die Schulmedizin versteht häufig nicht, welche krankhaften Prozesse in menschlichen Organismen ablaufen. Hier können die Erkenntnisse aus der alternativen Medizin oft größere Fortschritte bei der Heilung von Patienten erreichen.
• Ziel des Buches ist es, das menschliche Blut auf eine neue Art zu betrachten und dadurch unzutreffende Theorien über viele Krankheiten des 21. Jahrhunderts zu überdenken.
• Mit einfachen Methoden der diagnostischen Mikroskopie können Sie Keime und Parasiten im Blut sehen, erkennen und beurteilen.
• Über 250 Blutbilder werden in ihrer Gesamtheit betrachtet und, soweit möglich, detailliert und für jeden verständlich beschrieben.
• Das Buch bietet sowohl interessierten Laien als auch in der Labormedizin Tätigen eine Übersicht über die wichtigsten Methoden der diagnostischen Mikroskopie am Licht-, Dunkelfeld- und Lumineszenzmikroskop.

320 Seiten, gebunden
Mit über 250 Mikroskopfotos
ISBN: 978-3-932130-68-7

Die bahnbrechenden **ERKENTNISSE** einer russischen Forscherin!

11. Auflage!

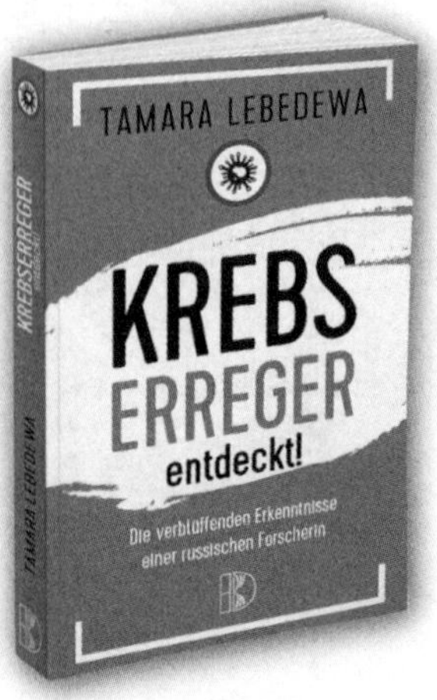

TAMARA LEBEDEWA
KREBSERREGER ENTDECKT!

Die russische Wissenschaftlerin Tamara Lebedewa erforschte die Krebskrankheit über viele Jahre und kam zu erstaunlichen, revolutionären Ergebnissen. Auch wenn diese Ergebnisse von der herrschenden Lehrmeinung bisher nicht anerkannt sind – die Behandlungsmethoden von Lebedewa beugen der Krankheit vor und unterstützen den Heilungsprozess.

Auf der Basis ihrer Forschungen empfiehlt die Autorin im letzten Abschnitt des Buches eine konsequente fünfstufige Reinigung aller Organe des Körpers.

270 Seiten, 12 Abb.
Taschenbuch
ISBN: 978-3-932130-33-5

Die Krebsforschung ist festgefahren. Die Ansätze zeitgenössischer Wissenschaftler stagnieren bei Chemo- und Strahlentherapie. Dass die Krankheit unheilbar ist, scheint zu einem stillschweigend hingenommenen Dogma geworden zu sein und die ambitionierte Suche nach endgültiger Heilung verebbt langsam.

Die russische Chemikerin und Buchautorin Lebedewa bietet eine von der Wissenschaft unbeachtete Alternativtheorie. In den wissenschaftlichen Trümmern vorschnell und schonungslos verworfener Ideen stößt Lebedewa auf einen vielversprechenden Ansatz. Mediziner gehen davon aus, dass Krebszellen ursprünglich körpereigene Bestandteile waren und sich ein gewisses Krebsrisiko nicht vermeiden lasse. Doch Lebedewas Experimente bestätigen das Gegenteil: Der Krebserreger ist ein Parasit. Genauer gesagt die aggressive Trichomonade, ein parasitärer, weit verbreiteter Einzeller, der sich als körpereigene Zelle tarnt. Doch als Parasit ist Krebs präventiv behandelbar!

Lebedewa betreibt Wissenschaft gegen die Wissenschaft! Unter der Menge an recherchierten Informationen und empirischen Beweisen verbirgt sich ein aufklärerisches Werk, das kritisch die Autorität konventioneller Medizin untergräbt, die in eine Schockstarre gefallene Forschung erlöst und den Diskurs wieder belebt.

Doch vor allem will Lebedewa eins: Helfen. Auf der Basis ihrer Ergebnisse entwickelte Lebedewa eine Therapie, die das Krebsrisiko senkt, die Heilung unterstützt und vor allem eins bekämpft: Die Angst vor dieser bedrohlichen Krankheit.

Die russische Chemikerin und Autorin Tamara Lebedewa legt offen ihr Wissen auf den Tisch, damit es nach den international festgelegten strengen Regeln der Wissenschaft geprüft, überprüft und reproduziert werden kann.

Wer den Atem hat, um im Geiste mit Tamara Lebedewa überm Mikroskop ihre Experimente zu verfolgen, dem wird sich die Unwiderlegbarkeit ihrer Arbeitsergebnisse über die Entstehung des Krebs erschließen.

Siegfried Hoffmann, Heilpraktiker